A. R. Jonsen / M. Siegler / W. J. Winslade
Klinische Ethik

A. R. Jonsen / M. Siegler / W. J. Winslade

Klinische Ethik

Eine praktische Hilfe zur ethischen Entscheidungsfindung

5. Auflage

Übersetzt von Hannelore Schmidt,
im Auftrag der AIDS-Aufklärung Schweiz

Deutscher Ärzte-Verlag Köln

ISBN 978-3-7691-0524-7
ISBN 3-7691-0524-9

aerzteverlag.de

Deutsche Übersetzung von:
Clinical Ethics. A practical approach to ethical decisions in clinical medicine, 5/ed.
A.R. Jonsen
M. Siegler
W.J. Winslade

Übersetzt von:
Hannelore Schmidt, im Auftrag der AIDS-Aufklärung Schweiz
www.aids-info.ch

Bibliografische Information Der Deutschen Bibliothek
Die Deutsche Bibliothek verzeichnet diese Publikation in der Deutschen Nationalbibliografie; detaillierte bibliografische Daten sind im Internet über http://dnb.ddb.de abrufbar.

Wichtiger Hinweis:
Die Medizin und das Gesundheitswesen unterliegen einem fortwährenden Entwicklungsprozess, sodass alle Angaben immer nur dem Wissensstand zum Zeitpunkt der Drucklegung entsprechen können.
Die angegebenen Empfehlungen wurden von Verfassern und Verlag mit größtmöglicher Sorgfalt erarbeitet und geprüft. Trotz sorgfältiger Manuskripterstellung und Korrektur des Satzes können Fehler nicht ausgeschlossen werden.
Der Benutzer ist aufgefordert, zur Auswahl sowie Dosierung von Medikamenten die Beipackzettel und Fachinformationen der Hersteller zur Kontrolle heranzuziehen und im Zweifelsfall einen Spezialisten zu konsultieren.
Der Benutzer selbst bleibt verantwortlich für jede diagnostische und therapeutische Applikation, Medikation und Dosierung.
Verfasser und Verlag übernehmen infolgedessen keine Verantwortung und keine daraus folgende oder sonstige Haftung für Schäden, die auf irgendeine Art aus der Benutzung der in dem Werk enthaltenen Informationen oder Teilen davon entstehen.
Die Wiedergabe von Gebrauchsnamen, Handelsnamen, Warenbezeichnungen usw. in diesem Werk berechtigt auch ohne besondere Kennzeichnung nicht zu der Annahme, dass solche Namen im Sinne der Warenzeichen- oder Markenschutz-Gesetzgebung als frei zu betrachten wären und daher von jedermann benutzt werden dürfen.

Umschlagkonzeption: Hans Peter Willberg und Ursula Steinhoff
Titelgrafik: Bettina Kulbe
Satz: Plaumann, 47807 Krefeld
Druck/Bindung: farbo print+media GmbH, 50969 Köln

5 4 3 2 1 0 / 614

Geleitwort

Ethische Fragen in der Medizin nehmen eine immer größere Bedeutung ein. Dies hat viele Gründe. Zum einen sind Entscheidungen in der Medizin vielschichtiger, als sie es früher waren, weil die therapeutischen Angebote vielfältiger geworden sind. Zum anderen sind viele Krankheiten heute behandelbar, bei denen man sich früher von vornherein auf symptomatische Maßnahmen beschränkte und den Verlauf beobachtend abwartete. Heute scheinen die Erkrankungen ausgestorben zu sein, bei denen man „nur" noch beobachtend abwartet. Alles scheint behandelbar, alles muss in großer Hektik geschehen, nichts darf mehr so belassen werden, wie es ist. Doch nicht nur der medizinische Umgang mit Krankheiten hat sich geändert; vor allem der Umgang des Kranken mit seiner Krankheit, mit sich selbst und seiner Umwelt hat sich radikal gewandelt. Vertraute der leidende Patient vor einigen Jahrzehnten noch unhinterfragt dem unangefochtenen Expertenwissen seines Arztes, so steht heute dem Arzt ein meist kritischer und nachfragender Patient gegenüber, der zu Recht beansprucht, an den Entscheidungsprozessen in der Medizin teilzuhaben. Dieser neue Typus von Patient macht heute den „heroischen" Arzt, der schwierige Entscheidungen in einsamen Minuten alleine traf, geradezu obsolet. Diese Neigung vieler heutiger Patienten, stärker in die Entscheidungsprozesse eingebunden zu werden, und die zunehmend kritische Haltung der Öffentlichkeit der Medizin – und zunehmend auch den einzelnen Ärzten – gegenüber machen es umso notwendiger, dass der Arzt Rechenschaft darüber ablegt, was er tut. Es genügt heute nicht mehr der Hinweis darauf – wie es lange der Fall gewesen ist –, dass der „Chef" es so entschieden habe, sondern Entscheidungen am Krankenbett müssen heute für Patienten, Angehörige, Pflegende, ja auch die Öffentlichkeit plausibel gemacht werden. Sie müssen wohlbegründet und gerechtfertigt, und sie müssen als solche vermittelbar sein.

Da es in der Medizin um ein extrem hohes Gut geht, handelt es sich bei medizinischen Entscheidungen meist um folgenschwere Entscheidungen, die in vielen Fällen moralischer Natur sind. Ob eine Therapie abgebrochen werden soll oder nicht, ist freilich nicht eine rein medizinische Entscheidung; die Kriterien hierfür sind zum Teil medizinische, aber zu einem ganz wesentlichen Teil eben moralische. Denn hinter der Frage, ob eine Behandlung fortgesetzt werden soll oder nicht, steht nichts anderes als die Frage, was ein gutes Leben, was ein gutes Sterben, ja was das Leben überhaupt ist. Wenn man das weiterdenkt, so steht auch hinter dieser Frage die Kernfrage aller ethischen Überlegungen: Was ist der Mensch?

So können wir festhalten, dass medizinische Entscheidungen oft moralische Entscheidungen sind, die meist rückgebunden werden müssen an bestimmte Bilder vom Menschen. Gleichzeitig kann die Medizin bei der reinen Reflexion nicht stehen bleiben. Die Medizin wird zur Medizin gerade durch ihre Ausrichtung auf die konkrete Handlung am Patienten; die Medizin ist nicht auf das Wissen alleine ausgerichtet, sondern das Wissen steht hier im Dienste des Handelns am Patienten. Dieses Handeln muss zwar in einem wohl durchdachten Raum vollzogen werden, aber es ist eben nicht das Denken für sich, das Wissen für sich, das für die Medizin konstitutiv ist, sondern das wissende Handeln. Diese Ausrichtung auf Handlung macht es für die Medizin besonders schwierig, „gut" zu entscheiden, vor allem dann, wenn für die Reflexion nicht genügend Zeit bleibt oder dort, wo der Boden für die notwendige ethische Reflexion nicht bereitet ist.

Aus all dem Gesagten wird deutlich, dass gute Entscheidungen in der Medizin nur getroffen werden können, wenn die moralischen Konflikte schon im Vorfeld durchdacht worden sind. Ein Arzt, der in eine schwierige moralische Entscheidungssituation geraten ist und erst dann zum ersten Mal darüber nachdenkt, was moralisches Handeln im Kontext der Medizin heißen kann, wird ein ratloser und damit handlungsunfähiger Arzt sein. Daher ist es gerade für Ärztinnen und Ärzte umso wichtiger, dass sie sich frühzeitig mit medizinethischen Fragestellungen beschäftigen.

Wie soll sich ein Arzt mit medizinethischen Fragestellungen sinnvoll beschäftigen? Er kann anfangen, unterschiedliche Theorien zu studieren und diese Theorien auf die Einzelfälle anzuwenden. Er kann aber auch anfangen, praktische Entscheidungskonflikte auf ihre moralischen Implikationen hin zu untersuchen. Das vorliegende Buch geht den zweiten Weg und bietet auf diese Weise eine sehr wichtige Entscheidungshilfe für viele in der Medizin Tätige. Das Besondere an der Zugangsweise des vorliegenden Buches liegt gerade darin, dass es auf eine Entscheidungsfindung ausgerichtet ist, eine Entscheidungsfindung in einem wohl durchdachten Raum. Daher stellt das Buch ein sehr geeignetes Instrumentarium zur Entscheidungshilfe dar. Dass es sich um ein hilfreiches Instrumentarium handelt, liegt nicht zuletzt an seinem interdisziplinären Zugang zu den Problemstellungen. Interdisziplinarität wird oft gepriesen, selten aber tatsächlich realisiert. Dieses Buch hat es geschafft, die Medizin mit der Philosophie, der Theologie und den Rechtswissenschaften in einer fruchtbaren Weise zusammenzuführen. Ob die gewählte Methode, ethische Probleme anhand der vier Gesichtspunkte medizinische Indikation, Patientenpräferenzen, Lebensqualität und kontextgebundene Faktoren tatsächlich allen klinisch-ethischen Problemen gerecht werden kann, muss offen bleiben. Neben einem solchen Zugang böten sich viele weitere an, die nicht per se dem gewählten Zugang unterlegen sein müssten. Man denke nur an die hermeneutische Medizinethik, an die narrative Medizinethik oder auch an die so genannte „care ethics"; all dies sind neu entwickelte Methoden der Medizinethik, die in gleicher Weise fruchtbar wären. Aber es ist durchaus legitim und sehr zu begrüßen, dass dieses Buch eine spezifische Methode gewählt und diese für die vielfältigen medizinethischen Problemfelder fruchtbar zu machen versucht hat. Hier ist es sehr hilfreich, dass die gewählte Methodik strikt durchgehalten worden ist, sodass das Buch eine besondere Kohärenz bietet. In jedem Fall hat sich gezeigt, dass mit den dargelegten Gesichtspunkten ein offensichtlich effektives, pragmatisches Vorgehen in schwierigen ethischen Entscheidungssituationen ermöglicht wird.

Daher ist dem Team, das die enorme Übersetzungsarbeit geleistet hat, ein großes Kompliment auszusprechen. Durch diese wertvolle Arbeit wird das Buch auch einem deutschen Leserkreis zugänglich gemacht, und damit steigt die Chance, dass die Medizin der Zukunft möglicherweise eine reflektiertere sein wird als die Medizin der jüngeren Vergangenheit. Viele medizinethischen Probleme entstehen am Krankenbett. Mit dieser Übersetzungsarbeit werden viele wertvolle medizinethische Gedanken dorthin getragen, wo sie am meisten fruchten können, nämlich an das Krankenbett zurück. Und das ist eine beträchtliche Leistung, die jeder Leser sicher würdigen wird.

Freiburg, im Mai 2006

Prof. Dr. med. Giovanni Maio
Interdisziplinäres Ethik-Zentrum und Institut für Ethik und Geschichte der Medizin der Universität Freiburg

Vorwort zur italienischen Ausgabe

Die Problematisierung ethischer Fragen von Seiten nicht direkt an der klinischen Entscheidung beteiligter Personen könnte von den Ärzten oder allgemein vom medizinischen Personal als Störfaktor oder sogar als missbräuchliche Einmischung in eine Situation betrachtet werden, in der sie sich selbst im alleinigen Besitz aller Erkenntniselemente für das Treffen einer angemessenen und in jeder Hinsicht begründbaren Entscheidung wähnen. Eine solche Einmischung wurde zu Recht mit der Situation in einem Fahrzeug verglichen, in der die Passagiere auf dem Rücksitz dem Fahrer das Ziel und den Weg der Fahrt vorschreiben wollen. Um bei diesem Bild zu bleiben, befände sich heute der bedauernswerte Kliniker, der früher eine zweisitzige Kutsche lenkte, in der nur er und sein Patient Platz fanden, am Steuer eines Reisebusses mit vielen Passagieren, die durch die Missachtung des Verbotes, mit dem Fahrer zu sprechen, letztendlich das Lenken selbst gefährden.

In Anlehnung an die skeptische Sichtweise von Moral als Ausdruck der Interessen der Herrschenden, wie sie von Thrasymachus im ersten Buch der Politeia von Platon geäußert wurde, wird von anderer Seite die Meinung vertreten, die Bioethik könne heute „zum Druckmittel oder zum Werkzeug eines kulturellen Kolonialismus“[1] werden.

In Wahrheit ist die der medizinischen Praxis innewohnende Ethik von den Hörsälen und den Studierzimmern der Moralphilosophen an ihren Ausgangsort, das heißt ans Krankenbett zurückgekehrt, dorthin, wo die von den Ethikexperten analysierten Probleme ihren Ursprung haben und wo die ethischen Diskussionen in der Entscheidung für ein bestimmtes Handeln eine konkrete Dimension gewinnen. Die ethische Problemstellung entsteht in der Tat im Augenblick der klinischen Entscheidung, angesichts eines zutiefst menschlichen Aktes, der zwar Ausdruck des freien Willens ist, aber dennoch eine aufmerksame Prüfung aller jener Erkenntniselemente voraussetzt, mit deren Hilfe die vollzogene Handlung begründet werden kann.

Somit bildet die klinische Ethik eine Art Brücke zwischen der theoretischen Ethik und der Ethik am Bett eines todkranken Patienten. Und auf dieser Brücke bewegen sich die Ideen nicht nur deduktiv von der Theorie in Richtung Praxis, sondern auch induktiv von der Praxis zur Theorie. Beide Disziplinen, die Bioethik und die klinische Ethik, ergänzen sich gegenseitig am Krankenbett, da sie es dort mit einem Einzelfall zu tun haben, dem spezifischen Fall eines Patienten und dessen individueller Geschichte, dessen Hoffnungen und Leiden.

Die Protagonisten der klinischen Ethik, die Entscheidungsträger, können dieser Verantwortung nicht entgehen oder die Entscheidung hinauszögern. Eine Entscheidung muss in jedem Fall getroffen werden, und selbst nicht zu entscheiden wird zur ethisch relevanten Entscheidung. Die konkrete Situation ist mehr als eine beliebige Veranschaulichung eines Prinzips, sie stellt vielmehr eine existentielle und persönliche Herausforderung an alle Beteiligten dar. Die Diskussion dient nicht mehr ausschließlich der Meinungsbildung, sondern führt zur konkreten Handlung. Das heißt, es geht nicht nur um das, was getan werden sollte, sondern um das, was getan werden muss.

Wer in die klinische Entscheidung miteinbezogen ist, trägt zweifellos mehr Verantwortung als der akademische Ethikexperte, da die Endentscheidung von seiner persönlichen Beziehung zum Patienten, seinen eigenen Werten und seiner Argumentationsweise stark beeinflusst wird. Nach Abwägen aller Argumente ist schließlich der Kliniker derjenige, der mit der Entscheidung leben muss, der die daraus folgende Handlung vollziehen und in künftigen Fällen von neuem eine ähnliche Entscheidung treffen muss. Das Verlegen der Ethik in den klinischen Bereich hat jedoch auch den eigentlichen Entscheidungsprozess des Arztes beeinflusst. Wie Edmund D. Pellegrino, früherer Direktor des Zentrums für klinische Ethik an der medizinischen Fakultät der Georgetown University, feststellt, hat sich dieser Prozess auf unterschiedliche Weise verändert.

Erstens wurde damit der gesamte Entscheidungsprozess gewissen Regeln unterworfen[2]. Die Ärzte hatten – und haben teilweise nach wie vor – die Gewohnheit, ethische Entscheidungen intuitiv zu treffen. Allmählich beginnen sie jedoch, sich zumindest Ansätze einer ethischen Analyse anzueignen und sich mit den theoretischen Grundlagen der Ethik vertraut zu machen, nicht zuletzt deshalb, weil die klinische Ethik zur öffentlichen Frage geworden ist. Jede ärztliche Entscheidung muss dem Patienten, dessen Angehörigen, den eigenen Kollegen, der Krankenhausverwaltung und den Justizbehörden gegenüber begründet werden. Deshalb verspürt jeder Arzt zunehmend das Bedürfnis, die ethische Analyse des Einzelfalls auf eine systematische und formale Grundlage zu stellen. Nicht zuletzt in Anbetracht dessen, dass eine angemessene ethische Ausbildung im Bereich der Biomedizin und der klinischen Medizin auch die Voraussetzung und Garantie für eine korrekte Berufsausübung darstellt, kann der Arzt nicht umhin, sich den Umgang mit den Instrumenten und Methoden der Bioethik anzueignen.

Zweitens hat die Einrichtung von medizinethischen Beratungsdiensten und Ethikkommissionen dazu geführt, dass schwierige Entscheidungen heute in Zusammenarbeit gefällt werden. Die Beratungsdienste gewähren den Entscheidungsträgern psychologische und argumentative Unterstützung. Daraus folgt, dass sich die Ärzte zunehmend im Bereich der Psychodynamik und der Konfliktlösung spezialisieren mussten.

Nicht zuletzt haben die Ärzte zwischen ethischem und nicht ethischem Dilemma zu unterscheiden gelernt. Da sie nunmehr am Krankenbett keine improvisierten und rein intuitiven Entscheidungen mehr fällen können, sind sie sich der Notwendigkeit einer Beratung deutlicher bewusst.

Pellegrino weist jedoch auch auf die der veränderten Lage innewohnenden Gefahren hin. Seiner Ansicht nach verlassen sich die Ärzte mittlerweile zu sehr auf die ethische „Kompetenz" und betrachten die Ethik immer weniger als ein den direkten Interessenbereich und die Verantwortung des Arztes betreffendes Problem. Die enge Beziehung zwischen Arzt und Patient werde zudem geschwächt, wenn die Entscheidungsfindung in einem Gruppenprozess stattfinde. Einige Ärzte beschränkten sich darauf, sich einer Gruppenentscheidung zu fügen, anstatt sich einzugestehen, dass letzten Endes sie die Verantwortung für jede Entscheidung bezüglich ihrer Patienten übernehmen müssen. Denn die Unterstützung von ethischen Beratern oder ethischen Kommissionen entbindet den Entscheidungsträger selbstverständlich nicht von seiner persönlichen moralischen und zivilrechtlichen Verantwortung.

Die Ethiker können ihren Einfluss etwas abschwächen, indem sie von Anfang an klären, dass ihre Aufgabe nur darin besteht, den Entscheidungsträgern – Arzt, Patient, Angehörige – zu helfen, die für den Patienten in ethischer Hinsicht beste Entscheidung zu treffen. Sie sollten klarstellen, dass sie nicht so etwas wie „Ethikpolizisten" sind, also keine Ermittlungs- oder gar Straffunktion ausüben. Die Ratschläge der Ethiker sollten dem Sinn des Wortes gerecht werden, d.h. Empfehlungen sein, die die eigentlichen Entscheidungsträger (Arzt, Patient, Angehörige) annehmen oder ablehnen können. Sie sollten mit Nachdruck betonen, dass kein Berater oder Experte und schon gar keine Kommission diejenigen, die letztendlich die Entscheidungen fällen müssen, von der Verantwortung für die getroffene Entscheidung entbinden kann.

In den amerikanischen Krankenhäusern gewinnen ethische Beratungsstellen immer mehr Bedeutung. Sie werden von den Akkreditierungs-Agenturen gefordert und sind mittlerweile in praktisch allen Krankenhäusern als anerkannter Teil der klinischen Praxis eingerichtet. Auch in anderen Institutionen erwarten sowohl Patienten als auch Familienangehörige einen solchen Service.

Das hier vorgestellte Buch von Jonsen, Siegler und Winslade spiegelt diese neue Ausrichtung der nordamerikanischen klinischen Ethik wider. Mit der italienischen Ausgabe soll ein Überblick über die auch in unserem Land immer deutlicher spürbare Realität vermittelt werden. Ziel der Autoren ist die Ausarbeitung eines brauchbaren methodischen Ansatzes zur ethischen Wertung klinischer Fälle. Keine spektakulären oder besonders interessanten Grenzfälle stehen dabei im Blickpunkt, sondern Situationen, wie sie Ärzten und Pflegepersonal in der klinischen Praxis täglich begegnen. Wenn die Philosophen instinktiv dazu neigen, bei der Diskussion eines konkreten Falles das Problem auf einen prinzipiellen Konflikt zu reduzieren, so versteht sich der hier entwickelte methodische Ansatz als Alternative zu einer auf Prinzipien basierten Ethik. Die von den Autoren präsentierte Methode soll dazu beitragen, das in vielen Fällen komplexe Geflecht emotionaler, sozialer und ökonomischer Elemente herauszuarbeiten. Jeder klinische Fall ist ihrer Meinung nach durch folgende wesentliche Merkmale charakterisiert, die sozusagen als vier Analysekriterien dienen können: die ärztliche Indikation, die Patientenpräferenzen, die Beurteilung der Lebensqualität und verschiedene Faktoren des sozioökonomischen und kulturellen Kontextes.

Die Autoren gelten als Pioniere der nordamerikanischen Bio- und Medizinethik. Sie trugen Anfang der 70er Jahre nicht nur in akademischer Hinsicht zur Entwicklung der Bioethik bei, sondern lieferten vor allem wichtige Anstöße für die praktische Handhabung konkreter Fälle. Ihre unterschiedlichen Qualifikationen als Mediziner, Philosophen und Juristen prädestinierte sie geradezu für den interdisziplinären Anspruch, den die Bioethik vor allem in Hinblick auf die Auseinandersetzung mit alten und neuen Problemen der ärztlichen Praxis als methodisch unentbehrlich betrachtet.

Albert Jonsen, ein Moraltheologe, wurde 1972 auf den Lehrstuhl für Bioethik am Medical Center der Universität von Kalifornien in San Francisco berufen. Dort war er jedoch nicht nur für die Lehre zuständig, sondern auch für die Beratung des klinischen Personals in ethischen Fragen, eine zum damaligen Zeitpunkt ganz neue Aufgabe. Mit Ausnahme der klassischen, katholischen Moraltheologie existierte vor 30 Jahren keine spezifische medizinische Literatur zu diesem Thema.

In einem langen Interview mit S. Spinsanti[3] erinnert Jonsen daran, dass er gerade durch die Beobachtung der Ärzte bei der Arbeit und im Gespräch mit ihnen zu der Gewissheit gelangte, im Umgang mit Ethik müssten andere Wege eingeschlagen werden als die an den philosophischen und theologischen Fakultäten bislang gelehrten.

Denn der Unterschied zwischen den Wissenschaftlern, die sich mit Theorien befassen, und den im Gesundheitswesen tätigen Berufsgruppen liegt genau in der konkreten Behandlung eines Falles. Während der spekulative Denker sich nie mit einem konkreten Fall konfrontiert sieht, verändert jeder ärztliche Eingriff die Ausgangslage, beinhaltet Risiken und erfordert ein Abwägen der Vor- und Nachteile. Eine Art Zwischenstatus nimmt hingegen der im klinischen Alltag tätige Ethikexperte ein. Er muss sich in den individuellen Fall des Patienten einfühlen und die Sprache der Kliniker, an deren Seite er arbeitet, sprechen. Er weiß, dass er abstrakte Diskussionen oder lange Erklärungen über Prinzipien vermeiden sollte und stattdessen die charakteristischen Gegebenheiten der vorliegenden konkreten Situation erfassen muss. Ethische Probleme sind untrennbar mit ärztlichen Diagnose- und Behandlungsproblemen verbunden, was heißt, dass eine gute klinische Medizin immer auch eine ethisch vertretbare Medizin ist.

Jonsen ist gegenwärtig emeritierter Professor für Ethik an der medizinischen Fakultät der Universität Washington, an der er mehrere Jahre lang auch den Fachbereich Geschichte der Medizin und Ethik leitete. Neben diesem Werk, das nach der fünften amerikanischen Auflage nun auf Italienisch erscheint, zeichnet er als Autor oder Mitautor von mehr als 70 Büchern und hat in den namhaftesten medizinischen und bioethischen Zeitschriften zahlreiche Artikel veröffentlicht.

Mark Siegler, ein ausgebildeter Mediziner, schloss im Jahr 1967 sein Studium an der Universität Chicago ab und setzte dort seine gesamte klinische und akademische Karriere fort. Noch heute hat er an dieser Hochschule den Lehrstuhl für Innere Medizin inne und ist als Berater für Innere Medizin tätig. Seine didaktische Tätigkeit konzentriert sich vorwiegend auf die Ausbildung von Studenten auf dem Gebiet der Arzt-Patient-Beziehung: „Arzt werden" ist der Titel einer Vorlesung, die er seit 1995 hält. In seiner Eigenschaft als ethischer Berater war er von 1986 bis 1994 Direktor des Beratungsdienstes für klinische Ethik. Als Autor zahlreicher Veröffentlichungen hat er sich auch in Europa einen Namen gemacht. In Italien z.B. erhielt er mehrere Auszeichnungen, unter anderen im Jahr 1996 den Chirone-Preis der italienischen Ärztekammer und der Universität Bologna. 1997 wurde ihm die Ehrenbürgerschaft der Stadt Palermo verliehen.

William J. Winslade hingegen hat Philosophie, Recht und Psychoanalyse studiert. Er ist als ethischer Berater am Institut „Medical Humanities" der Universität Texas tätig und am Institut „Health Law and Policy" der Universität Houston.

Sein spezielles Interesse gilt hirngeschädigten Patienten unter besonderer Berücksichtigung der damit verbundenen juristischen, psychiatrischen und sozialen Implikationen. Seiner Meinung nach sollte der Boxsport verboten werden, da er „der einzige Sport (ist), der eine Hirnschädigung des Gegners anstrebt". Zudem setzt er sich aktiv dafür ein, das Alter für das Erlangen des Führerscheins auf mindestens 19 Jahre zu erhöhen und alle über 65-jährigen Verkehrsteilnehmer einer jährlichen Kontrolle zu unterziehen. Ein kürzlich erschienenes Buch zu diesem Thema trug ihm die Nominierung der Yale University für den Pulitzer-Preis ein.

Mit dem gemeinsamen Ziel, die Ethik in den ihr eigenen Kontext zurückzuführen, entwickeln die Autoren im Zusammenspiel ihrer unterschiedlichen Qualifikationen eine Methode zur Evaluierung der verschiedenen Alternativen im Umgang mit ähnlichen, sowohl in klinischer als auch in ethischer Hinsicht problematischen Fällen.

Wie aus dem Interview mit Jonsen hervorgeht, beruft sich dieser klinische Ansatz der Medizinethik neben der eigentlichen medizinischen Tradition auch auf verschiedene andere Einflüsse, vor allem auf die Kasuistik, darunter vor allem auf die von der Harvard Business School seit vielen Jahren eingeführte auf Fallstudien basierende Lehrmethode, sowie auf die von der Moraltheologie, besonders von den Jesuiten, entwickelte kasuistische Tradition, die im 17. Jahrhundert von Pascal scharf kritisiert wurde. Dieser unterstellte ihr einen ausweichenden und spitzfindigen Umgang mit der Ethik, um so die Ansprüche der moralischen Pflicht auf ein Minimum zu reduzieren. Die Auseinandersetzung mit der Bioethik hingegen brachte Jonsen zur Wiederentdeckung der authentischen Bedeutung und Funktion der Kasuistik, die seiner Meinung nach in der Erkenntnis besteht, dass es nicht damit getan ist, klare Handlungsprinzipien zur Verfügung zu haben. Jede einzelne Situation sollte vielmehr genau analysiert werden, um herauszufinden, was den Einzelfall in moralischer Hinsicht auszeichnet.

Dieser Ansatz birgt jedoch ganz offensichtlich auch Gefahren, und zwar besonders dann, wenn eine vollständige Trennung zwischen allgemeinen Reflexionen über die in den konkreten Fall implizierten ethischen Werte und den dahinter stehenden Prinzipien vorgenommen wird. Denn auch im Einzelfall geht es um die Notwendigkeit zu verstehen, welche Maßnahmen ethisch vertretbar sind. Dementsprechend darf nicht nur das Verfahren im Blickfeld stehen, auch der Inhalt ist maßgeblich. Für den Ethikexperten besteht ebenso wie für den Arzt die Gefahr, die Aufgabe der klinischen Ethik in der Lösung eines Konfliktes zu sehen, anstatt in der Suche nach der besten Entscheidung für den Patienten, den sie vor sich haben.

Darin sieht Pellegrino die heute in den Vereinigten Staaten vorherrschende Tendenz, deren Ursachen seiner Meinung nach im Pluralismus, im multikulturellen Anspruch und im Verlust eines religiösen Konsenses zu suchen sind. Mit der Ersetzung der normativen Ethik durch die Psychologie könne man zwar eine Stellungnahme in den schwierigsten Fällen vermeiden, erspare sich aber auch die Mühe, in den komplexesten Fragen ein ethisches Urteil zu fällen. Das sei der Anfang vom Ende der Ethik als Suche nach formalen Kriterien zur Beurteilung menschlichen Verhaltens. Auch wenn es nicht einfach darum gehe, die theoretischen moralischen Urteile den einzelnen Umständen anzupassen, sei eine Verallgemeinerung notwendig. Nur sie ermögliche eine differenzierte Beurteilung des Einzelfalles.

Sicher werden viele Leser, ich inbegriffen, einige der ethischen Empfehlungen der Autoren nicht widerstandslos teilen, denn sie gründen auf einer funktionalistischen Sicht der Person, die von deren Eigenschaften oder Fähigkeiten ausgeht, und nicht auf einem substanziellen Menschenbild, das die menschliche Natur der Person in den Mittelpunkt ihrer Betrachtungen stellt. Nur so kann das organische Leben vom Leben der Person getrennt werden, um beispielsweise die Einstellung der Behandlung bei Menschen im vegetativen Zustand zu rechtfertigen. Oder sie basieren auf einer Überbewertung des Patientenwillens bzw. der Präferenzen der Angehörigen, was in einigen Fällen zur Rechtfertigung der Euthanasie führen kann. Manchmal greifen sie zur „Lösung" eines Falles auch auf zu stark vereinfachende Formeln bzw. Begriffe zurück, mit deren Wahrscheinlichkeitscharakter der Begriff der „Aussichtslosigkeit" von Eingriffen begründet wird.

Dennoch sind an diesem Buch die ausgewogene Darlegung der Argumente und der gesunde Menschenverstand zu schätzen, die aus den meisten der Schlussfolgerungen sprechen. Eine Polarisierung in Form von Extrempositionen wird insofern vermieden, als sich die Schlüsse nie aus ideologischen Vorurteilen, sondern aus der konkreten Fallanalyse ableiten. Zwischen den Zeilen spürt der Leser stets die persönliche Betroffenheit der Autoren und ihr Einfühlungsvermögen.

Der größte Vorzug dieses Buches besteht sicher eher im methodologischen als im inhaltlichen Aspekt der spezifischen Entscheidungsfindungen. Dieses Verdienst wird keineswegs durch nicht immer zu teilende Entscheidungen in Einzelfällen oder Situationen geschmälert, die mit der konkreten Realität des italienischen Gesundheitswesens wenig zu tun haben, wie etwa die entsprechende Gesetzgebung und die Finanzierung der Leistungen im Gesundheitsbereich. Doch abgesehen von den juristischen Unterschieden rücken durch die Globalisierung auch im Gesundheitswesen die Realitäten der einzelnen Länder immer näher zusammen, vor allem im Bereich der Ethik. Ich bin davon überzeugt, dass gerade im Hinblick auf das Rating klinischer Strukturen, wie es in den Vereinigten Staaten bereits seit einigen Jahren praktiziert wird, die Ethik aus der Organisation des Gesundheitswesens bald nicht mehr wegzudenken ist.

In dieser Hinsicht muss dem Verlag McGraw-Hill der Verdienst zuerkannt werden, die Veränderungen im Bereich der italienischen Bioethik, die die Dringlichkeit verspürt, die akademische Ethik praktisch umzusetzen – nicht zuletzt durch die Einrichtung von Ethikkommissionen zur ethischen Beratung in der klinischen Praxis –, frühzeitig erkannt zu haben[4]. Diese Institutionen, wie auch die Sozialdienste für klinische Ethik, die bereits in einigen Strukturen des italienischen Gesundheitswesens[5] aktiv sind, tragen wesentlich zur Stärkung der im Gesundheitsbereich von allen gewünschten Vertrauensbeziehung zwischen Fachpersonal und Patienten bei. Die Möglichkeit einer ethischen Beratung in der klinischen Praxis wird dem Publikum die Transparenz und die Legitimität der Entscheidungsfindung im Gesundheitswesen garantieren und die Sicherheit geben, dass die klinische Betreuung – wo immer sie auch stattfindet, sei es an Universitätskliniken, städtischen Krankenhäusern oder regionalen Einrichtungen – ethischen Kriterien unterliegt.

Der vorliegende Band ist deshalb nicht nur als nützliche Quelle für das medizinische Fachpersonal, das täglich zur klinischen Entscheidungsfindung aufgerufen ist, gedacht, sondern bietet sich auch zum didaktischen Einsatz in den Facharzt-Studiengängen in Innerer Medizin und Chirurgie sowie in den Bachelor-Studiengängen für klinisches Fachpersonal an Fachhochschulen an. Den Ethikkommissionen und den in der klinischen Praxis tätigen Ethik-Beratern ist es als methodologisches Instrument ebenso dienlich.

Prof. Dr. med. Antonio Spagnolo
Institut für Bioethik
Katholische Universität Sacro Cuore
Rom, Juni 2003

Literatur

1 nach F. Milazzotto und M. Tubaro M. (1992). Gettando sassolini nello stagno, ovvero l'etica vista dagli eretici. (Beim Werfen von Steinchen in den Teich, oder wie Häretiker die Ethik sehen). *Giornale italiano di cardiologia*, 22: 107–110.
2 vgl. mein Interview in *Leadership Medica*, 2001, 5: 4–9.
3 vgl. Begegnung mit Jonsen, *L'arco di Giano*, 1994, 3: 205–220.
4 vgl. beispielsweise das Dokument des italienischen Nationalkomitees für Bioethik, *Orientamenti per i CE in Italia*, 2001, und den vor kurzem unterbreiteten Vorschlag in der *Carta di San Macuto*, 2003, vom Centro Studi Politeia.
5 vgl. beispielsweise P. Benciolini et al. (1999). Il servizio di Bioetica dell'azienda ospedaliera di Padova: un'esperienza italiana di consulenza e formazione etico-clinica. (Der Bioethische Dienst des Krankenhauses von Padua: Ein italienisches Beispiel für Beratung und ethisch-klinische Ausbildung.) *Medicina e morale*, 1: 61–75.

Vorwort zur deutschen Ausgabe

Nachdem bereits eine italienische[1], spanische, portugiesische und japanische Übersetzung von „Clinical Ethics" erschienen sind, liegt nun mit diesem Buch endlich eine deutsche Übersetzung vor. Die klinische Ethik ist in Europa eine noch relativ junge Wissenschaft. Sie hat sich in den letzten beiden Jahrzehnten vor allem in Nordamerika entwickelt, erhält aber auch in Europa eine zunehmende Bedeutung. Die klinische Ethik stellt eine patientenorientierte Weiterentwicklung der allgemeinen Medizinethik dar, die sich vor allem praktisch-ethischen Fragen des Alltags zuwendet[2].

Die ethischen Fragestellungen sind im Gesundheitsbereich heute sehr komplex geworden. Die hippokratische Ethik bildet ein gutes Fundament für den Arzt, kann aber nicht immer auf die schwierigen Probleme des medizinischen Alltags eine Antwort geben. Die Autoren dieses vorliegenden Buches entwickeln eine Systematik der ethischen Entscheidungsfindung für den medizinischen Alltag. Das Buch wendet sich an alle im medizinischen Bereich tätigen Personen wie Ärzte, Krankenschwestern, Therapeuten, Spitaldirektoren und Politiker. Anhand von vielen Falldarstellungen werden verschiedene Szenarien entwickelt und die zugrunde liegenden ethischen Fragen erörtert. Das Konzept des Buches wird in der ausführlichen Einleitung der Autoren genau erklärt, Hintergrundinformationen finden sich im Vorwort zur italienischen Ausgabe (das wir in deutscher Übersetzung abdrucken).

Ich möchte mich deshalb auf einige spezifische Überlegungen aus allgemeinmedizinischer Sicht beschränken, wobei das Buch sich keinesfalls nur an diese Zielgruppe wendet. Ich selber arbeite seit bald zehn Jahren als Allgemeinarzt in der Schweiz. Als Hausarzt ist man häufig mit nicht heilbaren chronischen Krankheiten konfrontiert wie Diabetes mellitus (Zuckerkrankheit), Bluthochdruck, Multipler Sklerose, AIDS oder chronischen Atemwegserkrankungen. Einfacher ist z.B. eine akute Blinddarmentzündung, die durch einen chirurgischen Eingriff behandelt werden kann, so dass der Patient bei komplikationslosem Verlauf geheilt nach Hause entlassen werden kann. Bei chronischen Krankheiten kommt es hingegen immer wieder zu akuten Verschlechterungen, die ein ärztliches Eingreifen erfordern. Sowohl bei der Blinddarmentzündung als auch bei den chronischen Krankheiten ist man immer wieder mit ethischen Fragestellungen konfrontiert. Man spürt, dass die Autoren des vorliegenden Buches nahe bei der alltäglichen Arbeit waren, als sie ihr Konzept entwickelt haben. Der Allgemeinarzt findet hier den theoretischen Hintergrund, interessante Abwägungen und Überlegungen für seine Entscheidungen, die er früher vielleicht eher intuitiv und nach dem gesunden Menschenverstand traf.

In der hausärztlichen Praxis finden wir die ganze Palette an gesundheitlichen Problemen unserer Gesellschaft sowie die damit verknüpften sozialen Aspekte (Konfrontation mit Arbeitslosigkeit, Invalidität oder Auseinandersetzungen mit Versicherern). Um die Bandbreite der gesundheitlichen Probleme zu illustrieren, wurden über fünf Jahre in meiner Praxis zweimal jährlich während einer Woche die Diagnosen der Patienten registriert. Diese wurden dem Vergleichskollektiv (Allgemeinärzte) und dem noch breiter gestreuten Schweizerischen Diagnoseindex von 2003 gegenübergestellt[3].

Die Diagnoseverteilung in meiner Praxis entsprach derjenigen des Vergleichskollektivs, Unterschiede ergaben sich bedingt durch das junge Patientenkollektiv (da auch Kinder mitversorgt werden) einzig bei den Atemwegserkrankungen und Infektionen (die bei Kindern gehäuft sind). Interessant erscheint mir, dass die Allgemeinpraxis die Diagnoseverteilung im ambulanten Bereich widerspiegelt (s. Tabelle).

Diagnosen	Eigene Praxis [%]	Vergleich [%]	Schweiz [%]
Erkrankungen des Atmungssystems	16,90	9,00	8,20
Erkrankungen des Skeletts und Bewegungsapparates	14,20	15,00	11,80
Herzkreislauferkrankungen	12,30	16,00	12,60
Infektionen	7,40	3,00	3,10
Stoffwechselerkrankungen	6,20	7,00	5,80
Verletzungen und Unfälle	6,20	9,00	5,00
Erkrankungen des Verdauungstraktes	5,20	5,00	3,70
Hauterkrankungen	3,85	4,00	3,90
Psychische Erkrankungen	3,60	8,00	11,10
Erkrankungen des Urogenitalsystems	3,50	3,00	3,80

Ressourcen effektiv einsetzen

Rund 6% der Diagnosen betreffen den Stoffwechsel, zum größten Teil handelt es sich hierbei um Diabetes mellitus-Patienten. In neueren Richtlinien wird empfohlen, diese Patienten als Hochrisikogruppe bezüglich koronarer Herzkrankheit einzustufen und sie deshalb grundsätzlich mit einem Cholesterin senkenden Medikament zu behandeln[4]. Das sind grob 1.000 CHF pro Jahr und Patient. Da Diabetes mellitus die häufigste Stoffwechselkrankheit ist, führt alleine diese Maßnahme zum Anstieg der Gesundheitskosten um mehrere Millionen CHF. Um die vorhandenen Ressourcen kosteneffektiv einzusetzen, wäre es sinnvoll, nach anderen Markern oder anderen Risikofaktoren zu forschen, um nur diejenigen Patienten behandeln zu müssen, die davon eindeutig profitieren würden.

Ein anderer Gesichtspunkt ist das selbstschädigende Verhalten vieler Patienten. Jeder Hausarzt kennt das Problem des fortgesetzten Nikotinkonsums bei Patienten mit koronarer Herzkrankheit, Arteriosklerose oder Lungenemphysem, oder das Problem des fortgesetzten Alkoholkonsums bei Leberzirrhose oder Ösophagusvarizen. Soll eine Lebertransplantation bei einem Patienten mit einer alkoholbedingten Leberzirrhose vorgeschlagen werden? Mit solchen Fragestellungen wird auch der Hausarzt konfrontiert. In vielen Bereichen erleben wir ein selbstschädigendes Verhalten. Hier müssen die Gesellschaft und auch der Hausarzt auf die Selbstverantwortung des Patienten aufmerksam machen. Wo das selbstschädigende Verhalten andere gefährdet, z.B. Fahren in angetrunkenem Zustand, ist es die Fürsorgepflicht des Staates einzugreifen und Maßnahmen zu ergreifen. Es lässt sich durchaus diskutieren, dass Patienten mit einem selbstschädigendem Verhalten höhere Krankenkassenprämien bezahlen sollten. Welche Kriterien hierbei eine Rolle spielen, z.B. Rauchen, Alkohol, Übergewicht, Drogen, ist eine politische Entscheidung. Bei allen diesen Verhaltensweisen sind aber ökonomische Gründe für eine höhere Kostenbeteiligung gegeben. Diesbezüglich werden viele ethische Fragen aufgeworfen, die im Buch ausführlich aus verschieden Blickwinkeln beleuchtet werden. Hierbei ist verständlicherweise die US-amerikanische Situation überbetont. Da die gleichen Fragestellungen und Probleme aber auch in Europa Gegenstand heftiger öffentlicher Diskussionen sind (z.B. Managed Care, HMO, Gatekeeper), gelten die grundsätzlichen Überlegungen auch für unsere Länder.

Besondere ethische Herausforderungen in der allgemeinärztlichen Praxis

Demente Patienten sind eine besondere ethische Herausforderung, da sie oft nicht mehr selber entscheiden können. Hier übernimmt der Arzt eine verantwortliche Aufgabe. Oft wird er von Angehörigen gedrängt, bestimmte Entscheidungen zu treffen. Hier hat er sich klar für die Interessen des Patienten und sein Wohl einzusetzen. Die gleiche Position besteht bei Kindern, wenn die Eltern gegen die Interessen des Kindeswohls handeln. Der Arzt muss sich unter Umständen juristischer Möglichkeiten bedienen, um im Sinne des Kindesschutzes eine Behandlung gegen die Eltern durchzusetzen. Dies betrifft vor allem Kinder mit Tumorerkrankungen und Fälle von Kindesmisshandlung.

Problematische Zuspitzung der Konflikte zwischen Versicherern und Ärzten

Die Vertrauensbeziehung zwischen Arzt und Patient wird durch die Versicherer, Politiker und Medien zunehmend untergraben, indem die Ärzte pauschal als Kostentreiber verunglimpft werden. Dabei werden einzelne Spitzenverdiener als repräsentativ für Tausende von Ärzten dargestellt. Durch das Untergraben dieser Vertrauensbeziehung werden noch mehr Kosten produziert, da es zu ungerechtfertigtem Arztwechsel und zuweilen unsinnigem Einholen von Zweitmeinungen kommt – bei zunehmendem Misstrauen gegenüber der Ärzteschaft. Eine sinnvolle Zusammenarbeit zwischen Versicherern und Ärzten kann nur auf dem Boden des Vertrauens stattfinden und nicht auf einem grundsätzlichen Misstrauen und einem Generalverdacht auf Böswilligkeit oder Eigennutz gegenüber der Ärzteschaft.

Der Ärzteverein AIDS-Aufklärung Schweiz hat die vorliegende Übersetzung realisiert und finanziert. Dies ist kein Zufall, denn der Verein umfasst mehr als 600 vorwiegend ärztliche Mitglieder. In den 17 Jahren seines Bestehens hat der Verein zahlreiche Broschüren, Bücher, Faltblätter, Videos und eine Musik-CD zu verschiedenen Aspekten rund um die HIV-Infektion herausgegeben. Neben der Informationstätigkeit über Publikationen und Veranstaltungen unterhält die AIDS-Aufklärung auch einen kostenlosen telefonischen Beratungsdienst. Die Auseinandersetzung mit ethischen Fragen gehört seit der Gründung zu den Vereinsaktivitäten. Die AIDS-Aufklärung Schweiz ist seit 2004 Mitglied des Bioethik-Dachverbandes FIBIP (Federazione Internazionale dei Centri ed Istituti di Bioetica di Ispirazione Personalista). Der Dachverband wurde im Jahre 2004 in Rom vom Institut für Bioethik der Katholischen Universität Sacro Cuore gegründet. Das vorliegende Buch ist für die ethische Beurteilung in vielen Bereichen der täglichen ärztlichen Praxis nützlich, da es ein durchdachtes Konzept präsentiert, das direkt umgesetzt werden kann. Die Übersetzung in mehrere Sprachen spricht für die Erfahrung und Kompetenz dieses Buches.

Ich danke dem Sekretariat der AIDS-Aufklärung Schweiz für die organisatorische Unterstützung, Frau Hannelore Schmidt für die kompetente Übersetzung und den vielen Arztkollegen für die Durchsicht des Buches. Besonders möchte ich mich auch bei Prof. Giovanni Maio bedanken, der die Terminologie geprüft und ein Geleitwort verfasst hat. Danken möchte ich auch dem Deutschen Ärzte-Verlag für die angenehme Zusammenarbeit.

Dr. med. Giovanni Fantacci
Facharzt für Allgemeinmedizin
Präsident AIDS-Aufklärung Schweiz
Mai 2006

Literatur

1 A. Jonsen, M. Siegler und W.J.Winslade. Etica clinica. Milano 2003.
2 S. Reiter-Theil: Klinische Ethikkonsultation – eine methodische Orientierung zur ethischen Beratung am Krankenbett. Schweizerische Ärztezeitung 2005; 86: 346–350.
3 G. Fantacci: Diagnosehäufigkeit und wichtigste Problemstellungen der klinischen Ethik in der allgemeinärztlichen Praxis. Posterpräsentation an der 2. Internationalen Konferenz zur „Clinical Ethics Consultation“ am 17.–20. März 2005 in Basel.
4 W.F. Riesen et al.: Empfehlungen zur Prävention der Atherosklerose. Schweizerische Ärztezeitung 2005; 86: 1355–1361.

Inhaltsverzeichnis

Einleitung

Die vier Kriterien: Fallanalyse in der klinischen Ethik

Die klinische Ethik ist eine praktische Disziplin und stellt einen strukturierten Ansatz zur Identifikation, Analyse und Lösung ethischer Probleme in der klinischen Praxis zur Verfügung. Eine angemessene Praxis der klinischen Medizin bedarf eines fundierten Arbeitswissens über die grundlegenden ethischen Fragestellungen wie informed consent, Aufrichtigkeit und Vertraulichkeit im Arzt-Patient-Verhältnis, medizinische Versorgung am Lebensende, Schmerztherapie und Patientenrechte. Selbst auf höchstem technologischem und wissenschaftlichem Niveau bleibt die Medizin nichts anderes als eine zwischenmenschliche Beziehung, deshalb ist die Arbeit des Arztes – Diagnose, fachliche Beratung und medizinische Behandlung – in einen ethischen Kontext eingebettet. Selten treten signifikante Konflikte zwischen Arzt und Patient auf, wenn sich beide denselben moralischen Werten wie gegenseitige Achtung, Ehrlichkeit, Glaubwürdigkeit und Mitgefühl verpflichtet fühlen und sich bemühen, gemeinsame Ziele festzusetzen und zu verfolgen. Manchmal mag es aber auch vorkommen, dass Arzt und Patient von unterschiedlichen Wertvorstellungen ausgehen oder dass sie sich mit Entscheidungen konfrontiert sehen, die mit den eigenen Werten in Konflikt geraten; dann entstehen ethische Konfliktfälle. Die Disziplin der klinischen Ethik beschäftigt sich sowohl mit den in jeder klinischen Situation auftretenden ethischen Fragen als auch mit den ethischen Problemfällen, die in klinischen Situationen nur selten vorkommen. Klinische Ethik beruht auf der Überzeugung, dass Ärzte, Pflegepersonal, Patienten und deren Angehörige selbst unter Bedingungen extremer emotionaler Belastung und Ratlosigkeit konstruktiv zusammenarbeiten können, um die Vielzahl der in der klinischen Medizin auftretenden ethischen Probleme zu identifizieren, zu analysieren und einer Lösung zuzuführen.

Die Autoren verfolgen mit diesem Buch zwei Zielsetzungen. Zum einen soll dem Kliniker ein Ansatz zur Identifizierung und Analyse komplexer Probleme, mit denen ein Arzt heute in der klinischen Praxis konfrontiert ist, geboten werden, zum anderen soll ein kurzer Überblick über die repräsentativen Meinungen zu in der medizinischen Praxis häufig auftretenden ethischen Problemen erstellt werden. Unsere Absicht ist es, dem Kliniker eine hilfreiche Grundlage zum Verständnis und zur Lösung typischer, in seiner Praxis auftretender Fälle anzubieten. Jeder Kliniker sollte sich bewusst sein, dass Ethik integraler Bestandteil einer verantwortlichen und kompetenten klinischen Medizin ist.

Dieses Buch ist nicht nur für in der Krankenversorgung tätige Kliniker und Studenten gedacht, sondern auch für andere interessierte Personen wie Mitarbeiter der Verwaltung und der Rechtsabteilung von Krankenhäusern, Mitglieder von Ethikkomitees, Qualitätsbeauftragte und das Verwaltungspersonal der medizinischen Kostenträger – also alle, die in Bereichen arbeiten, in denen bewusstes und sensibles Umgehen mit ethischen Fragestellungen und Problemen der klinischen Praxis gefragt ist. In der komplexen Welt der modernen Gesundheitsversorgung sind alle diese Personen verpflichtet, die Einhaltung der ethischen Prinzipien, die im Zentrum einer qualitativ hochwertigen medizinischen Versorgung stehen, zu gewährleisten.

Viele Publikationen zum Thema Ethik der Gesundheitsversorgung legen den Schwerpunkt auf die wichtigsten ethischen Prinzipien wie Achtung der Selbstbestimmung oder Autonomie, das Prinzip des Nutzens und der Schadensvermeidung, Gerechtigkeit und Fairness, und analysieren die diskutierten Fälle hauptsächlich unter diesem Blickwinkel. Andere Veröffentlichungen sind spezifischen Problemen wie informed consent oder Verzicht auf lebenserhaltende Maßnahmen gewidmet. Unser Buch dagegen ist anders strukturiert. In der klinischen Medizin auftretende Fälle sind komplex, denn sie umfassen eine Vielzahl medizinischer Probleme und Sachlagen und berühren insofern auch eine Fülle damit verbundener Werte. Häufig müssen sehr schnell Entscheidungen getroffen werden. Die Autoren sind der Überzeugung, dass Kliniker zur Analyse, Bewertung und Lösung ethischer Probleme einer stringenten Methode bedürfen, mit deren Hilfe sie die relevanten medizinischen und ethischen Aspekte eines jeden Falles in ein organisches Schema einordnen können. Dieses Buch versucht also, anhand der Gegenüberstellung von ethischen Grundsätzen und konkreten Fallbeispielen eine Methode zu entwickeln, mit deren Hilfe Fälle, bei denen ethische Fragestellungen auftreten, leichter analysiert werden können. Ein solches Vorgehen entspricht unserer Meinung nach der Art, wie Kliniker zu behandelnde Fälle analysieren.

Wir empfehlen, dass jeder klinische Fall, insbesondere bei Auftreten eines ethischen Problems, anhand folgender vier Kriterien analysiert werden sollte:

- medizinische Indikationen
- Patientenpräferenzen
- Lebensqualität
- kontextgebundene Faktoren, d.h. soziale, wirtschaftliche, rechtliche und verwaltungstechnische Rahmenbedingungen, in die der Fall eingebunden ist.

Trotz aller Differenzen zwischen den einzelnen Fällen bilden diese vier Kriterien einen wichtigen gemeinsamen Nenner und lenken gleichzeitig die Aufmerksamkeit auf die für den individuellen Fall zentralen ethischen Prinzipien. Unsere Absicht ist es, den Leser davon zu überzeugen, dass diese vier Kriterien eine systematische Methode zur Identifizierung und Analyse der in der klinischen Medizin auftretenden ethischen Probleme darstellen.

Viele Kliniker erinnern sich an die zu Beginn ihrer Ausbildung erlernte Methode zur Analyse klinischer Fälle, die „Vorstellung" eines Patienten. Hierbei werden die klinisch relevanten Fakten in folgender Reihenfolge zusammengefasst:

- die Hauptbeschwerden des Patienten
- der Verlauf der aktuellen Erkrankung
- die Krankengeschichte
- die Familiengeschichte und das soziale Umfeld
- die Ergebnisse der körperlichen Untersuchung
- die Ergebnisse der Laboruntersuchungen.

Mit Hilfe dieses Schemas stellt der erfahrene Kliniker die Diagnose und entwickelt auf dieser Basis einen Behandlungsplan. Auch wenn die jeweiligen Details von Patient zu Patient variieren können, so bleiben die Kriterien selbst jedoch konstant und fundamental zur Erreichung des eigentlichen Ziels, der Erstellung eines Behandlungsplans. In manchen Fällen kann eines der Kriterien, z.B. die Familiengeschichte oder die körperliche Untersuchung, von besonderer Bedeutung zur Diagnosestellung sein, in anderen Fällen wiederum sind sie weniger wichtig. Dennoch sind Kliniker gehalten, bei sämtlichen klinischen Fällen alle diese Kriterien zu überprüfen.

Die von uns vorgeschlagenen vier Kriterien sollen eine Hilfe darstellen bei der Zuordnung der Krankheitsdaten eines klinischen Falles zu wichtigen ethischen Prinzipien. Betrachten wir zur Veranschaulichung folgendes Beispiel:

Fallbeispiel: Ein Patient sucht einen Arzt auf und erklärt, er fühle sich krank. Die medizinischen Indikationen ergeben das klinische Bild einer Polydipsie und Polyurie, Übelkeit, Müdigkeit und eine leichte geistige Verwirrung. Die Laboruntersuchungen ergeben Hyperglykämie, Azidose und erhöhte Konzentration von Ketonkörpern im Plasma. Es wird eine diabetische Ketoazidose diagnostiziert und eine spezifische Therapie mit Flüssigkeits- und Insulingaben verschrieben.

Alle diese klinischen Maßnahmen werden zum Nutzen und im Interesse des Patienten ergriffen. Ein ethisches Problem entsteht jedoch dann, wenn der Patient eine weitere Behandlung ablehnt. In diesem Fall geraten zwei ethische Grundsätze miteinander in Konflikt. Auf der einen Seite steht die Pflicht des Arztes, dem Patienten zu helfen, also das ethische Prinzip, zum Nutzen und im Interesse des Patienten zu handeln, auf der anderen Seite die Selbstbestimmung und Autonomie des Patienten. Die einzelnen Aspekte dieses Fallbeispiels betreffen alle vier Kriterien und beeinflussen Sinn und Bedeutung der ethischen Prinzipien. Wir empfehlen, stets sämtliche Kriterien zu prüfen, um zu erkennen, wie die ethischen Grundsätze und die fallspezifischen Fakten zusammen jeweils das ethische Problem definieren und welche Lösung sie nahe legen. Eine adäquate ethische Urteilsfindung besteht in der Abwägung der ethischen Prinzipien in dem jeweiligen realen Fall. Wir hoffen, dass unsere Methode den praktizierenden Ärzten diese Aufgabe erleichtert.

Den vier Kriterien entsprechend ist dieser Band in vier Kapitel unterteilt. Diese vier Kapitel bieten eine Begriffsbestimmung der vier Kriterien, veranschaulicht durch Fallbeispiele, in denen das jeweils diskutierte Kriterium eine wichtige Rolle spielt, sowie einen kritischen Überblick über die gebräuchlichen Vorschläge zur Problemlösung. So wird das Beispiel eines Patienten, der den Zeugen Jehovas angehört und Blutübertragungen aus Glaubensgründen ablehnt, herangezogen, um aufzuzeigen, welche Funktion dem Kriterium Patientenpräferenzen bei der Analyse eines ethischen Problems zukommt, das sich dann stellt, wenn ein Patient eine medizinisch indizierte Behandlung ablehnt. Gleichzeitig empfehlen wir eine Lösung des Problems, die sowohl die gängige Meinung der medizinischen Ethik in Bezug auf Angehörige der Zeugen Jehovas als auch unsere eigene Position widerspiegelt. In diesem besonderen Fall kann ein Leser diesen Band als ein Handbuch benutzen, im Index die Stichwörter „Zeugen Jehovas" bzw. „Behandlungsverzicht" suchen und die diesem Thema gewidmeten Seiten in Kapitel 2 nachschlagen.

Diejenigen Leser, die den vorliegenden Band nur als Handbuch konsultieren möchten, finden kurze Zusammenfassungen über die aktuellen ethischen Positionen zu bestimmten typischen Fällen der klinischen Praxis, so z.B. zum Problem des Behandlungsverzichts oder zu Fällen, die Patienten mit apallischem Syndrom (PVS-Patienten) betreffen.

Die hier vorgestellten Informationen mögen den Bedürfnissen des Lesers aufs Erste genügen, dennoch ist der reale Fall, den der Kliniker in der Praxis zu lösen hat, immer durch eine Kombination individueller Aspekte, Werte und Umstände geprägt. Die vier Kriterien können also als eine Art Leitfaden betrachtet werden, der durch die Komplexität der realen Fälle führt. Aus diesem Grund ist es empfehlenswert, die dem Buch zugrunde liegende Methode der vier Kriterien als Teil der klinischen Entscheidungsfindung anzuwenden und den Band nicht nur als gelegentlich zu konsultierendes Handbuch zu benutzen. Erst dann kann der Kliniker den Stellenwert der betreffenden ethischen Fragestellung innerhalb des allgemeinen Verständnisses ähnlich gelagerter Fälle richtig einschätzen und auf dieser Grundlage zu einer Entscheidung über den aktuell vorliegenden Fall gelangen. Zum vollen Verständnis der hier vorgestellten Methode legen wir dem interessierten Leser nahe, das Buch von Anfang bis Ende zu lesen. Hat er sich erst einmal umfassend damit auseinandergesetzt, trägt diese Methode hoffentlich auch zur Lösung der Fälle bei, mit denen er selber in der klinischen Praxis konfrontiert sein wird.

Dieses Buch wurde ursprünglich für Fachärzte der Inneren Medizin geschrieben und konzentrierte sich auf die ethischen Probleme und Fragestellungen, mit denen diejenigen, die in ihrer Praxis klinische Entscheidungen für Patienten treffen, konfrontiert sind. In den folgenden Auflagen wurde die Fragestellung auf die Erwachsenenmedizin im Allgemeinen ausgeweitet und in der Folge auch auf die Pädiatrie. Die Abschnitte, die besonders für Kinderärzte relevant sind, werden nach der dem laufenden Text entsprechenden Nummerierung mit dem Buchstaben **P** gekennzeichnet. Erst nach Erscheinen des Buches wurde den Autoren bewusst, dass die vorgeschlagene Methode auch für andere in der Gesundheitsversorgung tätige Experten von Nutzen sein konnte, z.B. für Pflegepersonal, Sozialarbeiter, Medizintechniker ebenso wie für Seelsorger und Verwaltungsexperten. In der vorliegenden fünften Auflage wurde der Schwerpunkt auf der klinischen Entscheidungsfindung von Ärzten zwar beibehalten, dennoch sind wir der Meinung, dass dieses Buch auch für andere an diesem Thema interessierte Experten hilfreiche Anregungen für die in ihrem Berufsfeld spezifischen Fragestellungen und Werte enthält. Leider konnten wir in dieser Abhandlung die ethischen Probleme der Reproduktionsmedizin und Geburtshilfe nicht abdecken, da die hier auftretenden Fragestellungen einen geheimnisvollen Dritten betreffen, den Fötus, und eine entschieden komplexere Herangehensweise erfordern, als es dieses Buch leisten könnte.

Die hier entwickelte Methode ist nicht nur für die klinische Entscheidungsfindung von Nutzen, sie stellt auch ein einfaches Instrument zur Bestimmung der ethischen Dimension in der medizinischen Versorgung eines Patienten dar. Die vier Kriterien können z.B. als Vorgabe für eine Diskussion zwischen Arzt, Patient und dessen Angehörigen im Augenblick der Notwendigkeit einer Intensivversorgung oder der Einweisung in ein Hospiz dienen. Eine Kurzdarstellung der vier Kriterien (s. Schema) könnte dem Patienten und dessen Angehörigen zur Einsicht gegeben werden, um auf dieser Grundlage die verschiedenen Fragen zu erörtern und die Antworten und Positionen zu dokumentieren. Das Gesprächsprotokoll könnte erneut herangezogen werden, wenn sich der Zustand des Patienten ändert und besondere Entscheidungen getroffen werden müssen. Wir sind der Überzeugung, dass dieser Band trotz der medizinischen Fachterminologie allgemein von Nutzen sein kann, und nicht nur für diejenigen, deren Angehörige oder Freunde bereits Patienten sind, sondern für alle, die morgen selbst schon Patienten sein können. Die klare Gliederung des Buches kann allen Betroffenen als eine willkommene Handreichung in sonst oft verwirrenden Situationen dienen.

Der Fall Dax Cowart: An dieser Stelle soll zur Veranschaulichung unserer Methode ein Fall herangezogen werden, der vielen Experten auf dem Gebiet der medizinischen Ethik bekannt sein dürfte. Wir beziehen uns auf Donald „Dax“ Cowart, Opfer schwerster Brandwunden, dessen Erfahrungen zum Gegenstand eines Videofilms mit dem Titel „Please let me die“ („Lasst mich bitte sterben“) und eines Dokumentarfilms „Dax´s Case“ (Der Fall Dax) wurden[1].
1973 erlitt der 25-jährige Dax Cowart durch eine Propangasexplosion schwerste Verbrennungen. Er wurde unverzüglich in die Spezialabteilung zur Behandlung von Hautverbrennungen des Parkland Hospital in Dallas eingeliefert, wo festgestellt wurde, dass die verbrannte Hautoberfläche 65% betrug, Hände und Gesicht Verbrennungen dritten Grades aufwiesen und auch die Augen schwer geschädigt

waren. Der Patient wurde einer entsprechenden Intensivbehandlung unterzogen. Anfänglich schwebte er in Lebensgefahr, konnte jedoch stabilisiert werden, doch mussten mehrere Finger amputiert und das rechte Auge entfernt werden. Während seiner langen Behandlung (232 Tage in der Spezialabteilung des Parkland Hospital, einige Wochen Rehabilitation im Texas Institute of Rehabilitation and Research in Houston und sechs Monate in der Klinik der University of Texas Medical Branch in Galveston) hatte er wiederholt darauf bestanden, dass die medizinischen Behandlungen abgebrochen würden und man ihn sterben lassen solle. Trotz seines wiederholt erklärten Willens wurden seine Brandverletzungen weiterhin behandelt, u.a. wurden auch Hauttransplantationen vorgenommen. Zudem versorgte man ihn künstlich mit Nahrung und Flüssigkeit. Nach seiner Entlassung war er vollständig erblindet, konnte seine Hände nur in äußerst geringem Maße benutzen, darüber hinaus war er stark verunstaltet und bei persönlichen Bedürfnissen auf die Hilfe anderer angewiesen.

Die mit einem solchen Fall verbundene ethische Problematik wirft eine Reihe von Fragestellungen auf. Hatte Dax das gesetzliche oder moralische Recht, die medizinische Behandlung zu verweigern? War er entscheidungsfähig? Haben ihn die Ärzte bevormundet? Welche Prognose bestand für Dax? Alle diese, aber auch viele andere Fragen sind von Bedeutung und können eine sehr kontroverse Debatte auslösen. Wir empfehlen deshalb, die ethische Analyse mit der Prüfung der vorgeschlagenen vier Kriterien in der genannten Reihenfolge zu beginnen:

- medizinische Indikationen
- Patientenpräferenzen
- Lebensqualität
- kontextgebundene Faktoren.

Diese Vorgehensweise garantiert schon vor Beginn der Debatte die Identifizierung der für den jeweiligen Fall ethisch relevanten Aspekte (oder aber verdeutlicht, zu welchen Problemen noch weitere Informationen benötigt werden). Zu betonen sei jedoch, dass diese Reihenfolge nicht gleichbedeutend ist mit einer ethischen Prioritätensetzung. Die relative Bedeutung der Kriterien wird in den vier Kapiteln selbst herausgearbeitet.

Medizinische Indikationen: Dieses Kriterium umfasst das für eine klinische Problemstellung übliche Verfahren, also Diagnose, Prognose und Behandlung der Erkrankung eines Patienten. „Indikationen" bezieht sich auf diagnostische und therapeutische Maßnahmen, die zur Erkennung und Beurteilung sowie zur angemessen Behandlung der Krankheit geeignet sind. Diese medizinisch wichtigen Fakten, die schon bei der Vorstellung eines jeden klinischen Falls analysiert und bewertet wurden, müssen auch bei der ethischen Diskussion überprüft und unter dem Gesichtspunkt der grundlegenden ethischen Kriterien betrachtet werden, z.B. unter der Fragestellung, wie die vorhandenen Möglichkeiten unter Achtung seiner Präferenzen zum Nutzen des Patienten einzusetzen sind.

Im Fall von Dax Cowart umfassen die medizinischen Indikationen alle notwendigen medizinischen Daten, um die Diagnose über das Ausmaß und die Schwere der erlittenen Verbrennungen sowie eine Prognose über die Überlebenschancen des Patienten und die Wiederherstellung seiner vitalen und körperlichen Funktionen zu stellen und um die Behandlungsoptionen, einschließlich der Risiken, des Nutzens und der möglichen Ergebnisse eines jeden Behandlungsverfahrens, zu bestimmen. So sind bei Verbrennungen bestimmte Prognosen an den gegebenen Schweregrad und die Größe der betroffenen Körperfläche gebunden. Bestimmte Maßnahmen wie Flüssigkeitsersatz, Hauttransplantationen und Verabreichung von Antibiotika sind mit einer gewissen Wahrscheinlichkeit an gewisse Risiken und Nutzen gebunden. Nach der anfänglichen lebenserhaltenden Notbehandlung bestand für Dax eine Überlebenschance von 20%, doch war die im Falle eines Überlebens vermutlich zu erwartende Lebensqualität aufgrund der Erblindung, der Behinderungen und der Entstellungen als stark vermindert zu bewerten. Nach sechs Monaten Intensivbehandlung erhöhte sich die Überlebensprognose auf 100%. Wären die behandelnden Ärzte während der ersten Behandlungsphase seinem Verlangen nachgekommen, Wundversorgung und Hauttransplantationen zu unterlassen, hätte er mit größter Wahrscheinlichkeit nicht überlebt. Eine sorgfältige Bewertung des möglichen Nutzens einer medizinischen Maßnahme ist der erste Schritt bei der Erörterung der ethischen Aspekte eines Falles.

Patientenpräferenzen: Die Präferenzen des betroffenen Patienten, die auf dessen persönlichen Wertvorstellungen und Beurteilung des Nutzens und der Risiken oder Belastungen beruhen, sind bei jeder Entscheidung über medizinische Behandlungsmaßnahmen ethisch von Bedeutung. Bei der Entscheidungsfindung in einem jeden klinischen Fall müssen bestimmte Fragen gestellt werden:

- Was will der Patient selbst?
- Welche Ziele verfolgt er?

Die systematische Prüfung dieses den Patientenwillen betreffenden Kriteriums erfordert die Beantwortung der folgenden zusätzlichen Fragen:

- Ist der Patient in ausreichendem Maße aufgeklärt worden?
- Verfügt er über das notwendige Verständnis für die Situation?
- Ist sich der Patient der Unsicherheiten bewusst, die jeder medizinischen Entscheidungsfindung eigen ist, und ist er in der Lage, die verschiedenen geeigneten Behandlungsoptionen zu verstehen?
- Geschieht die Zustimmung aus freiem Willen?
- Ist oder fühlt sich der Patient aus bestimmten Gründen zu einer Entscheidung gezwungen?

In manchen Fällen könnte die Antwort auf diese Fragen lauten: „Wir wissen es nicht, denn der Patient ist nicht in der Lage, seinen Willen und seine Präferenzen zu formulieren bzw. auszudrücken."

Wenn die mentalen und kognitiven Fähigkeiten des Patienten in dem Moment, in dem eine Entscheidung getroffen werden muss, eingeschränkt oder sogar ausgefallen sind, müssen folgende Fragen gestellt werden:

- Wer verfügt über das Recht, anstelle des Patienten zu entscheiden?
- Welche rechtlichen und ethischen Grenzen bestehen für diese stellvertretende Entscheidungsgewalt?
- Was ist zu tun, wenn niemand als stellvertretender Entscheidungsträger festgestellt werden kann?

Im Fall von Dax Cowart bestanden zu Beginn seiner Behandlung, als er wiederholt den Abbruch jeglicher Behandlung forderte, ernste Zweifel an seiner Entscheidungsfähigkeit. Hatte der physische und psychische Unfallschock seine Fähigkeit, für sich selbst Entscheidungen zu treffen, beeinträchtigt? Am Anfang ging man davon aus, dass er nicht in der Lage sei, eigene Entscheidungen zu treffen, zumindest nicht in Bezug auf die Ablehnung lebenserhaltender Maßnahmen. Die Ärzte akzeptierten die Zustimmung der Mutter des Patienten, die gegen seinen Willen auf der Weiterführung der lebenserhaltenden Maßnahmen bestand. Später, während der Behandlung in der Spezialklinik in Galveston, wurde im Rahmen der dort veranlassten psychiatrischen Untersuchung seine Einsichts- und Entscheidungsfähigkeit festgestellt. Nach der Feststellung seiner Entscheidungsfähigkeit rückten die ethischen Implikationen seiner Forderung auf Abbruch der medizinischen Behandlung in den Mittelpunkt der Diskussion. Die folgenden ethischen Fragen waren in diesem Moment an erster Stelle zu prüfen:

- Sollte sein ausdrücklicher Wille respektiert werden?
- Versteht der Patient die Aussichten auf eine Rehabilitation in ausreichendem Maße?
- Sind Ärzte verpflichtet, eine als Erfolg versprechend eingeschätzte Therapie auch gegen den ausdrücklichen Willen des Patienten fortzuführen?
- Könnte es als Beihilfe zum Suizid gewertet werden, wenn der Wille des Patienten respektiert wird?

In allen klinischen Fällen, in denen das Kriterium der Patientenpräferenzen ethisch von Bedeutung ist, sollten diese Fragen sorgfältig geprüft werden.

Lebensqualität: Mit jeder Verletzung oder Erkrankung ist die Gefahr verbunden, dass die Lebensqualität der betroffenen Person durch die sich manifestierenden Anzeichen oder Symptome unmittelbar oder in der Zukunft vermindert wird. Ein Ziel medizinischer Behandlung ist die Wiederherstellung, Erhaltung oder Verbesserung der Lebensqualität des Patienten. Aus diesem Grund ist das Kriterium der Lebensqualität in allen klinischen Fällen zu überprüfen. In diesem Zusammenhang sind eine Vielzahl von Fragen zu klären:

- Was bedeutet der Begriff „Lebensqualität" im Allgemeinen?
- Wie ist Lebensqualität im individuellen Fall zu bewerten?
- Wie nehmen andere Personen die Lebensqualität des betroffenen Patienten wahr und inwieweit ist deren Wahrnehmung und Bewertung ethisch von Bedeutung?
  Vor allem aber:
- Welche Bedeutung hat die Bewertung der Lebensqualität bei der ethischen Entscheidungsfindung?

Das in der klinischen Entscheidungsfindung so wichtige Kriterium Lebensqualität öffnet einem von Voreingenommenheit und Vorurteilen geprägten Handeln Tür und Tor. Dennoch muss es in die Analyse ethischer Probleme in der klinischen Medizin einbezogen werden.

Im Fall Dax Cowart weisen wir auf dessen Lebensqualität vor dem Unfall hin. Er war ein bekannter, sportlicher junger Mann, der gerade seinen Militärdienst als Kampfpilot der US-Luftwaffe in Vietnam beendet hatte. Er arbeitete in einem Immobilienunternehmen zusammen mit seinem Vater, der bei der Explosion ebenfalls schwer verletzt wurde und während des Transports ins Krankenhaus verstarb. Vor dem Unfall konnte die Lebensqualität von Dax als hervorragend bezeichnet werden. Während der Behandlung seiner schweren Verletzungen litt er unter unerträglichen Schmerzen und fiel in tiefe Depressionsphasen. Nach dem Unfall sah er sich trotz der ihm zuteil gewordenen exzellenten medizinischen Versorgung konfrontiert mit schwersten körperlichen Behinderungen wie schwerer Entstellungen, Erblindung und Einschränkung der Bewegungsfähigkeit. Während des größten Teils des Behandlungsverlaufs war Dax in der Lage festzustellen, welche Lebensqualität für ihn selbst wünschenswert war. In den ersten Wochen seines Krankenhausaufenthalts, als äußerst kritische und sensible Entscheidungen gefällt werden mussten, waren seine mentalen Fähigkeiten allerdings ernsthaft eingeschränkt, und andere mussten an seiner Stelle Entscheidungen treffen. Waren die Aussichten auf ein normales oder zumindest akzeptables Leben so gering, dass sich keine vernünftige Person dafür entschieden hätte, weiter zu leben, oder ist ein jedes Leben, egal wie vermindert die Lebensqualität auch sein mag, lebens- und wünschenswert? Wer hat das Recht, eine solche Entscheidung treffen? Welche Werte sollten für die Entscheidungsträger gelten? Dax selbst war der Überzeugung, dass er in der Lage sei, die die Lebensqualität betreffende Entscheidung einschließlich der Frage nach lebenserhaltenden Maßnahmen für sich selbst treffen zu können, die Ärzte und seine Mutter sprachen ihm jedoch die Einsichts- und Entscheidungsfähigkeit ab. Bei einer jeden ethischen Analyse klinischer Fälle ist es unabdingbar, die Bedeutung und Tragweite solcher Überlegungen zu überprüfen und zu bewerten.

Kontextgebundene Faktoren: Patientenwille oder -präferenzen und Lebensqualität sind wohl die ethischen Kriterien, die in der überwiegenden Mehrheit der klinischen Fälle von Bedeutung sind. Doch ist ein jeder medizinische Fall eingebunden in einen weiter gefassten Rahmen, wie die Beziehungen zu anderen Personen oder zu Institutionen, und in die jeweiligen finanziellen und sozialen Rahmenbedingungen der Gesundheitsversorgung. Diese Rahmenbedingungen beeinflussen die medizinische Versorgung von Patienten in positiver oder negativer Weise, gleichzeitig werden diese allgemeinen Rahmenbedingungen selbst beeinflusst durch Entscheidungen, die von oder für den Patienten getroffenen werden. Derartige Entscheidungen können psychologische, emotionale, finanzielle, wirtschaftliche, rechtliche, wissenschaftliche, erzieherische oder religiös geprägte Auswirkungen auf andere Personen haben. In jedem klinischen Fall muss die Bedeutung dieser Rahmenbedingungen bestimmt und bewertet werden. Diese kontextgebundenen Faktoren könnten von zentraler Bedeutung für die Analyse und die Lösung des Falles sein.

In dem konkreten Fall von Dax Cowart waren mehrere dieser Faktoren von Bedeutung. Die Mutter des Patienten war aus religiöser Überzeugung gegen eine Einstellung der medizinischen Behandlung. Zu dem damaligen Zeitpunkt waren auch die rechtlichen Konsequenzen für den Fall, dass seinem Verlangen nachgekommen wäre, nicht geklärt. Die Kosten der 16-monatigen intensiven Behandlung seiner Verbrennungsverletzungen waren extrem hoch. Die mangelnde oder sogar fehlende Bereitschaft des Patienten zur Kooperation während der Behandlung könnten das Verhalten der Ärzte und des Pflegepersonals ihm gegenüber beeinflusst haben. Der mögliche Einfluss dieser und anderer kontextgebundener Faktoren muss erkannt und in seiner Bedeutung für den Fall bewertet werden.

Leitbilder und Grundsätze: Die oben umrissenen vier Kriterien sind in jedem klinischen Fall unabhängig von den konkreten Umständen von Bedeutung. Sie dienen als nützliches Instrument zur Einordnung ethischer Problemstellungen in der klinischen Praxis und Lehre. Einige Kliniker betonen sogar die Nützlichkeit dieser Kriterien bei der Aufstellung eines Behandlungsplans für ihre Patienten. Die Überprüfung dieser Kriterien kann auch hilfreich bei der Lösung ethischer Fragestellungen sein. Die ernsthafte Behandlung eines konkreten ethischen Problems muss über die reine strukturierte Diskussion hinausgehen, sie muss zu einer vernünftigen und praktischen Lösung führen. Ethische Probleme können ebenso wenig wie medizinische Probleme offen bleiben. Aus diesem Grund muss nach der Analyse und Bewertung des Problems eine Lösung gesucht und gefunden werden.

Die Bewertung eines jeden dieser vier Kriterien bedarf der Beachtung bestimmter Verhaltensnormen, die dem dahinter stehenden ethischen Problem angemessen sind. Diese Normen oder Standards nennen wir ethische Prinzipien oder Leitbilder. So lautet eine Version des ethischen Prinzips des Nutzens: „Es besteht die Verpflichtung, andere bei der Wahrung ihrer legitimen Interessen zu unterstützen." Das ethische Leitbild „Ärzte haben die Pflicht, ihre Patienten zu behandeln, auch wenn sie sich dabei selbst in Gefahr bringen" ist ein konkreter Ausdruck des allgemeinen Prinzips des Nutzens bzw. dessen Anpassung an einen spezifischen Bereich der beruflichen Tätigkeit, die medizinische Behandlung. Das Kriterium der medizinischen Indikationen ist über die notwendige Erhebung und Bewertung rein medizinischer Daten hinaus zu erweitern um zusätzliche Fragen wie

- Was und wie viel können wir tun, um dem Patienten zu helfen?
- Bis zu welchem Ausmaß dürfen wir bei dem Versuch, den Patienten zu behandeln, Risiken und Nebenwirkungen in Kauf nehmen?

Leitlinien zur Beantwortung dieser Fragen, die sich wie selbstverständlich in der Diskussion medizinischer Indikationen ergeben, finden wir in den bekannten historisch-traditionellen Leitbildern der medizinischen Ethik, wie „Hilf oder füge zumindest keinen Schaden zu" oder „Risiken müssen gegenüber dem Nutzen abgewogen werden". Leitlinien wie diese interpretieren auf konkrete und praktische Weise das von den Philosophen eingeführte allgemeine Prinzip der Wohltätigkeit. Ähnlich umfasst das Kriterium der Patientenpräferenzen die Leitbilder, die Kliniker darauf verpflichten, ihren Patienten die Wahrheit zu sagen und ihren freien Willen, ihre explizit geäußerten Präferenzen, ihre persönlichen Wertvorstellungen und ihre Überzeugungen zu respektieren. Diese Leitbilder sind dem allgemeinen Ziel der Achtung der Selbstbestimmung und der Achtung der Würde der Menschen untergeordnet.

Die in diesem Buch vorgestellte Methode beginnt die Analyse ethischer Fragestellungen jedoch nicht wie viele andere Abhandlungen über dieses Thema mit ethischen Leitbildern und Prinzipien, sondern mit den faktischen Charakteristiken des klinischen Falles. Ein Bezug auf die ethischen Leitbilder und Grundsätze wird in dem Moment hergestellt, in dem diese zur Analyse und Bewertung des untersuchten Kriteriums wichtig werden. Somit wird eine abstrakte Diskussion von Prinzipien ebenso vermieden wie die Gefahr, dass nur ein einzelnes Prinzip, wie das der Patientenautonomie oder das des Nutzens, in dem konkreten Fall als Leitlinie herangezogen wird.

Medizinische Ethikforschung: Kompetenz und Fachwissen gründet sich in der klinischen Ethik nicht nur auf die sachgerechte Anwendung einer angemessenen Analysemethode, sondern auch auf die Kenntnis der einschlägigen medizin-ethischen Fachliteratur. Mancher Leser sucht vielleicht eine vertiefende Auseinandersetzung mit den Fragestellungen, die in diesem Buch nur kurz berührt werden. Wir geben nur wenig Referenzliteratur an (außer den von uns konsultierten Abhandlungen), da die bioethische Fachliteratur äußerst umfangreich und in ständiger Weiterentwicklung begriffen ist. Dagegen beziehen wir uns – soweit angebracht – auf die wichtigsten klassischen Werke der Bioethik wie Beauchamp und Childress Principles of Biomedical Ethics[2]. Darüber hinaus beziehen wir uns auf die Sonderausgaben und Sonderartikel der drei wichtigsten US-amerikanischen Bioethik-Periodika: Hastings Center Report[3], Journal of Clinical Ethics[4] und Cambridge Quarterly of Healthcare Ethics.[5] Diese Spezialliteratur bietet einen breiten Überblick über besondere Aspekte der Bioethik und ausführliche Biographien der aktuellen fachspezifischen Literatur. Lesern, die sich auf den neuesten

Forschungsstand bringen wollen, empfehlen wir die jährlich erscheinende Publikation The Biography of Bioethics[6]. Diese Quelle ist auch über die National Library of Medicine´s (MEDLARS) online verfügbar. Außerdem stehen auch viele nützliche Webseiten zur Verfügung, z.B. die des Clinical Ethics Center of the National Institute of Health (http://www.nih.gov/sigs/bioethics).

Vier Fallbeispiele: In diesem Buch werden wir immer wieder auf unsere wichtigsten Fallbeispiele Bezug nehmen. Den repräsentativen Patienten werden die symbolischen Namen Cure, Care, Comfort und Cope gegeben. Diese fiktiven Namen stehen für die wichtigsten Charakteristiken ihres Krankheitsbildes. Der Patient Cure (to cure = heilen) leidet an bakterieller Meningitis, einer akuten und ernsthaften, aber heilbaren Krankheit. Die Patientin Comfort (to comfort = trösten) ist an einem Brusttumor mit Metastasenbildung erkrankt, wofür – auch unter besten Behandlungsbedingungen – nur eine geringe Wahrscheinlichkeit der Heilung besteht. Die Patientin Care (to care = pflegen) leidet an Multipler Sklerose, einer nicht heilbaren Krankheit, deren unaufhaltbarer Verlauf durch eine kontinuierliche und sachgerechte Behandlung herausgezögert werden kann. Der Patient Cope (to cope = bewältigen) leidet an insulin-abhängigem Diabetes, einer chronischen Krankheit, die eine spezifische medizinische Behandlung erfordert, aber vor allem der aktiven Mitarbeit des Patienten bei der Therapie bedarf. Manchmal werden die Einzelheiten der Fälle im laufenden Text zur Vertiefung des Problems leicht verändert. Darüber hinaus werden diverse anders gelagerte Fälle erläutert, bei denen die Namen der fiktiven Patienten nur mit Initialen gekennzeichnet sind.

Fallbeispiel I: Der 24-jährige Patient Cure wird von einem Freund in die Notaufnahme gebracht. Der zuvor gesunde junge Mann klagt über starke Kopfschmerzen und Nackenstarre. Körper- und Laboruntersuchungen, einschließlich einer Liquoranalyse ergeben eine durch Pneumokokken verursachte Lungen- und Gehirnhautentzündung.

Fallbeispiel II: Der Patient Cope ist 42 Jahre alt. Im Alter von 18 Jahren wurde ein insulinabhängiger Diabetes diagnostiziert. In den darauf folgenden Jahren hat er sich an die empfohlene Diät und die vorgeschriebene Insulindosis gehalten, erlebte aber dennoch wiederholt Episoden von Ketoazidosen und Hypoglykämie. Wiederholt musste er ins Krankenhaus eingewiesen werden, diverse Male waren auch Notfallbehandlungen erforderlich. In den vorangegangenen Jahren konnte sein Diabetes unter Kontrolle gehalten werden, und er musste nur einmal wegen Ketoazidose und akuter Pyelonephritris stationär behandelt werden. 21 Jahre nach dem Ausbruch seines Diabetes sind keine funktionalen Störungen aufgrund seiner Erkrankung nachzuweisen. Die Untersuchung durch den Augenarzt ergibt eine leichte diabetische Retinopathie, die Harnanalyse deutet auf eine persistente Proteinurie hin. Er zeigt keinerlei neurologische Symptome oder eine abnorme körperliche Pathologie.

Fallbeispiel III: Die Patientin Care ist 44 Jahre alt, verheiratet und hat zwei Kinder. Vor 15 Jahren wurde eine Multiple Sklerose (MS) festgestellt. In den letzten zwölf Jahren ist die Krankheit gravierend fortgeschritten. Beide Beine sind weitgehend gelähmt. Anfänglich bewegte die Patientin sich noch mit Gehhilfen, später wurde ein Gehwagen notwendig, heute ist sie auf den Rollstuhl angewiesen. Sie ist auf einem Auge völlig erblindet und die Sehfähigkeit des anderen Auges ist stark beeinträchtigt. Seit zwei Jahren benötigt sie einen Urindauerkatheter aufgrund einer Blasenatonie. Seit einem Jahr ist sie stark depressiv, nicht kommunikativ, spricht auch mit den nächsten Angehörigen kaum und weigert sich, das Bett zu verlassen.
Fallbeispiel IV: Die Patientin Comfort ist 48 Jahre alt. In den letzten sechs Jahren hatte sie sich jedes Jahr einer Mammographie unterzogen. Acht Monate nach der letzten Mammographie beobachtet sie einen schnell wachsenden Knoten in der rechten Brust. Ihr Hausarzt, den sie daraufhin konsultiert, überweist sie an einen Chirurgen, der eine Brustbiopsie vornimmt. Es wird ein duktales Adenokarzinom diagnostiziert und eine modifizierte radikale Mastektomie mit einer Brustrekonstruktion vorgenommen. Eine Dissektion der Lymphknoten ergibt eine metastatische Erkrankung. Die Patientin wird mit Chemo- und Bestrahlungstherapie behandelt.

Auf Seite 15 sind die vier Kriterien als Schema dargestellt. Dieses Schema dient der systematisch geordneten Dokumentation der erhobenen Fakten eines konkreten Falles. Doch hat dieses Schema einen weitaus wichtigeren Zweck als den eines Leitfadens bei der Entscheidungsfindung und Lösung eines ethischen Problems. Die vielfältigen, nach ihrer Zugehörigkeit zu den vier Hauptkriterien geordneten Fakten stehen nicht isoliert nebeneinander, sondern können auf einen Blick erfasst werden. Ist diese Faktensammlung erst einmal nach dem Schema geordnet, kann die eigentliche ethische Aufgabe beginnen, die Bewertung der Fakten in ihren gegenseitigen Abhängigkeiten und in ihren Bezügen zu den ethischen Kriterien und Prinzipien. Sind die Fakten klar, so wird in manchen Fällen auch die Lösung deutlich, da eine falsche Sichtweise der Fakten oder Störungen in der Kommunikation den Blick auf die offensichtliche Priorität des einen oder anderen Prinzips verstellt haben könnten. In anderen Fällen bedarf es einer überlegten gegenseitigen Abwägung der einzelnen Prinzipien, um zu erkennen, welches Prinzip vorrangig beachtet werden sollte. Darüber hinaus kann es wiederum Fälle geben, in denen die Fakten zwar eindeutig den entsprechenden Prinzipien zugeordnet werden können, das zugrunde liegende ethische Dilemma aber bestehen bleibt. Wir sind uns selbstverständlich bewusst, dass solche ethischen Dilemmata in der klinischen Medizin vorkommen, dennoch sind wir überzeugt, dass viele der in klinischen Zusammenhängen auftretenden ethischen Probleme auf eine vernünftige Weise gelöst werden können. Wenn die zugrunde gelegten Werte miteinander in Konflikt stehen, sollten überlegt und vernünftig handelnde Menschen Entscheidungen erst nach einer sorgfältigen und ernsthaften Überprüfung der ethischen Aspekte und Fakten des Falles treffen. Wir hoffen, dass diese Abhandlung bei einem solchen Bemühen hilfreich ist.

Literatur

1 Kliever, LD, ed. Dax's Case, Essays in Medical Ethics and Human Meaning. Dallas: Southern Methodist University Press, 1989.
2 Beauchamp TL, Childress JF: Principles of Biomedical Ethics. 4th ed. New York: Oxford University Press, 1994.
3 Hastings Center Report. The Hasting Center, Garrison, New York, 10524–5555. Email: mail@thehastingscenter.org.
4 Journal of Clinical Ethics. 17100 Cole Road, Hagerstown, MD 21740. www.clinicalethics.com.
5 Cambridge Quarterly of Healthcare Ethics. 40 West 20th Street, New York, NY 10011–4211. www.journals.cup.org.
6 Walters L, Kahn TJ, eds. Bibliography of Bioethics. Washington, DC: Georgetown University. Published annually. Online as BIOETHICSLINE, National Library of Medicine, MEDLARS.

Schema der vier Kriterien

Medizinische Indikatoren Ethische Prinzipien: Nutzen und Schadensvermeidung • Welche gesundheitlichen Probleme beklagt der Patient? Krankengeschichte? Diagnose? Prognose? • Handelt es sich um eine akute Erkrankung? Ist sie chronisch? Kritisch? Befindet sie sich im Anfangsstadium? Ist sie heilbar? • Welche Behandlungsziele werden verfolgt? • Welche Erfolgschancen bestehen? • Welche Alternativen bestehen, sollte die Therapie keinen Erfolg haben? • Zusammengefasst: Welchen Nutzen zieht der Patient aus den medizinischen und pflegerischen Maßnahmen und wie kann Schaden für den Patienten vermieden werden?	**Patientenpräferenzen** Ethisches Prinzip: Achtung der Patientenautonomie • Ist der Patient geistig und nach gesetzlichen Kriterien entscheidungsfähig? Gibt es Anzeichen für eine Beeinträchtigung seiner Entscheidungsfähigkeit? • Bei Feststellung der Entscheidungsfähigkeit des Patienten: hat er sich über die persönlichen Behandlungspräferenzen geäußert? • Wurde der Patient über Nutzen und Risiken der Behandlung aufgeklärt? Ist er in der Lage, diese Informationen zu verstehen und seine informierte Einwilligung zu geben? • Bei Feststellung der Entscheidungsunfähigkeit: wer ist der autorisierte Stellvertreter des Patienten? Legt der Patientenvertreter seinen anstelle des Patienten getroffenen Entscheidungen ethisch vertretbare Kriterien zugrunde? • Hat sich der Patient vorher über seine Behandlungspräferenzen geäußert, liegt z. B. eine Patientenverfügung vor? • Zeigt der Patient eine mangelnde Bereitschaft, bei der medizinischen Behandlung aktiv mitzuarbeiten, oder ist er nicht in der Lage dazu? Wenn ja, was sind die Gründe für seine mangelnde Kooperationsbereitschaft? • Zusammengefasst: Wurde das Recht des Patienten auf Selbstbestimmung, soweit ethisch und rechtlich vertretbar, respektiert?
Lebensqualität Ethische Prinzipien: Nutzen und Schadensvermeidung, Achtung der Patientenautonomie • Welche Aussichten auf ein normales Leben bestehen im Falle einer Behandlung bzw. eines Behandlungsverzichts? • Welche physischen, mentalen und sozialen Defizite sind bei erfolgreicher Behandlung für den Patienten aller Wahrscheinlichkeit nach zu erwarten? • Bestehen im Behandlungsteam Vorurteile, die zu einer voreingenommenen Bewertung der Lebensqualität des Patienten führen könnte? • Ist der aktuelle oder zukünftige Zustand des Patienten so einzuschätzen, dass ein Weiterleben als nicht wünschenswert erachtet werden könnte? • Gibt es Anweisungen oder vernünftige Gründe für einen Behandlungsverzicht? • Wurden Maßnahmen zur effektiven Schmerztherapie und angemessenen palliativen Pflege getroffen?	**Kontextgebundene Faktoren** Ethische Prinzipien: Loyalität und Fairness • Gibt es familienbedingte Faktoren, die Entscheidungen über die medizinische Behandlung beeinflussen könnten? • Gibt es von den Ärzten und dem Pflegepersonal abhängende Faktoren, die Entscheidungen über die medizinische Behandlung beeinflussen könnten? • Gibt es beeinflussende finanzielle oder wirtschaftliche Faktoren? • Gibt es beeinflussende religiöse oder kulturelle Faktoren? • Gibt es Faktoren, die die ärztliche Schweigepflicht und Vertraulichkeit einschränken könnten? • Gibt es Probleme aufgrund der Allokation begrenzter Ressourcen? • Welche gesetzlichen Faktoren können die Behandlungsentscheidungen beeinflussen? • Wird die medizinische Versorgung durch Maßnahmen der klinischen Forschung oder Lehre beeinflusst? • Bestehen Interessenkonflikte von Seiten der behandelnden Ärzte oder der beteiligten Einrichtungen?

1.0 Indikationen für medizinische Maßnahmen

Thema dieses Kapitels ist die jeder ethischen Problemstellung in der klinischen Medizin vorausgehende Frage nach den klinischen Indikationen, die für oder gegen die Anwendung eines bestimmten medizinischen Verfahrens sprechen. Diese Indikationen beruhen auf den Daten über den klinischen Zustand des Patienten und bilden die Grundlage für die diagnostischen und therapeutischen Maßnahmen der modernen medizinischen Versorgung. Sie umfassen auch die allgemeinen Ziele der Medizin wie Prävention, Behandlung und Heilung von Krankheiten und Verletzungen. In den meisten Fällen sind die auf medizinischen Indikationen beruhenden Entscheidungen für eine Behandlung klar und stellen uns nicht vor offensichtliche ethische Probleme.

Ein Patient klagt z.B. über häufiges, mit brennendem Schmerz verbundenes Urinieren. Der behandelnde Arzt vermutet eine Infektion der Harnwege und verschreibt nach Einsicht der entsprechenden Laborbefunde ein Antibiotikum. Der Arzt erklärt dem Patienten den Ursprung seiner Beschwerden und den Grund für die Ausstellung des Rezeptes. Der Patient erhält das Rezept, nimmt die Medikamente ein, und die Infektion heilt aus.

Dieser Fall ist nicht deshalb ein Beispiel für klinische Ethik, weil er ein ethisches Problem beinhalten würde, sondern weil Arzt und Patient die gleichen Behandlungsziele und ethischen Werte teilen. Die medizinischen Indikationen sind für den Arzt eindeutig genug, um eine Diagnose zu stellen und eine wirksame Therapie zum Nutzen des Patienten zu verschreiben. Patientenpräferenzen und ärztliche Empfehlungen stimmen überein, und die durch die Infektion momentan beeinträchtigte Lebensqualität des Patienten verbessert sich wieder. Die Krankenkasse übernimmt die Kosten, die Medikamente sind verfügbar, Komplikationen treten nicht auf und die ethischen Grundprinzipien Patientenautonomie, Nutzen, Schadensvermeidung und Loyalität gegenüber dem Patienten werden eingehalten.

In manchen Fällen treten jedoch ethische Probleme auf. Dies wäre der Fall, wenn der oben erwähnte Patient seine Skepsis gegenüber der Wirkung von Antibiotika geäußert hätte, wenn die Infektion der Harnwege im Endstadium einer tödlichen Erkrankung aufgetreten wäre, wenn die Infektion Folge einer sexuell übertragbaren Krankheit wäre, bei der Sexualpartner gefährdet sein könnten, oder wenn der Patient die Behandlung nicht bezahlen könnte. Manchmal lassen sich diese Probleme ohne weiteres lösen, in anderen Fällen können sie die Behandlung wesentlich erschweren. Entscheidend für das Verständnis eventuell auftretender ethischer Probleme ist der klinische Zustand des Patienten. Er umfasst die Art der Krankheit und deren Prognose, die Entscheidung, ob sie behandelt wird oder nicht, alternative Behandlungsmöglichkeiten und vor allem die Ziele der medizinischen Maßnahmen.

In diesem Kapitel werden die medizinischen Indikationen definiert und einige mit ihnen verbundene Funktionen der klinischen Medizin diskutiert. Darüber hinaus werden auch allgemeine Fragen wie Ziele und Nutzen der Medizin, die Arzt-Patient-Beziehung, berufsethische Grundlagen, die klinische Entscheidungsfindung und damit verbundene Unsicherheiten, die so genannte Evidenz-basierte Medizin (EBM) sowie das Problem medizinischer Behandlungsfehler beleuchtet. Anschließend werden wir uns mit vier stark von den Indikationen für oder gegen einen medizinischen Eingriff abhängenden ethischen Fragestellungen beschäftigen:

- Aussichtslosigkeit eines medizinischen Eingriffs
- die Entscheidung für oder gegen die Anwendung der kardiopulmonalen Reanimation
- angemessene Pflege des todkranken Patienten
- die Definition von Tod.

1.0.1 Definition der medizinischen Indikation

Ausgangspunkt der Diskussion eines ethischen Problems in der klinischen Medizin sollte immer die Feststellung der medizinischen Fakten sein. Eine solche diagnostische Bestandsaufnahme sollte dem Muster folgen, das auch für Medizinstudenten und Ärzte bei der klinischen Untersuchung eines Patienten verbindlich ist:

- Beschreibung der Beschwerden
- Anamnese
- Ergebnisse der körperlichen Untersuchung
- Labor- und andere Untersuchungsergebnisse
- vorläufige Diagnose
- Prognose
- Behandlungsplan.

Die im Rahmen eines solchen diagnostischen Standardverfahrens erhaltenen Befunde sind entscheidend für die Behandlung eines Patienten, und die Bestimmung der Indikationen für medizinische Eingriffe führt zur Formulierung von Empfehlungen an den Patienten hinsichtlich weiterer diagnostischer Untersuchungen und Behandlungsmöglichkeiten.

Fallbeispiel: Der Patient Cure, ein 24-jähriger Hochschulabsolvent weißer Hautfarbe, wird von einem Freund in die Notaufnahme gebracht. Der bisher gesunde junge Mann klagt über starke Kopfschmerzen und Nackensteife. Das Ergebnis der ärztlichen Untersuchung ergibt eine deutliche Somnolenz ohne fokale neurologische Anzeichen, jedoch ist die Körpertemperatur des Patienten mit 39,5°C stark erhöht und er klagt über Nackensteife. Die Untersuchung des Liquors zeigt eine Trübung und eine Leukozytenzahl von 2.000, die Gramfärbung des Liquors zeigt einen hohen Anteil an grampositiven Diplokokken. Die Diagnose lautet auf bakterielle Meningitis.

Entsprechend der medizinischen Indikation für die in diesem Fall diagnostizierte bakterielle Meningitis ist als angemessene Therapie die Verabreichung von Antibiotika angezeigt. Hinweise auf eventuelle ethische Probleme liegen nicht vor. In Kapitel 2 soll ein im vorliegenden Fall möglicherweise auftretendes ethisches Problem diskutiert werden. Wenn der Patient Cure die Behandlung ablehnt, wird diese Weigerung bei den behandelnden Ärzten und Krankenschwestern Verunsicherung auslösen und zu einem der grundlegenden ethischen Konflikte führen, in dem sich die Verpflichtung des Arztes, zum Wohle des Patienten zu handeln, und die Patientenautonomie gegenüber stehen. Bevor wir uns dem zuwenden, was uns als ethisches Problem erscheint, der Weigerung des Patienten, sich behandeln zu lassen, muss jede sorgfältige Analyse eines Falles zuerst einmal mit einer klaren Feststellung der medizinischen Indikationen beginnen. Die Analyse sollte nicht mit der Frage eingeleitet werden: Hat ein Patient das Recht auf Verweigerung der Behandlung eines lebensbedrohlichen Zustands? Vielmehr sollten folgenden Fragen beantwortet werden:

- Wie lautet die Diagnose?
- Welches sind die medizinischen Indikationen für eine Behandlung?
- Gibt es andere sinnvolle Alternativen für die Lösung dieses klinischen Problems?

1.0.2 Ziele und Nutzen der Medizin

Grundlage der medizinischen Praxis ist die Beziehung zwischen Arzt und Patient. Optimale Zielerreichung und größtmöglicher Nutzen sind in der medizinischen Praxis nur möglich, wenn Ärzte und medizinisches Personal nach berufsethischen Grundsätzen handeln. Aufrichtigkeit und Integrität, Achtung des Patienten, die Verpflichtung, für das Wohl des Patienten zu sorgen, einfühlsame Wertschätzung des Patienten sowie die Bereitschaft, in Bezug auf Wissen und technisches Können kompetent zu bleiben, sind berufsethische Grundwerte. Die Hauptaufgabe des Arztes besteht darin, seine medizinische Kompetenz und Expertise zu nutzen, um dem Patienten wirklich helfen zu können. Der Arzt stellt eine Diagnose und schlägt eine Behandlung vor, die mehrere oder alle der folgenden Ziele erfüllen sollte:

- Gesundheitserhaltung und Krankheitsverhütung
- Linderung der Symptome, der Schmerzen und des Leidens
- Heilung
- Verhinderung eines vorzeitigen Todes
- Verbesserung oder zumindest keine Verschlechterung des funktionalen Zustandes
- Aufklärung und Beratung des Patienten über seinen gesundheitlichen Zustand, den voraussichtlichen Krankheitsverlauf und die Heilungsaussichten
- Vermeidung der Schadenszufügung während des Behandlungsverlaufs.

Der Nutzen der Medizin liegt in der Erreichung dieser Ziele. Häufig können alle oder zumindest die meisten dieser Ziele gleichzeitig erreicht werden. Im Falle des Patienten Cure hat die Verabreichung von Antibiotika das Ziel, die Symptome zu lindern und die Krankheit zu heilen, somit den Tod des Patienten zu verhindern und dessen Gesundheit wieder herzustellen. In einigen Fällen ist es jedoch aus folgenden Gründen schwierig, alle gesetzten Ziele zu erreichen:

- Es besteht ein Konflikt zwischen unterschiedlichen Zielen.
- Das positive Behandlungsziel ist ohne Schadenszufügung nur schwer erreichbar.
- Die gesetzten Ziele sind nicht klar formuliert.

Special Supplement: The Goals of Medicine: Setting New Priorities. *Hastings Cent Rep* 1996; 26(suppl)(6):1–27.

Fallbeispiel I: Ein Mann mittleren Alters zeigt wiederholt Blutdruckwerte von 175/110. Auch nach Ernährungsumstellung, Gewichtskontrolle und Aufgabe des Rauchens stellt sich keine Besserung ein. Der Patient hat bereits verschiedene Medikamente gegen Bluthochdruck getestet, aber alle führten zu Nebenwirkungen wie Impotenz, Verstopfung und Müdigkeit. Der Patient ist entmutigt. Sein Arzt erklärt ihm, dass die Senkung des Blutdrucks das Risiko eines Herzinfarkts oder Schlaganfalls verringert. Der Patient überlegt, ob er bereit ist, für den statistisch erwiesenen Vorteil der Risikominderung die mit den Medikamenten verbundenen Nebenwirkungen auf sich zu nehmen.
Fallbeispiel II: Eine kombinierte antiretrovirale Therapie verzögert deutlich das Fortschreiten einer HIV-Infektion, verbessert oft die Lebensqualität des Patienten und erhöht dessen Lebenserwartung. Inwiefern ein langfristiger Nutzen vorliegt, bleibt unklar. Diese Medikamente können bestimmte Nebenwirkungen zur Folge haben, insbesondere Übelkeit, Durchfall und Nierensteine. Der Patient muss täglich nach einem strengen Zeitplan bis zu 14 Tabletten einnehmen, wobei jährlich Kosten von ungefähr 12.000 US $ anfallen. Bei der Anwendung einer präventiven Kombinationstherapie ist es schwierig, zwischen Risiken und Nutzen abzuwägen. Zwischen der Verzögerung der Symptome einerseits und der Schadensvermeidung

andererseits muss ein Kompromiss gefunden werden. In diesem Fall sollten die schweren Nebenwirkungen, die Belastung durch die medikamentöse Behandlung, die Arzneimittelkosten und der ungewisse langfristige Nutzen einer solchen Behandlung in Betracht gezogen werden.

1.0.3 Die ethischen Prinzipien von Nutzen und Schadensvermeidung

Die Behandlung eines Patienten mit dem Ziel, ihm im bestmöglichen Maße zu helfen und ihm keinen Schaden zuzufügen, beruht auf zwei ethischen Prinzipien: **Nutzen** und **Schadensvermeidung**. Die Anwendung von medizinischen Indikationen wirft die Frage auf: Wie kann eine medizinische Maßnahme diesem individuellen Patienten helfen? Diese Frage spiegelt eine der zentralen ethischen Maximen der medizinischen Praxis wider, wie sie auch im Hippokratischen Eid festgelegt sind:

„Die Verordnungen werde ich treffen zum Nutzen der Kranken nach meinem Vermögen und Urteil, mich davon fernhalten, Verordnungen zu treffen zu verderblichem Schaden und Unrecht."

In einer anderen Hippokratischen Schrift heißt es:

„In Bezug auf Krankheiten, gewöhne dir zwei Dinge an: Hilf oder füge zumindest keinen Schaden zu." (Epidemien I, XI).

Diese Maximen veranschaulichen zwei ethische Prinzipien: das des Nutzens, d.h. die Pflicht, Menschen in Not beizustehen, und dessen Pendant, die Schadensvermeidung, d.h. die Pflicht, keinen Schaden zuzufügen. Die ethische Verantwortung des Arztes ist eng an seine Fähigkeit gebunden, den Anforderungen der Medizin ebenso wie den Präferenzen des Patienten hinsichtlich seiner Lebensziele gerecht zu werden. Die Prinzipien des Nutzens und der Schadensvermeidung erfordern vom Arzt die Abwägung des potenziellen Erfolgs gegenüber den möglichen Risiken der geplanten Therapiemaßnahme, um den Patienten bestmöglich medizinisch zu beraten und ihm die Entscheidung zu erleichtern, ob er sich der Behandlung unterziehen will oder nicht.

Pellegrino ED, Thomasma D. *For the Patient's Benefit: The Restoration of Beneficence in Health Care.* New York: Oxford University Press; 1988: 113–214.

1.0.4 Klinische Entscheidungsfindung und klinische Unsicherheit

Sind die Ziele einer medizinischen Maßnahme nicht klar oder werden ursprünglich scheinbar klare Ziele vage, stellen sich folgende ethische Fragen:

- Was wollen wir erreichen?
- Rechtfertigt der Aufwand das erwartete Resultat?
- Rechtfertigt das Ergebnis die eingegangenen Risiken?

Einer jeden ethischen Überlegung sollte eine realistische Evaluation der Ziele der entsprechenden Maßnahme vorausgehen. Die Ergebnisse dieser Evaluation sollten für den Arzt Ausgangspunkt sein für die Abwägung möglicher Behandlungsmethoden, über die der Patient oder sein Vertreter auch informiert werden müssen. Der klinische Entscheidungsprozess beruht auf der Fähigkeit des Arztes, Daten zu sammeln, relevante Unterschiede zu erkennen und unwesentliche Fakten auszuklammern, den wahrscheinlichen Verlauf möglicher Behandlungsalternativen zu prognostizieren und die bestmögliche Behandlung zu empfehlen. In der klinischen Medizin ist jeder dieser Schritte von einer gewissen Unsicherheit begleitet.

Dr. William Osler beschreibt die klinische Medizin als „Wissenschaft der Unsicherheit und Kunst der Wahrscheinlichkeit“. Die Hauptaufgabe von Klinikern besteht darin, diese Unsicherheit durch den Einsatz der medizinischen und klinischen Expertise zur Datenerhebung unter Anwendung des medizinischen Wissens und klinischen Denkens zu reduzieren, auf dieser Grundlage eine Diagnose zu stellen und einen Behandlungsplan vorzuschlagen, der den Bedürfnissen des Patienten entspricht. **Klinische Entscheidungsfindung** nennt man den Prozess, in dem urteilsfähige Kliniker, konfrontiert mit klinischer Unsicherheit, bemüht sind, angemessene Entscheidungen zu treffen. Zusammen mit den persönlichen Aspekten der Medizin – Einfühlungsvermögen, Achtung der Persönlichkeit, Kommunikationsfähigkeit und Engagement im Interesse des Patienten – ist es eben die klinische Entscheidungsfindung, die die „ärztliche Heilkunst“ begründet. Lange glaubte man, diese Kunst sei ein intuitiver Prozess, zu komplex, um Gegenstand wissenschaftlicher Analysen oder Studien zu sein. In den letzten Jahren stellten die klinische Epidemiologie und die EBM neue Herausforderungen an die traditionelle Auffassung des klinischen Entscheidungsprozesses. Diese Ansätze gehen davon aus, dass die klinische Medizin eine Wissenschaft ist und dass die klinische Biostatistik, die klinische Epidemiologie und die Analyse der Entscheidungsfindung zur qualitativen Ziel- und Erfolgskontrolle der ärztlichen Empfehlungen genutzt werden können.

Feinstein AR. *Clinical Judgment.* New York: Kreiger; 1974.

Ziel der EBM ist es, Unsicherheitsfaktoren zu reduzieren. Befürworter der EBM empfehlen, dass Therapieentscheidungen auf der besten verfügbaren Evidenz basieren sollten, die auf sorgfältig durchgeführten randomisierten, kontrollierten Studien oder Kohortenstudien beruhen. Stehen solche Nachweise nicht zur Verfügung, sollte auf das weniger repräsentative Material aus Fall-Kontrollstudien und auf die vorhandene klinische Expertise zurückgegriffen werden. Eine solche Evidenz sollte die Wirksamkeit und Sicherheit einer Behandlung aufzeigen, sodass ihr voraussichtlicher Nutzen größer ist als ihr Schaden. Auf der Grundlage einer solchen Evidenz werden Praxisleitlinien entwickelt, die der Arzt in seine klinische Entscheidungsfindung integrieren kann. Diese Leitlinien sind in keinem Fall als „Kochrezepte“ zur Patientenbehandlung zu verstehen, da klinische Studien immer nur statistische Schlussfolgerungen zulassen, die den einzelnen vom Arzt untersuchten Patienten nicht berücksichtigen. Obwohl die von Osler beschriebene Unsicherheit und Wahrscheinlichkeit bleibt, setzt sich die klinische Wissenschaft das Ziel, die daraus resultierenden negativen Auswirkungen durch eine umsichtige Anwendung der EBM so weit wie möglich auszuschließen.

In den letzten Jahrzehnten hat sich ein grundlegender Wandel in der Arzt-Patient-Beziehung vollzogen: die graduelle Verlagerung der Entscheidungsverantwortung vom Arzt auf den Patienten. Die Befürworter der EBM stimmen darin überein, dass – selbst, wenn sich die Empfehlung des Arztes auf solide Fakten stützt – der Patient der beste Entscheidungsträger ist, da angesichts der in der Medizin immer vorhandenen klinischen Unsicherheit nur er selbst wirklich in der Lage ist, die Risiken, den Nutzen, die Ziele und die Behandlungskosten gegeneinander abzuwägen. Die Rolle der Patientenpräferenz wird in Kapitel 2 behandelt.

Nach sorgfältiger Prüfung der verfügbaren Fakten und ihrer Interpretation auf der Basis der besten verfügbaren und nachweisbaren medizinischen Daten empfiehlt der Arzt also die Maßnahme, die am besten den medizinischen Bedürfnissen, persönlichen Zielen und Präferenzen des Patienten entspricht. Es wird von Ärzten im Allgemeinen anerkannt, dass die Beurteilung medizinischer Indikationen nicht ausschließlich auf Fakten beruht. Ihre Entscheidungen werden in vieler Hinsicht von persönlichen Wertvorstellungen beeinflusst, z.B. von ihrer mehr oder weniger konservativen Einstellung zu medizinischen Eingriffen, der Wertschätzung gegenüber Kollegen, Karrierechancen oder einem einfühlenden bzw. skeptischen Menschenbild. Gefühle wie Ängste in Bezug auf Tod oder Invalidität, Abneigung gegen bestimmte Menschen oder deren Lebensstil, ethnische oder geschlechtsspezifische Vorurteile, die Ablehnung älterer oder behinderter Menschen oder das Streben nach wirtschaftlichem Profit, die ein Arzt nicht immer gern zugibt, könnten seine scheinbar objektiven Urteile dennoch beeinflussen. Ärzte sollten sich solcher Einstellungen, die ihre klinische Entscheidungsfindung unter Umständen stark beeinflussen, bewusst sein.

1.0.5 Medizinische Behandlungsfehler

Ärzte haben es nicht nur mit Unsicherheitsfaktoren zu tun, sie können auch Fehler machen. Eine neue Studie über medizinische Fehler ergab, dass jedes Jahr zwischen 44.000 und 98.000 US-Amerikaner aufgrund medizinischer Behandlungsfehler sterben, also mehr als bei Verkehrsunfällen, an Brustkrebs oder an AIDS. In dieser Untersuchung wurde Sicherheit definiert als Freiheit von zufälligen Verletzungen, während als Behandlungsfehler Fälle definiert wurden, in denen eine geplante Maßnahme nicht wie beabsichtigt durchgeführt oder aber ein falscher Plan zur Erreichung eines Ziels gewählt wurde. Die persönlichen und finanziellen Kosten eines Behandlungsfehlers wurden in der Studie ebenso betont wie die Tatsache, dass einige Behandlungsfehler der Inkompetenz und den Fehlentscheidungen erfahrener Ärzte zuzuschreiben waren. Andere Fehler wurden durch Systemversagen hervorgerufen, das oft nicht erkannt oder korrigiert wurde. Ein medizinischer Fehler aufgrund von Inkompetenz oder vermeidbarer mangelnder Kenntnisse stellt einen ernsthaften Verstoß des Arztes gegen die klinische und ethische Verantwortung seines Berufsstandes dar. Medizinische Behandlungsfehler werfen ethische Probleme in Bezug auf die Aufrichtigkeit in der Arzt-Patient-Kommunikation auf, die in Kapitel 2 behandelt wird. Die mit Systemversagen verbundene Problematik wird in Kapitel 4 als Teilgebiet der Ethik in Institutionen behandelt.

Institute of Medicine. *To Err Is Human: Building a Safer Health System.* Washington, DC: National Academy Press; 1999.
Sharpe VA, Faden AI. *Medical Harm: Historical, Conceptual and Ethical Dimensions of Iatrogenic Illness.* New York: Cambridge University Press; 1998.
Special Issue on Medical Error. *J Clin Ethics* 1997; 8(4): 323–358.

1.0.6 Wichtige Unterscheidungen

Um die klinische Situation eines Patienten zu verstehen, müssen die einzelnen Stadien einer Krankheit unterschieden werden, damit der Ursprung der Krankheit, ihre Behandlung und die klinischen Ergebnisse derselben erkannt werden können. Der ethische Aspekt des Falles hängt oft von einer klaren Wahrnehmung dieser unterschiedlichen Bedingungen ab.

Die Krankheit: Der Krankheitszustand kann

- *akut* (plötzliches, mit ernsthaften Symptomen verbundenes Auftreten, kurzer Verlauf) oder *chronisch* (mit einem kontinuierlich progressiven Verlauf über einen längeren Zeitraum)
- *kritisch* bzw. *lebensbedrohlich* (sofortige, ernsthafte und irreversible funktionale Störungen, u.U. mit tödlichem Verlauf, falls nicht unverzüglich eine Behandlung vorgenommen wird) oder *nichtkritisch* bzw. *nicht akut* (mit langsamer Progression und, obwohl ernsthaft, nicht unmittelbar lebensbedrohlich)
- *reversibel* (durch eine gezielte, wirkungsvolle Therapie veränderbarer Verlauf) oder *irreversibel* (Symptome oder akute Krisen können behandelt werden, der Verlauf aber wird unweigerlich zum Tode führen) sein.

Die Behandlung: Medizinische Maßnahmen können

- *heilend* (die Behandlung wird den Krankheitszustand definitiv verbessern, z.B. der Einsatz von Antibiotika bei einer einfachen Infektion oder ein chirurgischer Eingriff bei einer Hernie) oder *unterstützend* (die Symptome werden gelindert oder eine Verschlechterung wird während des gesamten Verlaufs einer chronischen, irreversiblen Krankheit wie Diabetes verhindert)
- *belastend* (die Therapie zeigt negative Nebenwirkungen, ist schmerzhaft, entstellend oder behindernd, z.B. Chemotherapie bei einigen Krebsarten) oder *nicht belastend*

(spürbare oder ernsthafte Nebenwirkungen sind unwahrscheinlich, z.B. angemessenes Training bei leichter Fettleibigkeit oder eine Behandlung mit Antibiotika bei einer akuten Blaseninfektion) sein.

Die Ziele einer Behandlung unterscheiden sich in Bezug auf die oben differenzierten Ausgangsbedingungen. Ein ethisches Problem tritt in der Regel dann auf, wenn bei einer Person mit einer chronischen, nicht akuten, irreversiblen Krankheit (z.B. Multiple Sklerose) ein akutes, lebensbedrohliches, aber reversibles Problem auftritt (z.B. ein Herzinfarkt). Das für die letztgenannte Krankheit relevante Behandlungsziel muss unter Berücksichtigung der für die erstgenannte Krankheit gesetzten Ziele bewertet werden. Eine gezielte Behandlung, wie eine erfolgreiche CPR bei einem todkranken Krebspatienten, kann evtl. nicht mehr bewirken als die Verlängerung eines schmerzhaften Todesprozesses. Im Fall von Herrn Cure, dem Patienten mit Meningitis (s. Kap. 1.0.1.), scheinen die Ziele der medizinischen Behandlung offensichtlich. Der Patient hat eine Pneumokokken-Meningitis, ein akutes, kritisches und reversibles, jedoch einfach mit Antibiotika zu behandelndes medizinisches Problem. Falls sich jedoch in diesem Fall einige medizinische Fakten ändern, kann sich auch das Ziel der Maßnahme ändern. Wäre bekannt, dass Herr Cure an metastasierenden Tumoren im Endstadium leidet, dann wäre das Ziel, einen akuten, todbringenden Zustand rückgängig zu machen, weniger offensichtlich.

1.0 P Indikationen und Ziele in der Pädiatrie

Die Verfahren zur Definition und Lösung ethischer Probleme in der Pädiatrie sind dieselben wie in der Erwachsenenmedizin. Zuerst sollten die Indikationen für diagnostische und therapeutische Maßnahmen in Bezug auf den physischen Zustand des Patienten überprüft werden. Diese Indikationen müssen sowohl die Ziele der medizinischen Praxis als auch die Verantwortung der Kinderärzte wiedergeben. Generell ist die Verantwortung des Kinderarztes die gleiche wie die anderer Ärzte, also zum Nutzen des Patienten zu handeln und ihn vor Schaden zu bewahren. Die Ziele der medizinischen Maßnahmen, d.h. die Wiederherstellung der Gesundheit, die Linderung der Symptome, die Wiederherstellung der geschädigten Funktionen, Lebenserhaltung und Verhinderung eines vorzeitigen Todes, sind bei erwachsenen Patienten und Patienten im Kindesalter identisch. Ein besonders wichtiges Ziel in der Pädiatrie ist die Prävention von Krankheiten und Verletzungen durch die Aufklärung der Eltern. In der Pädiatrie hat das Ausüben dieser Verantwortung folgende besondere Charakteristiken:

- Säuglinge können ihre Präferenzen nicht zum Ausdruck bringen, und auch Kleinkinder sind dazu häufig nicht in der Lage.
- Die Eltern oder der Vormund haben die moralische und gesetzliche Verpflichtung, im Interesse und zum Wohle des Kindes zu handeln. Im Falle des Auftretens von

Interessenkonflikten oder von Zweifeln an der Vernünftigkeit der Entscheidungen der Eltern oder des Vormundes muss deren Entscheidungsbefugnis möglicherweise gesetzlich eingeschränkt werden.

- Die Familiensituation, z.B. das Wohl der Geschwister, wirtschaftliche Faktoren oder religiöse Überzeugungen, könnte sich auf die Interessen des Patienten auf verschiedene Weise auswirken. Nicht nur die individuellen Präferenzen, sondern auch die Wertvorstellungen der Familie bestimmen das Wohl des Kindes.
- Je älter und reifer das Kind wird, desto mehr sollten die Präferenzen des Kindes bei der Entscheidungsfindung über eine angemessene Behandlung berücksichtigt werden.

Diese Besonderheiten der Pädiatrie können die dem ärztlichen Beruf zugrunde liegenden Pflichten unter Umständen verändern. So stellt sich vor allem die ärztliche Pflicht, die Entscheidung einer autonomen Person zu respektieren, deutlich anders dar, wenn die Person, mit der der Arzt spricht, ein Elternteil oder der Vormund und nicht der Patient selbst ist. In der Pädiatrie praktizierende Ärzte sollten sich eher verpflichtet fühlen, unabhängig zu entscheiden, welche Behandlung dem Patienten den größten Nutzen bringt und gegebenenfalls diesem Prinzip widersprechende Entscheidungen von Patientenvertretern in Frage stellen oder sogar Einspruch gegen sie erheben.
Special Issue on Ethics in Pediatrics. *J Clin Ethics* 2000; 11(2):145–150.

1.1 Unangemessene medizinische Maßnahmen

Die moderne Medizin verfügt über unzählige Interventionsmöglichkeiten, die vom einfachen Ratschlag über die Verschreibung von Medikamenten bis zum chirurgischen Eingriff reichen können. Jede dieser Maßnahmen sollte in einem deutlichen und direkten Zusammenhang mit dem Gesundheitszustand des Patienten und den Zielen der Medizin stehen. Der fachkompetente Kliniker muss entscheiden, welche dieser Behandlungsmöglichkeiten im jeweiligen Fall angemessen sind. Medizinische Maßnahmen können aus verschiedenen Gründen unangemessen sein.

- Eine bestimmte Behandlung kann erstens vom behandelnden Arzt fälschlicherweise angeordnet oder vom Patienten gewünscht werden, obwohl ihre Wirksamkeit wissenschaftlich nicht nachgewiesen ist. Ein Beispiel einer solchen Therapie wäre eine Knochenmarktransplantation nach einer hoch dosierten Chemotherapie bei Brustkrebs mit fortgeschrittener Metastasenbildung.
- Zweitens könnte bei einer im Allgemeinen als wirksam geltenden Therapie aufgrund individueller konstitutioneller Unterschiede oder des individuellen Krankheitsverlaufs die erwartete Wirkung nicht erzielt werden. Ein Beispiel dafür wäre eine Cholesterin senkende Statin-Therapie, die bei dem Patienten als seltene, aber durchaus bekannte schwere Nebenwirkung eine akute Myopathie verursacht.

- Drittens könnte sich eine in einer bestimmten Phase des Krankheitsverlaufs angemessene Behandlung zu einem späteren Zeitpunkt als unangemessen erweisen. Ein Beispiel dafür ist die künstliche Beatmung eines mit Herzstillstand eingelieferten Patienten, die jedoch nicht mehr indiziert ist, wenn bei dem Patienten Multiorganversagen eintritt und er auch auf intensivmedizinische Maßnahmen nicht mehr anspricht. Eine solche Situation ist gegeben, wenn ein Patient so schwer krank oder verletzt ist, dass eine sorgfältige und effiziente klinische Entscheidungsfindung zu der Einschätzung käme, dass die Wiederherstellung der Gesundheit und der Körperfunktionen nicht möglich ist, und deshalb bestimmte medizinische Behandlungen nicht indiziert sind und begrenzt werden sollten. Hier sind drei Typen zu unterscheiden:
  - der moribunde oder sterbende Patient,
  - der Patient im terminalen Krankheitsstadium und
  - der „unheilbar kranke" Patient.

Der folgende Fall soll diese drei Typen mit einigen klinischen Abweichungen veranschaulichen.

Fallbeispiel: Bei der Patientin Care, einer 48-jährigen verheirateten Frau mit zwei Kindern, wurde vor 15 Jahren Multiple Sklerose (MS) diagnostiziert. Die ersten Symptome waren Taubheit und Funktionsschwäche des rechten Beins und Abnahme der Sehschärfe des linken Auges. Zwar nahmen diese Symptome ab, zwei Jahre später jedoch klagte die Patientin über Spasmen und Schwäche im linken Bein. In den letzten zwölf Jahren verschlechterte sich der Zustand der Patientin kontinuierlich. Es traten starke Spasmen in beiden Beinen auf; die Patientin musste zuerst am Stock gehen, später an einer Gehhilfe, am Ende war sie auf den Rollstuhl angewiesen. Heute ist sie auf einem Auge blind und die Sehfähigkeit des anderen Auges ist deutlich eingeschränkt. Diverse gegen MS verabreichte Medikamente zeigten keine signifikante Wirkung. Vor fünf Jahren bildete sich bei der Patientin eine Blasenatonie heraus. Sie benötigt seither einen Foley-Katheter mit aufblasbarem Ballon und leidet an diversen Harnwegsinfektionen. Wiederholt wurde sie wegen Pyelonephritis und Urosepsis ins Krankenhaus eingeliefert. Aufgrund von Schluckstörungen wurde die Patientin im letzten Jahr zweimal wegen Aspirationspneunomie stationär behandelt. Im Verlaufe des letzten Jahres ist eine tiefe Depression aufgetreten, die Patientin spricht mit den nächsten Familienangehörigen nur das Nötigste und weigert sich, ihr Bett zu verlassen. Während des ganzen Krankheitsverlaufes hat sie sich geweigert, über das Thema der Pflege in der Endphase zu sprechen, da eine solche Diskussion sie deprimiere und entmutige.

1.1.1 Der moribunde Patient

„Moribund“ bedeutet wörtlich „im Begriff zu sterben“. Der klinische Zustand zeigt eindeutig, dass die Vitalfunktionen des Patienten schnell und irreversibel aussetzen. Der Tod wird in wenigen Stunden eintreten. In einem solchem Zustand stellen sich die medizinischen Indikationen völlig anders dar.

Fallbeispiel: Im fortgeschrittenen Stadium von MS leidet die Patientin Care an schwerem Dekubitus und Osteomyelitis. Sie spricht auf keine Behandlung an, nicht einmal auf Hauttransplantation. Im letzten Monat wird die Patientin drei Mal mit Aspirationspneunomie in die Intensivstation eingeliefert und muss mechanisch beatmet werden. Sie wird ein weiteres Mal eingeliefert und muss wiederum beatmet werden, entwickelt jedoch nach vier Tagen eine Sepsis. Am fünften Tag versteifen sich die Lungen zunehmend und die Sauerstoffsättigung fällt ab. In wenigen Stunden liegt ihr Blutdruck bei 60/40, sinkt weiter ab und spricht weder auf Volumenfüllung noch den Einsatz von Vasopressoren an. Sie ist anurisch, und ihr arterieller pH-Wert beträgt 6,92. Ein Assistenzarzt stellt zur Diskussion, ob Beatmung und der Einsatz von Vasopressoren eingestellt werden sollen.

Kommentar: An diesem Punkt wird eine medizinische Intervention oft als aussichtslos oder zwecklos bezeichnet, d.h. die Therapie bringt dem Patienten keinen Nutzen. In diesem Fall wird das Wort „aussichtslos“ in seiner am wenigsten kontroversen Bedeutung gebraucht, nämlich als physiologische Aussichtslosigkeit, also ein Zustand, in dem der physische Zerfall schon soweit fortgeschritten ist, dass die beeinträchtigten Funktionen durch keine der bislang bekannten medizinischen Verfahren wiederherzustellen sind. Bei dieser Patientin ist nun das so genannte ARDS (Adult Respiratory Disease Syndrome) eingetreten, bei dem kleine akute Lungenverletzungen unaufhaltsam zu einer Fibrose führen und die Lungen die Fähigkeit zum Gasaustausch auf Dauer verlieren. Mechanische Unterstützung der Atmung kann diesen Zustand nicht rückgängig machen. Da die Patientin auf die physiologische Behandlung nicht reagiert und auch nicht reagieren kann, sind alle Bemühungen physiologisch aussichtslos. Der Begriff Aussichtslosigkeit wird ausführlicher in Kapitel 1.1.3 behandelt.

Empfehlung: Die Patientin Care ist nun moribund. Ihr Tod ist eine Frage von Stunden. Beatmung und Vasopressoren sind nicht länger indiziert. Die Feststellung der physiologischen Aussichtslosigkeit ist für den behandelnden Arzt ein ethischer Grund, alle Behandlungsmaßnahmen einzustellen, mit Ausnahme derer, die Erleichterung verschaffen. Der Fall, dass die Angehörigen eines Patienten die Weiterführung der Behandlung verlangen, wird in Kapitel 2 behandelt.

1.1.2 Patienten mit terminaler Krankheit

Für den Begriff „terminale Krankheit" gibt es keine klinische Standarddefinition. Der Begriff wird oft undifferenziert für alle Patienten angewandt, bei denen eine unausweichlich zum Tode führende Krankheit diagnostiziert wurde. Die Richtlinien der US-amerikanischen Gesundheitsbehörde zur Erstattung von Krankenhauskosten definieren eine Krankheit als terminal, wenn eine Lebenserwartung von sechs Monaten oder weniger prognostiziert wird. Das ist eher eine verwaltungstechnische als eine klinische Definition des Begriffs. Dieser Begriff sollte nur auf solche Patienten angewendet werden, von denen erfahrene Ärzte der meinen, dass sie trotz angemessener Behandlung innerhalb kurzer Zeit, d.h. innerhalb weniger Tage, Wochen oder allenfalls Monate, an einer bestimmten Krankheit sterben werden. Die Diagnose eines terminalen Krankheitsstadiums sollte vorsichtig, aber realistisch gestellt werden und auf medizinischer Evidenz und klinischer Entscheidungsfindung beruhen. Eine sorgfältig gestellte Prognose erlaubt die Aufklärung des Patienten über seine Situation, die rechtzeitige Vorausplanung der Behandlungsmaßnahmen und die angemessene klinische Entscheidungsfindung von Seiten der Ärzte und des Patienten. Zahlreiche Studien ergaben allerdings, dass es auch erfahrenen Klinikern häufig nicht gelingt, eine verlässliche Prognose zu stellen. Einige Ärzte sind zu pessimistisch, aber eine wichtige Untersuchung zeigt, dass sogar noch mehr Ärzte unangemessen optimistisch sind und es unterlassen, die Patienten über ihren bevorstehenden Tod zu informieren.

Christakis N. *Death Foretold: Prophecy and Prognosis in Medical Care*. Chicago: University of Chicago Press; 1999.

Fallbeispiel: Die Patientin Care lebt noch in ihrer eigenen Wohnung, ist aber bettlägerig und pflegebedürftig, zudem verwirrt und orientierungslos. Aufgrund von Atmungsschwierigkeiten wird sie in die Notaufnahme eingeliefert. Sie zeigt keine Reaktion mehr, hat hohes Fieber und atmet schwer und schwach. Ein Röntgenbild des Thorax zeigt eine diffuse Verschattung, was auf ein ARDS hinweist. Die arterielle Blutgasmessung zeigt einen Po_2-Wert von 35 mm Hg, der Pco_2-Wert beträgt 85 mm Hg, der pH-Wert liegt bei 7,02. Herzuntersuchungen ergeben einen akuten transmuralen Myokardinfarkt. Neurologen und Lungenspezialisten sind sich einig, dass sie an einer primären neuromuskulären Atmungsinsuffizienz leidet. Soll Frau Care intubiert und auf die Intensivstation verbracht werden?

Kommentar: Das akute Krankheitsbild weist ganz eindeutig auf ein lebensbedrohliches Stadium hin. Verschiedene Behandlungen könnten das Ableben der Patientin hinauszögern. Ein Beatmungsgerät könnte den Gasaustausch und die Durchblutung in den Organen verbessern; eine fibrinolytische Therapie oder eine Angioplastie plus Stent könnten den akuten Infarkt begrenzen. Diese Interventionen zielen auf zwei der medizinischen

Ziele, Unterstützung geschädigter Vitalfunktionen und Lebensverlängerung. Durch die Präsenz einer progressiven und irreversiblen Krankheit im Endstadium und der radikalen Schädigung mehrerer Organe ist die Erreichung anderer wichtiger Ziele nicht mehr möglich. Die Heilung der Patientin kann ausgeschlossen werden. Schmerzen und Symptome können nicht gelindert und geschädigte Funktionen nicht wiederhergestellt, sondern nur vorübergehend durch Maschinen ersetzt werden. Folgende Überlegungen sind dabei relevant:

- Die Patientin Care hat weder Behandlungspräferenzen angegeben, noch sind solche aus anderen Quellen bekannt. Daher sind die in einer anderen Situation zur Entscheidungsfindung so wichtigen persönlichen Präferenzen hier nicht von Bedeutung. Die objektiven Daten über vorhandene Überlebenschancen zusammen mit dem rationalen klinischen Ermessen hinsichtlich der Wahrscheinlichkeit, den Zustand der Patientin zu verbessern, sind entscheidend für die Empfehlung, die Behandlung fortzuführen oder abzubrechen.
- In Anbetracht des komplexen Zustands dieser Patientin ist die Wahrscheinlichkeit, ihre Gesundheit oder zumindest den medizinischen Zustand vor ihrer Einlieferung wiederherzustellen, gleich Null. Obwohl ihre Lungenentzündung und der Myokardinfarkt erfolgreich behandelt werden könnten, bleibt die auf die MS zurückzuführende neuromuskuläre Ursache der Lungenentzündung irreversibel. Die Patientin hat das Endstadium ihrer Krankheit erreicht und ihr Tod steht unmittelbar bevor, obwohl sie noch nicht als moribund gilt. Auch im besten Falle wird sie wahrscheinlich nur noch wenige Wochen überleben. Folglich werden die medizinischen Interventionen keine Verbesserung bewirken, ausgenommen die mögliche vorübergehende Linderung der Lungenentzündung. Somit kann keines der Ziele der Medizin erreicht werden, mit Ausnahme einer kurzen Verlängerung eines Lebens im Endstadium.
- Es gibt keine medizinische Indikation, die einen Arzt dazu verpflichtet, Leben zu verlängern, wobei seine Pflicht, zumindest einige der anderen Ziele der Medizin zu erreichen, weiterhin bestehen bleibt. Die medizinische Ethik hat diesen Standpunkt traditionell schon immer vertreten. In der Hippokratischen Schrift mit dem Titel „Die Kunst" wird der Arzt verpflichtet, „das Leiden der Kranken zu lindern, die Heftigkeit ihrer Krankheiten zu verringern und diejenigen zurückzuweisen, bei denen die Krankheit obsiegt hat, weil in diesen Fällen die Medizin machtlos ist". Dieser weise Rat wurde bis heute anerkannt, und wir glauben, das sollte auch so bleiben. Heutzutage ist es leider zu einer gängigen Praxis geworden, das organische Leben zu verlängern, obwohl das allein, bei Ausfall aller anderen dem Menschen eigenen Fähigkeiten, dem Patienten keinen Nutzen bringt. Dies ist eine Nichtanerkennung der Tatsache, dass die Medizin in einigen Fällen den Tod nur hinauszögern, nicht aber verhindern kann.
- Objektive Daten, die prognostische Kriterien zur Verfügung stellen, können hilfreich sein bei der Entscheidung, ob gewisse Interventionen erfolgreich sind oder

nicht. Diese objektiven Daten können die Diagnose, den physiologischen Zustand, den funktionalen Status, die Komorbidität und die Einschätzung der Genesungschancen des Patienten einschließen. Ein Ansatz zur Datenerhebung für einen in die Intensivstation eingelieferten Patienten ist die Acute Physiological and Chronic Health Evaluation (APACHE). Dieses System verknüpft den Glasgow Coma Score, das Alter und den CDS-Index (Chronic Desease Score) eines Patienten zur Einschätzung des Todesrisikos bei Einlieferung in die Intensivstation. Eine solche für die oben vorgestellte, an Lungenentzündung, ARDS und akutem Myokardinfarkt erkrankte Patientin durchgeführte Analyse würde ergeben, dass die Wahrscheinlichkeit, die Einlieferung auf die Intensivstation zu überleben, sehr gering ist. Auch wenn Wahrscheinlichkeit nicht mit Sicherheit gleichzusetzen ist, stellt sie in diesem individuellen Fall wie auch generell in klinischen Situationen eine solide Basis für die klinische Entscheidungsfindung dar. Diese Situation kann als „mutmaßlich aussichtslos" bezeichnet werden.

Knaus WA, Wagner DP, Draper EA, et al. APACHE III Prognostic System. Risk prediction of hospital mortality for critically ill, hospitalised adults. Chest 1991;100:1619–1636.

1.1.3 Medizinische Aussichtslosigkeit

Medizinische Interventionen werden manchmal als „aussichtslos" bezeichnet. Dieser Begriff ist nicht eindeutig definiert und in der klinischen Ethik stark umstritten. Im Oxford English Dictionary wird das entspechende englische Wort „futile" definiert als „incapable of producing any result, failing utterly of the desired end through intrinsic defect" (unfähig, irgendein Ergebnis zu erzielen; aufgrund immanenter Unzulänglichkeit nicht in der Lage, das gewünschte Ziel zu erreichen).

In Kapitel 1.1.1 wurde der Begriff „Aussichtslosigkeit" im Sinne von physiologischer Aussichtslosigkeit benutzt, womit die völlige Unmöglichkeit gemeint war, dass die erwünschte Wiederherstellung der physiologischen Funktion (in dem genannten Fall der Atmungsfunktion) durch irgendeinen Eingriff bewirkt werden konnte. In der klinischen Praxis wird in der Regel die Aussichtslosigkeit einer zum Nutzen des Patienten eingesetzten medizinischen Maßnahme dann festgestellt, wenn diese aller Kenntnis und Erfahrung nach mit großer Wahrscheinlichkeit scheitern wird und seltene Ausnahmen nicht systematisch nachweisbar sind. In diesem Fall kann die Aussichtslosigkeit der Intervention vermutet werden. Die Genauigkeit dieser Entscheidung hängt von empirischen Daten ab, die anhand klinischer Tests und klinischer Erfahrung gewonnen werden. Dieses ist die so genannte quantitative Aussichtslosigkeit, die wir lieber als „mutmaßliche Aussichtslosigkeit" bezeichnen. Ärzte urteilen in einer solchen klinischen Situation sehr unterschiedlich, da auch die Erfahrungswerte sehr unterschiedlich sind und diesbezüglich nur wenige Untersuchungen vorliegen. In 0–50% der untersuchten Fälle, mit einer Häufung um 10%, entscheiden Ärzte, eine bestimmte Maßnahme als aussichtslos zu bezeichnen. Doch der Begriff Aussichtslosigkeit hat auch eine qualitative Bedeutung in dem Sinne, dass das möglicherweise erreichte Ziel dem Patienten keinen Nutzen bringt. Jeder Gebrauch des Wortes „Aussichtslosigkeit" bedeutet ein Werturteil, aber die qualitative Bedeutung basiert offensichtlich auf den Präferenzen von Ärzten und Patienten. Einige Ethiker bestreiten aufgrund der unklaren Definition und der häufig unangemessenen Verwendung den Nutzen des Begriffs „Aussichtslosigkeit". Andere wiederum, die Autoren eingeschlossen, halten „Aussichtslosigkeit" für einen brauchbaren Begriff, wenn er in bestimmten Zusammenhängen klar definiert verwendet wird.

Beauchamp TL, Childress JF. *Principles of Biomedical Ethics.* 5th ed. New York: Oxford University Press; 2001: 133–135, 191–194.

Zucker MB, Zucker HD, eds. *Medical Futility and the Evaluation of Life-Sustaining Interventions.* New York: Cambridge University Press; 1997.

Special Section: *Medical Futility: Demands, Duties, Dilemmas.* Camb & Healthcare Ethics 1993; 2 (2):205–217.

Special Section on Futility. *J Clin Ethics* 1994;5(2):91–149.

Special Section on Futility. *J Clin Ethics* 1995;6(2):98–192.

Ein zentrales ethisches Problem in Bezug auf die mutmaßliche Aussichtslosigkeit ist die Frage, ob der Begriff „Aussichtslosigkeit" als grundlegende Norm dienen kann, die es den Ärzten erlaubt, sich über die Präferenzen der Patienten und deren Familienangehörigen hinwegzusetzen, oder ob er lediglich eine Verfahrensnorm ist, die dazu ermutigen soll, die offene Diskussionen unter Ärzten, mit Patienten und deren Familien darüber anzuregen, ob die Fortführung lebenserhaltender medizinischer Maßnahmen angemessen ist oder nicht. Unserer Meinung nach stellt der Begriff der physiologischen Aussichtslosigkeit eine grundlegende Norm dar, während der der mutmaßlichen Aussichtslosigkeit eher als Verfahrensnorm anzusehen ist.

Bezogen auf den Begriff der mutmaßlichen Aussichtslosigkeit sollen drei zentrale Fragen diskutiert werden:

1. Welcher Grad statistischer oder experimenteller Evidenz ist erforderlich, um die Feststellung der Aussichtslosigkeit einer Maßnahme zu rechtfertigen?
2. Wer entscheidet über die Aussichtslosigkeit einer Behandlung – der Arzt oder der Patient?
3. Wie sollen Meinungsverschiedenheiten über die eventuelle Aussichtslosigkeit einer Maßnahme zwischen dem Patienten (oder seinem Vertreter) und den behandelnden Ärzten gelöst werden?

◢ Zu 1. Statistische Wahrscheinlichkeit: Unter dem quantitativen Aspekt ist bei der Feststellung der klinischen Aussichtslosigkeit die Annahme erforderlich, dass eine Behandlung mit größter Wahrscheinlichkeit nicht das gewünschte Resultat bringen wird. Grundlage einer solchen Entscheidung ist die allgemeine klinische Erfahrung sowie in einigen Fällen Ergebnisse klinischer Studien, die für bestimmte Maßnahmen niedrige Erfolgsraten zeigen, wie die kardiopulmonale Reanimation (CPR) bei bestimmten Patienten oder die permanente Atemunterstützung bei Patienten mit Atemwegserkrankung im Erwachsenen- oder Säuglingsalter. Das Datenmaterial bezüglich vieler Maßnahmen ist nur begrenzt aussagefähig, da die Prognose Patientengruppen und nicht individuelle Patienten betrifft. Hinzu kommt, dass keine ausreichende Übereinstimmung darin besteht, wie niedrig der statistische Wahrscheinlichkeitsgrad anzusetzen ist, um die Einschätzung einer Maßnahme als aussichtslos zu rechtfertigen. Außerdem herrschen unter erfahrenen Klinikern große Meinungsunterschiede darüber, wie Aussichtslosigkeit angemessen zu definieren ist. So legt eine Expertengruppe nahe, Maßnahmen, für die in solide durchgeführten klinischen Studien eine Erfolgsrate von weniger als 1% festgestellt wurde, als aussichtslos einzuschätzen.

Schneiderman LJ, Jecker NS, Jonsen AR. Medical futility: Its meaning, and ethical implications. *Ann Intern Med* 1990;112:949–954.

Beispiel: Eine Studie mit 865 Patienten, die nach einer Knochenmarkstransplantation mechanisch beatmet werden mussten, zeigt folgendes Ergebnis: Es überlebte keiner der 383 Patienten, die an Lungenverletzungen oder Leber- bzw. Nierenversagen litten und länger als vier Stunden beatmet werden mussten. Diese Ergebnisse legen nahe, dass bei Patienten mit diesen Symptomen eine Intubation oder die Fortsetzung der Beatmung über vier Stunden hinaus mutmaßlich aussichtslos ist.

Rubenfeld GD, Crawford SW. Withdrawing life support for medically ventilated recipients of bone marrow transplantation: A case for evidence-based qualitative guidelines. *Ann Intern Med* 1996;125:625–633.

- Zu 2. Wer entscheidet? Es gibt relativ wenige sorgfältig konzipierte klinische Studien, die – wie die oben angeführte – zur Definition der Aussichtslosigkeit einer medizinischen Maßnahme durchgeführt wurden. Deshalb scheint es unausweichlich, dass der Wahrscheinlichkeitsgrad zur Definition der Aussichtslosigkeit weiterhin umstritten bleibt. Wer verfügt über die Entscheidungsgewalt darüber, welche Behandlungsziele gesetzt werden, und wer bestimmt den notwendigen Wahrscheinlichkeitsgrad bezüglich der Erreichbarkeit dieser Ziele? Einige Ethikexperten sprechen den Ärzten das Recht zu, eine Behandlung abzulehnen, wenn sie glauben, dass diese keinen Nutzen bringt; andere halten dagegen, dass die Aussichtslosigkeit einer Maßnahme auch unter Berücksichtigung der subjektiven Gesichtspunkte, Wertvorstellungen und Präferenzen der Patienten und ihrer Vertreter definiert werden muss. Diese ethische Debatte bleibt ungelöst, denn wem die Entscheidungskompetenz über die Aussichtslosigkeit einer medizinischen Maßnahme zugesprochen wird, muss von Fall zu Fall und den Umständen entsprechend entschieden werden.

Fallbeispiel I: Eine 75-jährige Patientin wird mit einer schweren Schädelverletzung mit Austritt von Hirngewebe als Folge eines Autounfalls in die Notaufnahme eingeliefert. Die Unfallsanitäter hatten die Patientin schon intubiert. Die Dienst habenden Ärzte entscheiden nach einer sorgfältigen Evaluation, die Verletzungen seien so schwerwiegend, dass keine Maßnahme den bevorstehenden Tod hinauszögern könne. Die trauernde Familie, die sich in der Zwischenzeit in der Notaufnahme einfindet, verlangt die Aufnahme der Patientin auf die Intensivstation bis zur Operation durch einen Neurochirurgen. Die Ärzte entscheiden, dass eine weitere Behandlung aussichtslos sei.

Fallbeispiel II: Helga Wanglie, eine ältere Patientin aus Minnesota, leidet an einem durch Schlaganfälle verursachten irreversiblen Hirnschaden und fällt in einen permanenten vegetativen Zustand. Sie muss künstlich beatmet werden. Ärzte und Angehörige sind sich einig, dass keinerlei Hoffnung besteht, ihre Kommunikationsfähigkeit zurück zu gewinnen. Ihr Ehemann lehnt einen Abbruch der Beatmung ab, da es sein eigenes (und, wie er bestätigt, auch ihr) Anliegen sei, das Leben trotz der fehlenden Aussichten auf neurologische Genesung nicht zu verkürzen. Die Ärzte verlangen eine gerichtliche Entscheidung zur Genehmigung des Abbruchs der künstlichen Beatmung.

Kommentar: Im Fallbeispiel I benutzen die Ärzte den Begriff der Aussichtslosigkeit, um die physiologische Aussichtslosigkeit bzw. die Unmöglichkeit der Fortsetzung des Lebens festzustellen. Sie sind ethisch berechtigt, die Fortsetzung der Behandlung abzulehnen.

Im Fallbeispiel II kann das Leben von Frau Wanglie durch die Fortsetzung der künstlichen Beatmung und andere Maßnahmen verlängert werden. Die in diesem Fall eingesetzten Maßnahmen können nicht als physiologisch aussichtslos bezeichnet werden. Die Ärzte schätzen den Gesundheitszustand der Patientin allerdings so ein, dass nur eine extrem geringe Wahrscheinlichkeit besteht, ihre Gesundheit wiederherzustellen, und eine geringe Wahrscheinlichkeit, ihr Leben über längere Zeit – selbst mit Unterstützungsmaßnahmen – aufrechtzuerhalten (mutmaßliche Aussichtslosigkeit) und kommen zu dem Schluss, dass die Lebensqualität der Patientin auch im Falle einer Lebensverlängerung stark beeinträchtigt wäre (qualitative Aussichtslosigkeit). Die Ärzte können den Abbruch der Behandlung auf der Basis mutmaßlicher Aussichtslosigkeit empfehlen, aber sie haben nicht die ethische Autorität, den Nutzen als solchen zu definieren. Ob das Weiterleben auch ohne Bewusstsein ein Nutzen ist, kann nur vom Patienten und seinen Vertretern entschieden werden (wie auch das Gericht in Minnesota entschieden hat). Andere Aspekte, wie Ressourcenknappheit, könnten für diesen Fall relevant werden (s. Kap. 4). Da sowohl die mutmaßliche als auch die qualitative Aussichtslosigkeit prozessuale Normen darstellen, sollte ein Weg gefunden werden, den Konflikt zwischen Angehörigen und Krankenhauspersonal zu lösen.

- Zu 3. Wie kann ein Konsens in der Debatte über die Aussichtslosigkeit medizinischer Maßnahmen gefunden werden? Die Institutionen sollten eine Strategie zur Konfliktlösung entwickeln. Diese Strategien sollen verhindern, dass im Falle mutmaßlicher und qualitativer Aussichtslosigkeit die behandelnden Ärzte einseitige Entscheidungen treffen. Sie sollten auf die Notwendigkeit repräsentativer empirischer Evidenz hinweisen und Konsultationen externer Experten und Ethik-Kommissionen ermöglichen. Vor allem aber sollte eine Atmosphäre geschaffen werden, in der eine offene, vertrauensvolle Diskussion über die Konfliktpunkte möglich ist. Erst wenn alle anderen vernünftigen Lösungsversuche gescheitert sind, sollte eine gerichtliche Lösung gesucht werden.

Kommentar: Das durchaus umstrittene, viel diskutierte Konzept der Aussichtslosigkeit ist in der medizinischen Ethik dennoch hilfreich, denn es unterstreicht die Notwendigkeit, bei der Entscheidungsfindung den Nutzen einer Behandlung in Frage zu stellen und fordert die realistische Überprüfung des oft übertriebenen medizinischen Optimismus. Ärzte und Familienangehörige werden dadurch zum Nachdenken darüber veranlasst, was unter den gegebenen Umständen realistischerweise für den Patienten getan werden kann und welche Patientenziele – falls bekannt – erreicht werden können. Das Ansprechen der Aussichtslosigkeit ermöglicht den offenen und ehrlichen Dialog mit dem Patienten und seinen Angehörigen über eine angemessene Behandlung und macht eine zusätzliche Konsultation von Fachliteratur über die Effizienz der vorgeschlagenen Behandlungen bei spezifischen Indikationen notwendig. Der Begriff der Aussichtslosigkeit – es sei denn, er wird im Sinne der physiologischen Aussichtslosigkeit verwandt – sollte Ärzten nicht zur Rechtfertigung einer einseitigen Entscheidung dienen oder dazu, einem schwierigen Gespräch mit dem Patienten oder seinen Angehörigen aus dem Weg zu gehen. Das Urteil eines Arztes, dass eine weiterführende Behandlung möglicherweise aussichtslos sei, rechtfertigt nicht den Abbruch der Behandlung, sondern verpflichtet ihn im Gegenteil zu einer Diskussion mit dem Patienten und seinen Angehörigen. Ein Rückgriff auf den Begriff der Aussichtslosigkeit ist unangemessen, wenn das eigentliche Problem die Unzufriedenheit des Arztes angesichts der Schwierigkeit des Falles ist oder wenn es in der negativen ärztlichen Evaluation der zukünftigen Lebensqualität des Patienten liegt (s. Kap. 3). Die Beanspruchung des Begriffs „Aussichtslosigkeit" berechtigt zur Zahlung verpflichtete Drittparteien noch lange nicht, Regeln oder Richtlinien zur Ablehnung der Erstattung von Behandlungskosten aufzustellen (s. Kap. 4). Auch wenn die medizinischen Daten die Einschätzung einer physiologischen oder mutmaßlichen Aussichtslosigkeit unterstützen, raten wir davon ab, in der Diskussion mit dem Patienten und seinen Angehörigen den Begriff „Aussichtslosigkeit" zu verwenden. Viele Menschen könnten ihn als Ankündigung des Arztes, den Patienten „aufzugeben", missverstehen. Wir empfehlen eher, die Aussichtslosigkeit der Situation nach dem Prinzip der Verhältnismäßigkeit anzusprechen, d.h., den erwarteten Nutzen gegen die mit der Fortsetzung der Behandlung verbundene Belastung abzuwägen (s. Kap. 3.2.4.).

1.1.4 Patienten mit progressiv verlaufender tödlicher Krankheit

Bestimmte Krankheiten nehmen einen Verlauf, bei dem die physiologischen Prozesse des Körpers allmählich, manchmal sogar versteckt, zerstört werden. Patienten, die an solchen Krankheiten leiden, spüren die Auswirkungen derselben entweder kontinuierlich oder phasenweise und mit wechselndem Schweregrad. Schließlich wird der Patient an der Krankheit selbst oder an einer mit der Krankheit verbundenen Störung sterben. Im Falle der Patientin Care liegen all diese Merkmale vor. MS kann nicht geheilt werden; progressive neurologische Komplikationen wie Spasmen, Mobilitätsverlust, neurogene Blase, Atmungsinsuffizienz und seltener auftretende Demenz sind ebenfalls unheilbar. Dennoch können einige Maßnahmen, die Symptome lindern, wie die Behandlung von Infektionen, ein gewisses Funktionsniveau aufrechterhalten und das Leben verlängern.

Fallbeispiel: Trotz der MS-Diagnose war die Patientin Care die ersten zehn Jahre danach noch guten Mutes. Obwohl sie nicht gerne über ihre Krankheit und die Prognose sprach, schien sie den progressiven und tödlichen Verlauf ihres Zustandes zu verstehen. In den letzten Jahren hat sie jedoch oft davon gesprochen, „das alles hinter sich zu bringen“, und litt an schweren Depressionen. Trotz verschiedener freiwilliger Behandlungen mit Antidepressiva besserte sich ihr mentaler Zustand nicht. Als sich schwere Entzündungen der Harn- und Atemwege häuften, unterzog sie sich widerwillig den Behandlungen.

Kommentar: Patienten in einem solchen Zustand befinden sich noch nicht in der Endphase ihres Lebens, obwohl die Krankheit, an der sie leiden, unheilbar ist. Dennoch können sie von Zeit zu Zeit akute, kritische Phasen durchlaufen, die, falls sie nicht behandelt werden, zum Tod führen. Die Behandlung gilt als erfolgreich, wenn der „Grundzustand“ wiederhergestellt ist. In gewissem Sinne können die Patienten in jeder dieser Phasen als „potenziell in der Endphase ihres Lebens befindlich“ eingestuft werden. Dieser Zustand könnte den Patienten wie auch den Ärzten unter Umständen als Chance erscheinen, der fortschreitenden Verschlechterung des Gesundheitszustandes ein Ende zu setzen. Erinnern wir uns an die alte medizinische Maxime: „Die Lungenentzündung ist der Freund eines alten Menschen“. Eine solche Situation verlangt eine sorgfältige Überprüfung der medizinischen Indikationen, um den Krankheitsverlauf mit oder ohne Behandlung genau einzuschätzen. Die wichtigeren Fragen jedoch betreffen die Präferenzen und die Lebensqualität des Patienten. Die ethische Dimension solcher Fälle wird in den Kapiteln 2 und 3 behandelt.

1.1 P Behandlungsverzicht bei Kindern

Ebenso wie bei Erwachsenen müssen auch bei Säuglingen und Kindern in bestimmten Situationen Empfehlungen bezüglich der angemessenen Behandlung angesichts des bevorstehenden Todes gegeben werden. Obwohl es oftmals psychologisch und emotional schwieriger ist, den Tod eines Säuglings oder Kindes zu akzeptieren, sollten Kinderärzte in diesen Fällen von gewissen, medizinisch nicht indizierten Interventionen abraten, da sie entweder aussichtslos sind oder nur geringen bzw. gar keinen Nutzen oder unverhältnismäßig große Belastungen mit sich bringen. Alle oben erwähnten Vorsichtsmaßnahmen im Umgang mit dem Begriff der Aussichtslosigkeit sollten hier ebenfalls beachtet werden. Denn der in Kapitel 1.1.3 diskutierte Gebrauch des Begriffes in Gesprächen mit Patienten und deren Angehörigen wird noch problematischer, wenn mit Eltern über die Aussichtslosigkeit einer Behandlung für ihr Kind gesprochen werden muss. Es ist hier ratsam, in der Gesprächsführung das Prinzip der Verhältnismäßigkeit zu berücksichtigen (s. Kap. 3.2.4).

Fallbeispiel I: In der 21. Woche der Schwangerschaft wird ein Fötus durch eine spontane Fehlgeburt entbunden, er wiegt 350 g und erstickt während der Geburt.
Fallbeispiel II: Zwei Stunden nach seinem Verschwinden aus dem Elternhaus wird der 4-jährige Jason auf dem Grund eines Swimmingpools in der Nachbarschaft gefunden. Nach seiner Bergung aus dem Wasser ist der leblose Körper blassgrau und kalt. Die Mund-zu-Mund-Beatmung durch seinen Vater bleibt erfolglos. Der Rettungsdienst trifft acht Minuten später ein. Auf der Fahrt in die Notaufnahme lösen weder eine 26-minütige Herz-Lungen-Massage noch zwei Dosen Epinephrin eine physiologische Reaktion aus. Die rektale Temperatur beträgt 35°C.
Fallbeispiel III: Kerry wurde in der 23. Schwangerschaftswoche geboren und wog 590 g. Bereits im Kreißsaal wurde sie intubiert und beatmet. Die Werte des Apgar-Tests betrugen eine Minute nach der Geburt 2 Punkte und fünf Minuten nach der Geburt 5 Punkte. Kerry litt an einer schweren Form der Hyalinen-Membranen-Krankheit (Hyaline Membrane Disease, HMD) und erhielt eine Surfactant-Therapie. Anfangs war die künstliche Beatmung mit 80%igem Sauerstoff und hohem Beatmungsdruck notwendig, später konnte der Sauerstoffgehalt auf 30% abgesenkt werden. Die vordere Fontanelle von Kerry war gespannt, und eine Ultraschalluntersuchung am Kopf zeigte eine bilaterale intrazerebrale Hirnblutung von Grad IV mit periventrikulärer Leukomalazie. Am fünften Tag wurde Kerry operiert, da ein kleiner, nekrotischer Teil des Darms zwischen dem Magenausgang und dem Colon entfernt werden musste. Der Säugling entwickelte danach eine Candida-Sepsis.
Fallbeispiel IV: Im Alter von acht Jahren wird bei Amy die Diagnose auf akute myeloische Leukämie gestellt. Sie wird mit einer Chemotherapie behandelt, die nach sechs Monaten zu einer Remission führt. Drei Monate später hat sie einen Rückfall. Es wird eine allogene Knochenmarktransplantation mit ihrer 17-jährigen Schwes-

ter als kompatibler Spenderin durchgeführt. Nach einigen Monaten kommt es erneut zu einem Rezidiv. Ihre Eltern verlangen eine weitere chemotherapeutische Behandlung, was der behandelnde Onkologe jedoch für wenig Erfolg versprechend hält. Auch die Behandlung mit einer experimentellen Chemotherapie kann den Krankheitsverlauf nicht aufhalten. Nach zwei schwierigen Monaten ist Amy, die immer eine heitere Patientin gewesen war, sehr entmutigt. Ihre Eltern und ihre Schwester drängen sie dazu, mit der experimentellen Chemotherapie fortzufahren. Amy, nun zehn Jahre alt, fragt, weshalb sie „dies weiterhin tun soll".

Kommentar: In allen oben genannten Fällen ist es vernünftig zu entscheiden, dass die zur Erhaltung der organischen Funktionen eingesetzten Maßnahmen nicht in der Lage sind, das selbständige Funktionieren der beeinträchtigten Funktionen wieder herzustellen. In Bezug auf das erste Beispiel ist kein Fall bekannt, bei dem ein Neugeborenes nach so kurzer Schwangerschaft und mit diesem Geburtsgewicht nach den Kenntnissen und Erfahrungen der modernen Medizin überlebt hätte. Obwohl in diesem Fall durchaus eine mutmaßliche Aussichtslosigkeit vorliegen könnte, handelt es sich hier infolge der physiologischen Unfähigkeit der unterentwickelten Lungen, ihre Funktion erfüllen, eher um eine physiologische Aussichtslosigkeit.

Im Fallbeispiel II können die Wiederbelebungsmaßnahmen mit der Begründung der mutmaßlichen Aussichtslosigkeit eingestellt werden. Die aktuelle Datenlage legt nahe, dass nach 20-minütigen Wiederbelebungsversuchen und der Verabreichung von zwei Dosen Epinephrin ein Behandlungsabbruch gerechtfertigt ist. Sollten die Wiederbelebungsversuche gegen alle Wahrscheinlichkeit Erfolg haben, würde Jason vermutlich bleibende Hirnschäden davontragen, womit seine zukünftige Lebensqualität ernsthaft beeinträchtigt wäre.

Im Fallbeispiel III hat sich Kerrys Lungendysfunktion durch die Surfactant-Therapie leicht verbessert, und eine weitere mögliche Verbesserung könnte sogar die künstliche Beatmung überflüssig machen. Die neurologischen Funktionen und der Darmtrakt sind jedoch schwer geschädigt. Die operative Entfernung eines Darmteils schränkt die Überlebenschancen stark ein. Die Wahrscheinlichkeit, eine Candida-Infektion zu überleben, ist gering. Die Komplexität des Problems begründet eine Einstufung des Falles als „mutmaßliche Aussichtslosigkeit".

Im Fallbeispiel IV ist die Wahrscheinlichkeit, eine Linderung der Symptome zu erreichen, äußerst gering, und es bestehen keinerlei Chancen, die Krankheit zu heilen. Dies rechtfertigt die Empfehlung des Arztes, keine weitere Chemotherapie durchzuführen. Hinzu kommt, dass die emotionale Reaktion von Amy auf die Ankündigung weiterer Behandlungen respektiert werden sollte, wie in Kapitel 2 dargelegt wird.

Empfehlung: In allen vorgestellten Fällen ist die Entscheidung für das Vorliegen einer physiologischen oder mutmaßlichen Aussichtslosigkeit begründet. Es liegen jeweils solide Rechtfertigungsgründe für einen Behandlungsabbruch bzw. -verzicht vor. In solchen Fällen sollten die Ärzte dazu raten, nicht nutzbringende Behandlungen abzubrechen bzw. nicht durchzuführen. Eine solche Empfehlung sollte mit viel Einfühlungsvermögen vermittelt werden, da die Eltern den unvermeidlichen Tod ihres Kindes oft nicht akzeptieren können. Sollten Eltern diese Empfehlung ablehnen, wird auf die Kommentare in Kapitel 2.7 P verwiesen.

Fallbeispiel V: Patrick wurde aufgrund verfrühter, durch Polyhydramnion ausgelöster Wehen in der 35. Schwangerschaftswoche geboren. Die pränatale Ultraschalluntersuchung in der 22. Schwangerschaftswoche zeigte eine linksseitige diaphragmatische Hernie. Obwohl bei der Geburt kräftig, wurde Patrick aufgrund des plötzlichen Einsetzens einer Zyanose und von Atembeschwerden sofort intubiert und beatmet. Trotz 100%iger Sauerstoffgabe und hohem Beatmungsdruck betrug die arterielle Sauerstoffsättigung nie mehr als 60 mm Hg und die Sättigung des Kohlendioxids nie weniger als 50 mm Hg. Auch die Inhalation von Stickstoffoxyden und Hochfrequenzbeatmung konnte die Sauerstoffsättigung und die Atmung nicht verbessern. Ein Röntgenbild des Thorax zeigte eine große Hernie mit Magen, Darm und Leber in der linken Seite des Thorax. Der rechte Lungenflügel war hypoplastisch. Die Neonatologen zogen eine extrakorporale Membranoxygenierung (ECMO) in Betracht.

Kommentar: ECMO wird als Therapie bei schwerer pulmonarer Hypertension eingesetzt. In diesem Verfahren wird Blut aus dem Körper drainiert. Die Oxygenierung und Ventilation des Säuglings werden künstlich unterstützt, während sich die Blutgefäße der Lungen zunehmend entspannen. ECMO hat das Überleben von Säuglingen mit pulmonarer Hypertension verbessert. Dennoch sind mit einer diaphragmatischen Hernie beide Lungenflügel unterentwickelt und können daher keine normale Oxygenierung und Ventilation aufrechterhalten, auch nicht mit einer ECMO-Therapie. Obwohl gegenwärtig keine zuverlässigen Prädiktoren vorliegen, die den Nutzen bzw. Nichterfolg der ECMO-Therapie bei bestimmten Patientengruppen einzuschätzen erlauben, scheinen die Faktoren der prämaturen Geburt, der Schwangerschaftsdauer zum Zeitpunkt der Diagnose und des Ausmaßes der Lungenhypoplasie signifikant. Im Fall von Patrick ist die Einstufung als „mutmaßliche Aussichtslosigkeit“ vernünftig, auch wenn es in solchen Fällen für Ärzte und Angehörige emotional sehr schwierig ist, diese Aussichtslosigkeit zu akzeptieren, zumal technologische Hilfsmittel dazu verleiten, Versuche zu unternehmen, die angesichts des sicheren Todes von vornherein aussichtslos sind.

Fallbeispiel VI: In der 24. Schwangerschaftswoche wurde bei einem Fötus mit Ultraschall eine schwere diaphragmatische Hernie diagnostiziert. Ein Großteil der Baucheingeweide war in den linken Brustkorb vorgefallen, die Lunge war so gut wie nicht sichtbar.

Kommentar: Eine diaphragmatische Hernie dieses Schweregrads gilt als unvereinbar mit dem Leben nach der Geburt. Es gibt vier Lösungen zur Behandlung dieses Fötus:

- Abbruch der Schwangerschaft
- keine unterstützenden Maßnahmen nach der Geburt, um einen frühen Tod zu ermöglichen
- aggressive postnatale Behandlung mit künstlicher Beatmung, ECMO und chirurgischen Eingriffen
- sofortige chirurgische Eingriffe am Fötus.

Postnatale Behandlung ist mit größter Wahrscheinlichkeit aussichtslos, da der Säugling fast keine Lunge zur Unterstützung der Atmungsfunktionen hat. Der chirurgische Eingriff am Fötus ist theoretisch zwar der effizienteste Ansatz, hat aber experimentellen Charakter und sollte nur auf dem Hintergrund der in Kapitel 4 behandelten Kriterien für klinische Forschung gewählt werden.

1.2 Anordnungen, keine Wiederbelebung vorzunehmen (DNR-Order)

Bei der Entscheidungsfindung für oder gegen die CPR kommt den medizinischen Indikationen eine zentrale Rolle zu. Die CPR besteht aus einer Abfolge von Techniken, die im Falle eines akuten Herz- oder Atemstillstandes das Wiedereinsetzen des Kreislaufs und der Atmung zum Ziel haben. Die CPR in ihrer einfachsten Form, als Mund-zu-Mund-Beatmung und Herzmassage durch Druck auf den Brustkorb, wird selbst Laien im Erste-Hilfe-Kurs beigebracht. In Krankenhäusern werden fortgeschrittene CPR-Techniken bei Notfällen in der Regel von Spezialisten durchgeführt. Zu den fortgeschrittenen CPR-Techniken gehören Herzmassage durch Kompression am geschlossenen Thorax, Intubierung zur künstlichen Beatmung, Elektrokonversion von Arrhythmien, Defibrillation und die Verabreichung kardiotonischer und vasopressiver Medikamente.

In den Vereinigten Staaten verlangt die Joint Commision for Health Care Organizations von Krankenhäusern die Festsetzung formaler Verfahren für den Einsatz der CPR. Gewöhnlich wird CPR als Standardverfahren vorgeschrieben, d.h. falls keine anders lautende Anordnung vorliegt, muss bei jedem Patienten mit Herz- oder Atemstillstand eine Reanimation durchgeführt werden. Erst wenn eine spezielle Anordnung vorliegt, dass sie nicht durchgeführt werden soll, kann die CPR unterlassen werden. Eine solche Anordnung, Wiederbelebungsmaßnahmen zu unterlassen, wird DNAR-Order, wörtlich „Do Not Attempt Resuscitation" [in Europa meist nur DNR-Order, „Do not resuscitate", Anm. d. Ü] genannt. Die Aussetzung der CPR nach einem Herz- und Atemstillstand führt unweigerlich zum Tod des Patienten. Eine DNR-Order kann deshalb als eine Art vorsorgliche Verfügung angesehen werden, mit deren Hilfe der Patient in Frieden und ohne die Belastungen von Wiederbelebungsmaßnahmen sterben kann.

Bei der Entscheidung für eine DNR-Order sollten drei wesentliche Faktoren berücksichtigt werden. Als erstes muss die Aussichtslosigkeit der CPR festgestellt werden, d.h. dass eine erfolgreiche Reanimation des Patienten medizinisch nicht zu erwarten ist bzw. dass sie die völlige Pflegebedürftigkeit des Patienten mit sich bringen würde. Der zweite Faktor betrifft den eventuell vorliegenden Patientenwillen, während sich der dritte auf die nach einer erfolgreichen Reanimation zu erwartende Lebensqualität des Patienten bezieht. Der erste Aspekt, die medizinische Aussichtslosigkeit eines Eingriffs, wird in diesem Kapitel behandelt, in den Kapiteln 2 und 3 werden die Patientenpräferenzen und die Frage der Lebensqualität erläutert. Bei der Erteilung einer DNR-Order sollten alle drei Aspekte berücksichtigt werden.

1.2.1 Medizinische Indikationen und Gegenindikationen für CPR

In den Richtlinien für CPR wird deutlich festgelegt, dass alle Personen, bei denen aus bekannter oder unbekannter Ursache ein plötzlicher Herz- und Atemstillstand eingetreten ist und die sich nicht in einem terminalen oder irreversiblen Krankheitsstadium befinden, reanimiert werden müssen: Die kardiopulmonare Reanimation hat die Verhinderung des plötzlichen, unerwarteten Todes zum Ziel. Kardiopulmonare Reanimation ist z.B. im Endstadium eines irreversibel todbringenden Leidens nicht indiziert.

Standards and guidelines for cardiopulmonary resuscitation (CPR) and emergency cardiac care (ECC). *JAMA* 1980;244:453–509.

Kommentar:

- CPR ist nicht angebracht im Fall eines Herz-Atemstillstands, der erwartungsgemäß im Endstadium einer tödlichen Erkrankung oder nach dem Fehlschlagen aller Versuche zur Rettung des Patienten eintritt. In diesen Fällen sollte eine DNR-Order verfasst werden.
- Gewöhnlich werden DNR-Anordnungen vor allem dann in Betracht gezogen, wenn sich der Patient im terminalen Krankheitsstadium befindet und sein Tod unmittelbar bevorsteht. Eine in mehreren Krankenhäusern durchgeführte Auswertung der auf Intensivstationen erteilten DNR-Anordnungen ergab, dass weniger als 2% der Patienten, für die eine solche ausgestellt worden war, ihre Entlassung aus dem Krankenhaus erlebten. Immer häufiger besprechen Patienten, die noch nicht in das Endstadium ihrer Krankheit eingetreten sind (viele von ihnen befinden sich im Frühstadium von Krankheiten wie metastasierenden Tumoren und AIDS, sind jedoch noch nicht moribund oder im akuten terminalen Stadium), mit den behandelnden Ärzten die Möglichkeit einer DNR-Verfügung als eine Form der vorsorglichen Patien-

tenverfügung. Viele dieser Patienten sind aus Angst vor irreversiblen zerebralen Schäden durch Sauerstoffmangel oder anderen schweren Störungen der Vitalfunktionen nach „erfolgreicher" Wiederbelebung entschlossen, auf Wiederbelebungsmaßnahmen zu verzichten. Aus mehreren veröffentlichten Studien geht jedoch hervor, dass für schwerkranke Patienten mit DNR-Order bei Entlassung aus dem Krankenhaus eine Überlebenschance von 50%–70% besteht.

- In den USA liegt die Rate der DNR-Anordnungen für stationär behandelte Patienten zwischen 3% und 30% und für Patienten auf Intensivstationen zwischen 5% und 20%. Bei 66%–75% der Todesfälle in Krankenhäusern und bei 40% der Todesfälle auf Intensivstationen wurde zuvor eine DNR-Order verfasst. Wird nach der Schwere der Erkrankung differenziert, werden DNR-Anordnungen je nach Alter, ethnischer Zugehörigkeit, Geschlecht und geographischer Herkunft der Patienten unterschiedlich häufig erteilt. Für ältere Kranke, Patienten weißer Hautfarbe oder Männer wird häufiger eine DNR-Order verfasst. In einigen Regionen ist die DNR-Rate acht bis zehn Mal höher als in anderen.
- Die Begründungen für DNR-Anweisungen variieren stark, im Allgemeinen werden sie jedoch aus drei Gründen verfasst: Patientenwille, ungünstige Prognose und – unabhängig von der Prognose – Alter über 75 Jahre.

Quelle: Principal Investigators. A controlled trial to improve care for seriously ill hospitalized patients. *JAMA* 1995;274:1591–1598.

- Einige Studien belegen auch, dass selbst bei Patienten im terminalen Krankheitsstadium DNR-Verfügungen selten zur Anwendung kommen (gemessen an der Zahl der Patienten, die diesbezüglich eine Präferenz äußern und der Zahl derjenigen, für die eine schriftliche Verfügung wirklich vorliegt). Unseres Erachtens hängt dies mit der mangelnden Kommunikation und Diskussion zwischen Ärzten, Patienten und deren Angehörigen zusammen. Deshalb sehen wir es als Aufgabe der Ärzte, eine Diskussion über die DNR-Order in den folgenden Situationen anzuregen:
  - mit entscheidungsfähigen Patienten (oder mit den Vertretern entscheidungsunfähiger Patienten), die sich im terminalen Stadium befinden oder die an einer unheilbaren Krankheit leiden und für die mit 50%iger Wahrscheinlichkeit eine Lebenserwartung von weniger als drei Jahren prognostiziert wird
  - mit all jenen Patienten, die sich in einer akuten lebensbedrohlichen Situation befinden, und
  - mit Patienten, die eine solche Diskussion fordern.
- Neuere Studien belegen, dass CPR bei bestimmten Patientengruppen die Herzfunktion nicht wiederherstellen kann oder nur geringe Erfolgschancen aufweist. Selbst wenn die Reanimation kurz nach dem Herzstillstand erfolgreich war, erlebten weniger als 15% dieser Patienten eine Entlassung aus dem Krankenhaus. Bei folgenden Krankheitsbildern liegen die Überlebenschancen der Patienten höher:

- bei Atemstillstand (und nicht bei Herzstillstand)
- bei Herzstillstand im Beisein einer anderen Person, bei einsetzender ventrikulärer Tachykardie oder Flimmern
- bei keiner bzw. nur geringer Komorbidität
- nach nur kurz durchgeführter CPR.

Patienten mit bereits früher diagnostizierter Hypotonie, Nierenversagen, Sepsis, Pneunomie, Schlaganfall, metastasierenden Tumoren oder chronischem Bewegungsmangel haben schlechtere Überlebenschancen.

Wie aus mehreren Studien hervorgeht, bestehen für die kleine Gruppe von Patienten, die eine Entlassung aus dem Krankenhaus erleben, gute Langzeitprognosen mit einer Überlebenschance zwischen 33% und 54%. Es ist wichtig, dass den Patienten, ihren Angehörigen und den Ärzten diese Informationen über den Nutzen und die Risiken der CPR zur Verfügung gestellt werden, damit sie begründete Entscheidungen für eine CPR oder alternativ für eine DNR-Order fällen können.

◢ Entscheidungsfähige Patienten möchten gelegentlich eine DNR-Verfügung verfassen, und die Ärzte sollten dieser Forderung im Sinne der Respektierung des Patientenwillens nachkommen. Mindestens in einem US-Bundesstaat wurde in einem Urteil festgestellt, dass der behandelnde Arzt bei einer gegen den Patientenwillen durchgeführten Reanimation zivilrechtlich nicht belangt werden kann. Das Gericht hielt jedoch fest, dass der Arzt für jeden unmittelbaren Folgeschaden der Reanimation haftbar gemacht und von den zuständigen Zulassungsbehörden mit Sanktionen belegt werden kann.

Anderson v St. Francis-St. George (Ohio, 1996).

Selbst wenn in anderen Bundesstaaten ein Arzt in einer solchen Situation haftbar gemacht werden kann, hat er unabhängig von der Gesetzgebung die ethische Verpflichtung, auch hier den Patientenwillen zu respektieren.

1.2.2 Im Alleingang getroffene DNR-Anordnungen

Normalerweise ist für die Unterlassung einer Reanimation die Zustimmung des Patienten oder dessen Vertreters erforderlich. Zurzeit wird jedoch unter Experten der Medizinethik darüber diskutiert, ob für einen Arzt eine im Alleingang getroffene Entscheidung gegen eine Reanimation – ohne Befragung des Patienten oder dessen Vertreter und im Extremfall sogar gegen deren Einwände – vom ethischen Standpunkt aus gerechtfertigt werden kann. Eine Reanimation für medizinisch aussichtslos zu erklären, ist für die Befürworter der Entscheidungsfindung im Alleingang gleichbedeutend mit der Aussage, dass sie nicht indiziert sei, d.h. dass damit die medizinischen Ziele nicht erreicht werden. Daher solle dem Patienten eine Reanimation als Option gar nicht erst vorgeschlagen werden. Nach Meinung der Gegner dieser Auffassung verstößt dies jedoch gegen den Grundsatz des „Informed Consent" (IC). Der Patient solle immer das Recht haben, sich für oder gegen eine Reanimation zu entscheiden, da die Entscheidung darüber, welche Behandlungsziele überhaupt festgesetzt werden und ob die Wahrscheinlichkeit, diese Ziele zu erreichen, sich im Rahmen des Zumutbaren bewegt, vom Patienten selbst getroffen werden sollte. Selbst die geringste Wahrscheinlichkeit einer erfolgreichen Wiederbelebung könnte für den Patienten ausschlaggebend sein. Die Ethikexperten weisen zudem auf einen Mangel an Übereinstimmung darüber hin, wie gering die Überlebenschancen sein müssen, um eine Reanimation als aussichtslos zu bezeichnen. Überhaupt werde der Begriff der Aussichtslosigkeit von Ärzten nicht einheitlich angewandt. Darüber hinaus öffne eine im Alleingang getroffene Entscheidung Vorurteilen gegenüber ethnischen Minderheiten und anderen einer möglichen Diskriminierung ausgesetzten Patienten Tür und Tor.

Kommentar: Wenn der Arzt zu dem Schluss gekommen ist, dass die CPR physiologisch aussichtslos ist, kann er die DNR-Anordnung im Alleingang erteilen. Ein Patient wird z.B. mit hohem Blutverlust in die Notaufnahme eingeliefert, seit 20 Minuten weist er Pulslosigkeit und ein flaches EKG auf. Befindet sich der Patient zwar im terminalen Krankheitsstadium, ist jedoch noch nicht moribund, empfehlen wir, die Einwilligung von verfügbaren Vertretern einzuholen. Wenn diese Bevollmächtigten eine CPR ablehnen, sollte das Verfahren folgende vier Schritte auf jeden Fall beinhalten:

- Der Arzt sollte ein Zweitgutachten einholen.
- Die krankenhausinterne Ethikkommission sollte konsultiert werden.
- Zwischen den beteiligten Gruppen sollte ein entsprechendes Gesprächsklima geschaffen werden.
- Das Recht des Patienten, in ein anderes Krankenhaus überwiesen zu werden, sollte auf jeden Fall anerkannt werden.

Fallbeispiel I: Der Patient Cure, der junge Mann mit starken Kopfschmerzen und steifem Nacken, wird mit der Diagnose Meningitis ins Krankenhaus eingeliefert. Eine Therapie mit Antibiotika lehnt er ab. Innerhalb weniger Minuten erleidet er einen Herzstillstand. Der Assistenzarzt, dem bekannt ist, dass der Patient die notwendige Behandlung verweigert, fragt sich, ob eine Reanimation eingeleitet werden soll.

Fallbeispiel II: Die an MS leidende Patientin Care wird mit Lungenentzündung und Atemstillstand komatös ins Krankenhaus eingeliefert. Zuvor hat sie gegenüber ihrer Familie und ihren Ärzten mehrmals betont, dass sie keine permanente künstliche Beatmung wünsche. Die neurologische Untersuchung ergibt, dass ihre Ateminsuffizienz gegenüber dem fortschreitenden muskulären und neurologischen Abbau durch die MS sekundär ist und dass der Atemstillstand durch die akute Lungenentzündung beschleunigt wurde. Sollte eine DNR-Anordnung ausgestellt werden?

Fallbeispiel III: Bei dem allein stehenden 68-jährigen Patienten L.M. wird eine Aortenklappenstenose mit 0,3 mm Öffnung diagnostiziert, die eine sofortige Valvuloplastik erforderlich macht. Nach Verlassen der Arztpraxis erleidet er einen Herzstillstand. Über eventuelle CPR-Maßnahmen wurde nicht gesprochen. Soll eine Reanimation durchgeführt werden?

Empfehlungen: Obwohl der Patient Cure die Behandlung mit Antibiotika bei einer lebensbedrohlichen Krankheit abgelehnt hat, sollte er auf jeden Fall wiederbelebt werden. Der Grund für seine Therapieverweigerung wurde nicht adäquat abgeklärt, und die Verweigerung einer bestimmten Behandlung sollte nicht als generelle Therapieverweigerung verstanden werden. Die Unterlassung der Reanimation wäre hier grobe ärztliche Fahrlässigkeit und zudem eine ethische Fehlentscheidung.

Im Fall der Patientin Care sollte der Familie nahe gelegt werden, dass die Patientin selbst im Falle einer erfolgreichen Reanimation ohne permanente künstliche Beatmung nur für kurze Zeit überleben wird. Ist der vorab geäußerte Patientenwille, nicht intubiert zu werden, den behandelnden Ärzten bekannt und ist die Familie damit einverstanden, sollte eine DNR-Anordnung erteilt werden. Sind die Angehörigen dagegen, sollte für den Fall eines Herzstillstands eine Reanimation durchgeführt werden.

Der Patient L.M. könnte ein Beispiel für physiologische Aussichtslosigkeit sein. Seine Aortenklappenstenose ist gravierend. Patienten mit diesem Befund haben ein konstantes Herzauswurfvolumen, das mit den üblichen Reanimationsverfahren nicht verbessert werden kann. Der sofortige Einsatz eines Herzkatheters wäre zwar vorübergehend wirksam, aber die nächstliegende Einrichtung für eine solche Operation befindet sich mindestens 30 Minuten von dem Ort entfernt, an dem es zum Herzstillstand gekommen ist. Der Arzt könnte auch unverzüglich einen Alpha-Agonisten (z.B. Phenylephrin) verabreichen, aber wenn der Patient darauf nicht anspricht, sollte vernünftigerweise aufgrund physiologischer Aussichtslosigkeit von weiteren Wiederbelebungsmaßnahmen abgesehen werden.

1.2.3 Dokumentation von DNR-Anweisungen

Behandelnde Ärzte sollten die DNR-Anordnung deutlich in die entsprechende Spalte des Krankenblatts eintragen und unterschreiben. Die laufenden Eintragungen sollten die medizinischen Fakten enthalten und die ärztliche Einschätzung, die der Anweisung zugrunde liegt, sowie eine Zusammenfassung der Diskussion mit dem Patienten, den Fachärzten, dem Pflegepersonal und den Angehörigen. Die DNR-Order sollte in regelmäßigen Abständen auf den veränderten Gesundheitszustand des Patienten abgestimmt und abgeändert werden, wenn der Zustand des Patienten dies erforderlich macht. Jeder, der mit der Pflege des Patienten betraut ist, sollte über die DNR-Anordnung und die ihr zugrunde liegenden Implikationen informiert sein. Da durch Studien belegt ist, dass eine DNR-Order nicht für jeden behandelnden Arzt dieselbe Bedeutung hat, muss der eintragende Arzt die speziellen Bedingungen der Anordnung festhalten. Anstatt sich darauf zu verlassen, dass mit der DNR-Order eine große Bandbreite von Entscheidungen abgedeckt ist, sollten darüber hinausgehende durchzuführende oder zu unterlassende Maßnahmen durch ausdrückliche schriftliche Anordnungen festgelegt werden. Eine schriftliche DNR-Anordnung sollte sich ausschließlich auf eine CPR beschränken und keine anderen Behandlungen beeinflussen. Der Arzt sollte bedenken, dass viele Patienten, für die eine DNR-Anordnung schriftlich niedergelegt wurde, ihre Entlassung aus dem Krankenhaus erleben. Bei erneuter Einweisung des Patienten ins Krankenhaus sollte die im Krankenblatt vermerkte DNR-Anordnung mit dem Patienten und seinem Vertreter unter Berücksichtigung der medizinischen Indikation überprüft werden.

1.2.4 DNR-Anordnungen „im Taschenformat"

Es kann passieren, dass Patienten mit geringer Lebenserwartung, für die im Krankenhaus eine DNR-Anordnung ausgestellt wurde, entlassen werden. Häufig wollen Patienten lieber zu Hause sterben als im Krankenhaus. Manchmal kommt es vor, dass sich der Zustand dieser Patienten zu Hause dramatisch verschlechtert und die Angehörigen den Notdienst rufen. Normalerweise ist der medizinische Notdienst aufgrund des unvermeidlichen Zeitdrucks nicht verpflichtet zu überprüfen, ob eine Patientenverfügung vorliegt. Unabhängig von etwaigen Willenserklärungen versuchen Notärzte stets, alle Patienten wiederzubeleben. Deshalb wurde in jüngster Zeit eine Methode zur Respektierung des Patientenwillens, nicht wiederbelebt zu werden, entwickelt: die sog. „DNR-Anordnung im Taschenformat". Diese vom entlassenden Arzt ausgestellte Anordnung ist standardisiert und auf Armbändern, Halsketten oder Magnetkarten vermerkt. Wenn der Patient diese Anweisung bei sich trägt, sind die Notfalldienste dazu autorisiert, von einer CPR abzusehen, selbst wenn sie alle anderen notwendigen Behandlungen weiterhin durchführen dürfen. Gegenwärtig ist in 44 Bundesstaaten gesetzlich geregelt, dass der ärztliche Notdienst den nicht im Krankenhaus ausgestellten DNR-Anweisungen Folge leisten muss. Sobald vom ärztlichen Notdienst die Anordnung für gültig befunden und der Patient als ihr Verfasser identifiziert wird, darf der Notarzt keine CPR vornehmen, außer unter speziellen Umständen, wie z.B. bei Widerrufung der Verfügung von Seiten des Patienten selbst.

1.2.5 „Partial Code" und „Slow Code"

Der „Slow Code" kann als eine Art medizinisches Täuschungsmanöver beschrieben werden: Ärzte und Pflegepersonal reagieren langsam auf einen Herzstillstand und führen eine Reanimation ohne großes Engagement aus, nur um gegenüber den Angehörigen vorzugeben, es werde etwas unternommen. Gewöhnlich wird in zwei Situationen so gehandelt:

- Das Behandlungsteam hält die Reanimation für aussichtslos, hat aber vorher mit dem Patienten oder dessen Angehörigen nicht darüber gesprochen.
- Die Angehörigen verlangen eine Reanimation, die das Behandlungsteam jedoch für aussichtslos hält. Die klinische Erfahrung zeigt, dass eine solche „langsame" Reanimationsmethode, wenn überhaupt, dann sehr selten Erfolg hat. Deshalb ist ein solches ärztliches Verhalten als fragwürdig zu bezeichnen und aus ethischer Sicht zu verurteilen.

Manchmal hört man auch den Begriff „Partial Code". Damit ist gemeint, dass die verschiedenen, bei einer Reanimation vorgenommenen Eingriffe voneinander getrennt und selektiv angewandt werden. Dementsprechend kann eine Thoraxkompression, eine Beatmung mit AMBU-Beutel und die Verabreichung kardial wirkender Medikamente angeordnet, eine Intubation jedoch unterlassen werden. Die Reanimation kann als ein Maßnahmenbündel definiert werden, das zur Behebung der Auswirkungen eines Herzstillstands in seiner Gesamtheit angewandt werden sollte. Dennoch können Ärzte und Patienten nach umfassender Abklärung eventuelle Wiederbelebungsmaßnahmen gemeinsam planen und beschließen, einen oder mehrere Eingriffe zu unterlassen. So könnte z.B. ein Patient im terminalen Krankheitsstadium dem Arzt mitteilen, dass er im Falle eines Herzstillstands zwar die Wiederherstellung der Herzfunktion wünscht, jedoch nicht intubiert werden möchte.

1.2.6 DNR-Anordnungen im Operationssaal

Es kommt vor, dass Patienten im Verlauf oder als Folge eines medizinischen Eingriffs einen Herzstillstand erleiden. Selbst wenn kein Behandlungsfehler vorliegt, kann es in solchen Fällen vorkommen, dass dies den Ärzten angelastet wird. Chirurgische Eingriffe können zu einem iatrogenen Herzstillstand führen. Gelegentlich ist für Patienten, für die eine DNR-Anordnung vorliegt, z.B. Patienten mit Krebs im Endstadium, ein palliativer chirurgischer Eingriff indiziert, so z.B. die Notoperation eines Darmverschlusses zur Schmerzlinderung, das Einführen einer Gastrostomie-Sonde oder eines zentralvenösen Katheters. Ärzte haben die Frage aufgeworfen, ob eine DNR-Anweisung grundsätzlich unter Anästhesie oder während einer Operation ausgesetzt werden sollte, so dass die

Patienten reanimiert werden, falls ein perioperativer Herzstillstand eintreten sollte. Folgende Argumente sprechen für diese Vorgehensweise:

- Bei Anästhesie und chirurgischem Eingriff besteht für den Patienten die Gefahr kardialer oder hämodynamischer Instabilität.
- Ein im Operationssaal eintretender Herzstillstand ist meist reversibel, da geschultes Personal und die nötigen Geräte vor Ort sind.
- Mit seiner Einwilligung zur Operation stimmt der Patient auch implizit einer Reanimation zu.
- Chirurgen und Anästhesisten sollten Behandlungsmaßnahmen in einer potenziell reversiblen Situation schon allein deshalb nicht untersagt werden, weil es nicht in ihrem Interesse liegt, dass der Tod eines Patienten im terminalen Krankheitsstadium, für den eine DNR-Anordnung vorlag, als Folge des chirurgischen Eingriffs angesehen wird. Wie eine Studie ergab, ging die Mehrheit der Anästhesisten davon aus, dass die DNR-Order während der Operation aufgehoben war, und nur die Hälfte der Anästhesisten hatte dies mit dem Patienten oder seinem Vertreter vorher abgeklärt.

Die Gegner der automatischen Aufhebung der DNR-Anweisung führen an, eine solche Vorgehensweise missachte die Rechte des Patienten und verletze die Grundsätze des IC. Sie empfehlen stattdessen eine Verfahrensweise, die man als „notwendige Überprüfung" bezeichnen könnte. Ein Patient, der sich einem Elektiveingriff unterzieht, ist mit einer anderen Risiko-Nutzen-Situation konfrontiert, und dies legt eine erneute Evaluation der DNR-Anweisung nahe. Vor der Operation sollte zwischen den behandelnden Ärzten und Chirurgen und dem Patienten oder seinem Vertreter geklärt werden, ob die DNR-Anordnung beibehalten oder aufgehoben werden soll. Die wichtigsten Berufsverbände der Chirurgen, Anästhesisten und des Pflegepersonals haben sich diese Verfahrensweise zu Eigen gemacht; auch wir halten sie für die klügste Strategie. Wir empfehlen auch für den Fall, dass ein entscheidungsfähiger Patient nach gründlicher Überlegung die Beibehaltung der DNR-Anweisung wünscht, bei einem intraoperativen Herzstillstand nicht wiederbelebt werden sollte.

Statement of the American College of Surgeons. Advanced Directive by Patients: Do Not Resuscitate in the Operating Room. *Bull Am Coll Surg* 1994;79(9):29.

Eine andere Möglichkeit besteht in der detaillierten Abfassung von DNR-Anordnungen. Die Wünsche des Patienten können dort für jedes in medizinischer Hinsicht zu erreichende Ziel differenziert aufgelistet werden, was Chirurgen und Anästhesisten ermöglicht, ihren ärztlichen Sachverstand gezielt einzusetzen. Wenn also der Patient eine Reanimation ablehnt, weil er einen durch Hypoxie hervorgerufenen Hirnschaden befürchtet, dann aber eine ventrikuläre Tachykardie erleidet, die mit einer Kardioversion sofort behoben werden kann, geschieht die Behandlung im Sinne des Patienten. Wenn bei dem Patienten jedoch sekundär zu einem intraoperativen Herzinfarkt ein 15

Minuten oder länger andauernder Herzstillstand eintritt, können Chirurg und Anästhesist die Reanimation abbrechen und so den Wunsch des Patienten respektieren, nicht mit einer neurologischen Läsion weiterleben zu müssen.

1.2 P DNR-Anordnungen für Neugeborene und Kinder

Mit Ausnahme der Zustimmung des Patienten gelten für Kinder und Erwachsene im Allgemeinen dieselben Bedingungen für die Anweisung, keine CPR einzuleiten. Dennoch wirft die Reanimation eines Neugeborenen im Zustand der Asphyxie spezielle Fragen auf.

Fallbeispiel I: Eine Frühgeburt kommt in der 23. Schwangerschaftswoche mit einem Geburtsgewicht von 410 g zur Welt und erleidet bei der Geburt eine Asphyxie.
Fallbeispiel II: Ein nach 33 Schwangerschaftswochen geborenes Baby hat einen Mikrozephalus und tief angesetzte, nach hinten gedrehte Ohren. Es ist nur eine Nabelarterie vorhanden, zusätzlich ist der Brustkorb verformt. Die Geburt war verfrüht, der Mutter wurde eine Stunde vor der Geburt intramuskulär Pethidin verabreicht. Der Apgar-Score beträgt nach einer Minute 1, die Herzfrequenz 80/min.

Kommentar und Empfehlungen: Entscheidungen, die im Kreißsaal getroffen werden, können nicht wirklich als Beispiele für DNR-Anordnungen dienen, da vor der Notwendigkeit einer Wiederbelebung keine Anordnungen aufgeschrieben werden. In solchen Fällen kann über die Notwendigkeit einer Reanimation bei der Geburt entschieden werden. In Anbetracht der modernen pränatalen Diagnostik kann die Notwendigkeit zur Reanimation heute jedoch bereits vor der Entbindung beurteilt werden und zu einer Diskussion führen, ob bei der Entbindung eine Reanimation vorgenommen werden soll. In Fallbeispiel I ist es ethisch vertretbar, vor oder während der Geburt die Entscheidung zu treffen, keine Reanimation vorzunehmen. Erfahrungswerte legen in diesem Fall nahe, dass diese sehr kleine Frühgeburt selbst nach einer Reanimation keine Überlebenschancen hat.

In Fallbeispiel II sollte man hingegen einen Reanimationsversuch unternehmen, da der Geburtsfehler des Kindes nicht genau zu definieren ist und da der geschwächte Zustand des Neugeborenen möglicherweise auf die Narkotika-Einnahme der Mutter zurückzuführen ist. Reanimation und situative Einschätzung sprechen nicht dagegen, eventuell die Behandlung später einzustellen, entweder aufgrund medizinischer Indikationen oder aufgrund der zu erwartenden Lebensqualität des Kindes, wie sie in Kapitel 3 besprochen wird.

1.3 Sterbebegleitung

Die Entscheidung, bestimmte medizinische Behandlungsformen abzubrechen oder auf Wiederbelebungsmaßnahmen zu verzichten, bedeutet nicht, die Versorgung des Patienten grundsätzlich einzustellen. Es ist bekannt, dass nach Erteilung einer DNR-Anweisung die Aufmerksamkeit gegenüber den Bedürfnissen des Patienten häufig abnimmt. Ein solches Verhalten entspricht aus zwei Gründen nicht den Grundsätzen der medizinischen Ethik. Erstens zeigten einige Untersuchungen, dass mehr als 50% der Patienten, für die eine DNR-Anweisung erteilt wurde, überlebten und aus dem Krankenhaus entlassen werden konnten. Solchen Patienten muss eine fortwährende und angemessene Behandlung zuteil werden. Zweitens wäre eine solche Handlungsweise falsch, da, wenn die medizinischen Maßnahmen bei der Heilung einer Krankheit erschöpft sind, die Pflegemaßnahmen verstärkt werden müssen. In diesen Fällen werden Schmerz- und Beschwerdefreiheit sowie die Verbesserung der kommunikativen Fähigkeit des Patienten, sich mit der Familie und Freunden auszutauschen, zu den vordringlichsten medizinischen Zielen. Dem medizinischen Sprichwort „Heile manchmal, lindere gelegentlich, aber tröste immer“ kommt in diesen Fällen besondere Bedeutung zu. Bestimmte Themen der Sterbebegleitung, z.B. Schmerzkontrolle, werden in Kapitel 3 behandelt.

1.4 Rechtliche Aspekte eines Behandlungsverzichtes

Es könnte geltend gemacht werden, dass der Verzicht auf eine medizinische Behandlung als fahrlässige Handlung auszulegen ist und dass demzufolge der aufgrund dieser Fahrlässigkeit eingetretene Tod des Patienten den Tatbestand eines Tötungsdelikts erfüllt. Im Falle einer Anklage wegen ärztlicher Fahrlässigkeit gilt der Rechtsgrundsatz, dass die Aussage eines Sachverständigen, eine bestimmte medizinische Behandlung sei nicht indiziert gewesen, zur Verteidigung herangezogen werden kann. Demzufolge können sich Ärzte bei der Entscheidung, eine medizinische Maßnahme zu unterlassen, rechtlich durchaus absichern, wenn die Aussichtslosigkeit derselben durch Sachverständige bestätigt wurde. In der Rechtsprechung werden ärztliche Entscheidungen, Maßnahmen zur Lebenserhaltung und zur Wiederbelebung zu unterlassen, sehr häufig als zulässig beurteilt, obwohl zu betonen ist, dass solche Gerichtsentscheidungen vor allem auf der rechtlichen Auslegung der Patientenpräferenzen und unter Einbeziehung von der zu erwartender Lebensqualität der Patientin beruhen und nicht allein auf der Feststellung der medizinischen Aussichtslosigkeit der Maßnahmen. Die wichtigsten Fallbeispiele werden in Kapitel 3 vorgestellt. Zwei der oben bereits angeführten Beispiele beziehen sich direkt auf die Aussichtslosigkeit medizinischer Maßnahmen. In dem in Kapitel 1.1.3 diskutierten Fall der Patientin Wanglie (Fallbeispiel II), einer 87-jährigen Patientin mit persistierendem vegetativen Status, erklärte das Gericht die Forderung des Stellver-

treters auf Fortsetzung der künstlichen Beatmung als zulässig, obwohl die behandelnden Ärzte dies als medizinisch unangemessen befanden (In re Wanglie, Minn., 1991). Im Falle Gilgunn hatten die behandelnden Ärzte die weitere medizinische Behandlung des Patienten wegen Aussichtslosigkeit abgebrochen, und diese Entscheidung war von der Ethik-Kommission des Krankenhauses gebilligt worden. In diesem Falle gab das Gericht der Klage der Familie des Patienten gegen das Krankenhaus nicht statt.
Gilgunn v Massachusetts General Hospital (Mass. 1995).

In keinem dieser Fälle werden klare Richtlinien für Hausärzte gegeben. Wir empfehlen den Krankenhäusern, eigene Richtlinien zur Definition einer angemessenen medizinischen Versorgung zu erstellen und Verfahren zur Überprüfung der in schwierigen Fällen getroffenen Entscheidung zu entwickeln. Ärzte und Krankenhäuser werden dann zu Recht kritisiert und geraten sehr wahrscheinlich in Schwierigkeiten, wenn sie ihre Entscheidungen im Alleingang treffen, vor allem ohne Rücksprache mit Patientenvertretern, Hinzuziehung von Kollegen, Einhaltung der geltenden Verfahren oder eine rechtliche Klärung des Sachverhalts.

1.4 P Rechtliche Aspekte des Verzichtes auf lebenserhaltende Maßnahmen bei Kindern

Im Jahre 1985 wurden vom US-Kongress Änderungen zum Gesetz „To Child Abuse Prevention and Treatment and Adoption Reform Act" (Gesetz zur Verhütung von Kindesmissbrauch, Regelung der Behandlung von Kindern und der Adoptionsverfahren) verabschiedet, die auch die klinische Entscheidungsfindung bei der Behandlung von Neugeborenen betreffen, deren grundlegende Regelungen als „Baby Doe Rules" bekannt wurden. Diese Bestimmungen werden in Kapitel 4.6 P ausführlich diskutiert. An dieser Stelle soll nur angemerkt werden, dass die Bestimmungen lebenserhaltende Maßnahmen dann nicht vorschreiben, „wenn diese lediglich das Sterben verlängern und nicht alle lebensbedrohlichen Zustände des Kindes wirkungsvoll verbessern oder lindern, bzw. keinerlei Aussicht besteht, das Leben des Kindes zu retten".
45 Code of Federal Regulations 1340, April 15, 1985.

Das im so genannten Baby K.-Fall ergangene und eher umstrittene Gerichtsurteil wird in Kapitel 4.6 P behandelt. Aus diesem Urteil kann abgeleitet werden, dass auch Kinder mit einem irreversibel todbringenden Leiden Anspruch auf lebenserhaltende Notversorgung haben, wenn ein Elternteil dies verlangt. Aus dem vorliegenden Fall können keine generalisierenden Handlungsanweisungen für die Entscheidungsfindung abgeleitet werden, und Kliniker sollten diesbezüglich Rechtsberatung in Anspruch nehmen.

1.5 Feststellung des Todes

Die medizinische Behandlung wird eingestellt, wenn der Patient für tot erklärt wird. Die Feststellung des Todes ist eine der gesetzlichen Aufgaben des Arztes. Traditionell wurde der Todeseintritt als der Zeitpunkt definiert, in dem eine Person aufhört, mit der Umwelt zu kommunizieren, sich zu bewegen und zu atmen, und diese Funktionen nicht wieder einsetzen. Der Körper wird schnell kalt und steif, und der Verwesungsprozess beginnt. Eine Person galt für gewöhnlich als tot, wenn Pulslosigkeit, Stillstand der spontanen Atmung sowie lichtstarre Pupillen festzustellen waren. Folglich war die medizinisch und rechtlich anerkannte Definition des Todes der „irreversible Funktionsausfall des Kreislaufs und der Atmung", auch bekannt als der so genannte Herztod.

Der Herztod setzt einen Funktionsausfall des Gehirnstamms voraus, der auch das Aussetzen der spontanen Atmung zur Folge hat und damit den Ausfall aller vitalen Organsysteme. Bei Nichtversorgung des Gehirns mit Sauerstoff setzen alle kognitiven und anderen regulierenden Hirnfunktionen aus, auch das nicht mehr mit Sauerstoff versorgte Herz hört auf zu schlagen. In den 60er Jahren wurde dank der mechanischen Beatmungsgeräte die Aufrechterhaltung der Atmung und damit die Sauerstoffversorgung auch bei Aussetzen der Hirnstammfunktionen möglich.

Der Begriff „Hirntod", der den des Herztodes ersetzen sollte, entstand in den 60er Jahren. Durch die in dieser Zeit möglich gewordene Organtransplantation geriet dieses Konzept in den Mittelpunkt des Interesses, da dadurch die Konservierung der Organe auch nach dem Tod eines möglichen Spenders ermöglicht wurde. Im Jahre 1968 wurde folgendes Dokument veröffentlicht:

Report of the Ad Hoc Committee of the Harvard Medical School to Examine the Definition of Brain Death, „A Definition of Irreversible Coma." *N Eng J Med* 1968;205:337.

In diesem Bericht werden bestimmte klinische Zeichen nach Ausfall der Gehirnfunktionen beschrieben:

- Fehlen jeglicher Reaktion auf Schmerzreize
- Fehlen von Bewegung, Atmung und Reflexen
- das Elektroenzephalogramm (EEG) der Hirnrinde zeigt eine Nulllinie.

Die für den Hirntod festgelegten Kriterien zur Feststellung des klinischen Todes wurden nach und nach von der Rechtsprechung anerkannt, dennoch blieb eine gewisse Unsicherheit über deren korrekte Anwendung bestehen, insbesondere in Bezug auf die Unterscheidung zwischen dem „vollständigen Hirntod" und dem „irreversiblen Koma", heute „apallisches Syndrom" genannt (vgl. Kap. 3.2.2.). Diese Definitionsprobleme warfen neue rechtliche und ethische Fragestellungen auf. Aus diesem Grund erarbeitete ein vom US-Präsidenten einberufener Ausschuss zur Medizinethik (President's Commission for the Study of Ethical Problems in Medicine) im Jahre 1981 eine Richtlinie mit einheitlichen

Kriterien zur Todesfeststellung (The Uniform Definition of Death, UDDA). Seit 1999 wird die Definition des Hirntodes in allen Staaten der USA und im Columbia-Distrikt sowohl in entsprechenden Rechtsvorschriften als auch in der Rechtsprechung anerkannt.

Der Mensch gilt als tot, wenn sowohl

- der irreversible Ausfall der Atmungs- und Kreislauffunktionen als auch
- der irreversible Funktionsausfall des Gehirns, einschließlich des Hirnstamms, auftreten.

Eine Todesfeststellung hat nach anerkannten medizinischen Standards zu erfolgen.

President's Commission on Ethical Problems in Medicine and Biomedical and Behavioral Research. *Defining Death: A Report on the Medical, Legal, and Ethical Issues in Definition of Death.* Washington, DC: Government Printing Office; 1981.

Folgendes klinisches Standardverfahren muss bei der Feststellung des Hirntodes erfüllt sein: Zuerst muss eine Intoxikation durch Medikamente sowie das Vorliegen einer schweren Hypothermie ausgeschlossen werden. Die klinische Prüfung muss die Abwesenheit willkürlicher und unwillkürlicher Bewegungen und der Hirnstammreflexe, mit Ausnahme spinaler Reflexe, ergeben (Apnoe mit gleichzeitig erhöhten arteriellen CO_2-Werten nach vorübergehender Unterbrechung der Beatmung, starre und geweitete Pupillen in zentraler Position, keine Reaktion auf akustische Reize und Ausbleiben des Schluckreflexes). Die Untersuchung der Hirndurchblutung dient der Bestätigung. Ein EEG, das lediglich den Ausfall der Gehirnrindenfunktionen zeigt, genügt nicht zur Feststellung des vollständigen Hirntods und wird bei Vorhandensein der oben genannten klinischen Zeichen häufig unterlassen.

Die Erreichung medizinischer Ziele ist bei Menschen, für die sowohl der Herztod als auch der Hirntod festgestellt wurde, nicht mehr möglich, und jede Form der medizinischen Behandlung sollte eingestellt werden. Es liegt in der Zuständigkeit des Arztes, den Patienten für tot zu erklären, und es besteht weder ein rechtlicher noch ein ethischer Grund, die Angehörigen für die Todeserklärung oder den Abbruch medizinischer Maßnahmen um Erlaubnis zu bitten. Die Familie sollte einfühlsam über den Tod ihres Angehörigen informiert werden. In gewissen Fällen kann die Aufrechterhaltung bestimmter Funktionen erforderlich sein, z.B. um den Bedürfnissen der Angehörigen und der Freunde des Patienten entgegenzukommen, zum Schutz des lebensfähigen Fötus einer hirntoten Mutter oder zur Entnahme von Organen für die Transplantation (s. Kap. 4).

In Bezug auf die rechtlichen und ethischen Implikationen kommt der Unterscheidung zwischen Hirntod und apallischem Syndrom besondere Bedeutung zu. Laien, aber auch Ärzte und Pflegepersonal, benutzen den Begriff „Hirntod“ auch dann, wenn sie sich auf das apallische Syndrom eines Menschen beziehen. Das ist jedoch falsch. Die ethischen und rechtlichen Implikationen beim Vorliegen eines apallischen Syndroms werden in Kapitel 3.2.2 diskutiert.

Bestimmte philosophische Fragestellungen im Zusammenhang mit der adäquaten Definition des Hirntodes werden weiterhin umstritten bleiben. Eine solche Debatte betrifft aber nicht notwendigerweise auch die für eine diesbezügliche klinische Entscheidungsfindung zuständigen Personen. Gegenwärtig können sich Ärzte in der Rechtsprechung auf die oben erwähnten rechtlichen, klinischen und ethischen Richtlinien berufen. Auch Konfessionsgemeinschaften haben diese Definition von Tod generell anerkannt. Eine wichtige Ausnahme stellen orthodoxe Juden dar, deren Repräsentanten auf den Kriterien des Herztodes bestehen.

1.5 P Feststellung des Todes bei Neugeborenen und Kindern

Die klinischen Methoden zur Feststellung des Hirntodes sind auch bei Neugeborenen und Kindern anwendbar. Allerdings ist hier eine gewisse Vorsicht geboten aufgrund der noch nicht bewiesenen Annahme, dass das kindliche Hirn eine größere Erholungskapazität bei zum Tode führenden Verletzungen hat. Ärzte, die für die Feststellung des Todes bei Kindern verantwortlich sind, sollten mit diesen besonderen klinischen Problemen vertraut sein. Außer den allgemeinen Kriterien (z.B. Koma, Apnoe, Ausfall der Hirnstammfunktionen, angezeigt durch das Fehlen der Pupillenreaktion und der Augenbewegung, schlaffer Tonus, Fehlen spontaner Bewegungen mit Ausnahme der spinalen Reflexe und Ausschluss von Hypothermie und Hypotension) sind weitere Untersuchungen, die für Erwachsene nur affirmativen Charakter haben, empfehlenswert, z.B. EEG und Messung des zerebralen Blutstromes. Kindliche Patienten sollten in diesen Fällen mindestens 48 Stunden unter Beobachtung stehen. Selbstverständlich muss Eltern, die gerade ein Kind verloren haben, viel Mitleid und Verständnis entgegengebracht werden. Es ist besonders wichtig, zwischen Hirntod und apallischem Syndrom deutlich zu unterscheiden, da der Begriff „Hirntod" diese Differenzierung nicht zum Ausdruck bringt und daher vermieden werden sollte. Dementsprechend sollten Kinderärzte nicht von „einem Abbruch lebenserhaltender Maßnahmen" sprechen, wenn das Kind nach Feststellung des Hirntodes noch an das Beatmungsgerät angeschlossen ist. Das Kind lebt nicht mehr, deshalb kann das Beatmungsgerät auch kein Leben mehr erhalten. Eine solche Ausdrucksweise würde nur den falschen Eindruck erwecken, dass die Eltern durch die Erlaubnis zur Unterbrechung der Verbindung mit dem Respirator „ihr Kind sterben ließen".

Task Force Brain Death in Children. Guidelines for the determination of brain death in children. *Pediatrics* 1987;80:298–299.

2.0 Patientenpräferenzen

In diesem Kapitel wird der zweite Aspekt besprochen, der für eine Analyse ethischer Fragestellungen in der klinischen Medizin grundlegend ist, nämlich der der Patientenpräferenzen. Der erste Aspekt, medizinische Indikationen, betraf die klinische Entscheidungsfindung des Arztes, die zu einer Empfehlung für den Patienten oder dessen Vertreter über den geeigneten Behandlungsverlauf führt. In diesem Kapitel werden die Themen, die mit dem ausdrücklichen bzw. mutmaßlichen Patientenwillen zusammenhängen, in folgender Reihenfolge behandelt:

- klinische, ethische, rechtliche und psychologische Bedeutung der Patientenpräferenzen
- Informed Consent
- Entscheidungsfähigkeit
- kulturelle und religiöse Überzeugungen
- Aufrichtigkeit in der Arzt-Patient-Kommunikation
- Behandlungsverweigerung
- vorsorgliche Patientenverfügung
- Entscheidungen der Patientenvertreter
- der unkooperative Patient
- Alternativmedizin.

Nach der Evaluation der Indikationen für oder gegen eine Behandlung sollte der Arzt dem Patienten einen Behandlungsplan vorschlagen, den ein entscheidungsfähiger Patient annehmen oder ablehnen kann. Die Entscheidung eines informierten, urteilsfähigen Patienten, die medizinisch indizierte Behandlung anzunehmen oder abzulehnen, ist von klinischer, ethischer, rechtlicher und psychologischer Bedeutung. In ethischer wie in rechtlicher Hinsicht sind die Patientenpräferenzen die Grundlage einer Arzt-Patient-Beziehung. In den meisten Fällen kann die Beziehung überhaupt nur dann aufgenommen und weitergeführt werden, wenn der Patient dies wünscht. Selbst wenn der Patient die Hilfe des Arztes brauchen sollte, liegt die rechtliche und moralische Entscheidungsbefugnis zur Kontaktaufnahme allein beim Patienten, nicht beim Arzt.

2.0.1 Die klinische Bedeutung der Patientenpräferenzen

Die Kenntnis der Patientenpräferenzen ist für eine gute klinische Behandlung unabdingbar, da Kooperation und Zufriedenheit des Patienten zeigen, in welchem Ausmaß die medizinische Therapie den Wünschen, Werten und Bedürfnissen des Patienten entspricht. Patienten, die mit ihren Ärzten zusammenarbeiten, um gemeinsam eine Entscheidung bezüglich der Behandlung zu treffen, haben mehr Vertrauen in die Arzt-Patient-Beziehung, respektieren diese in höherem Maße, kooperieren besser bei der Durchführung der geplanten Maßnahmen und sind mit ihrer Behandlung zufriedener. Von größter Bedeutung ist jedoch, dass die Behandlung dieser Patienten bessere klinische Erfolge zeigt, zumindest bei den vier folgenden chronischen Krankheiten: Bluthochdruck, nicht insulinabhängiger Diabetes mellitus, Ulkuskrankheit und rheumatische Arthritis. Dank des Fortschritts der Medizin kann ein bestimmtes Problem oftmals auf unterschiedliche, medizinisch gleichermaßen sinnvolle Weise behandelt werden, wobei jede Möglichkeit ihre eigenen Risiken und Vorteile für den individuellen Patienten birgt. Um das Risiko des perioperativen Todes zu vermeiden, wählen z.B. einige Patienten mit Lungenkrebs eine Bestrahlungstherapie anstelle des chirurgischen Eingriffs, trotz der geringeren 5-Jahres-Überlebensrate. Patientinnen mit starker genetischer Prädisposition für Brustkrebs ziehen manchmal der langfristigen Beobachtung eine prophylaktische Mastektomie vor, während Patienten mit symptomatischer gutartiger Prostatavergrößerung möglicherweise lieber abwarten und den Krankheitsverlauf beobachten, statt sich sofort operieren zu lassen.

Patienten haben unterschiedliche, aber aus ihrer Sicht sehr verständliche Präferenzen, wenn sie mit den gleichen medizinischen Indikationen konfrontiert sind. Manche Ärzte sind gegenüber den Wünschen der Patienten offener als andere und fördern eine partizipative Entscheidungsfindung. Studien zeigen, dass chronisch kranke Patienten einen besseren Heilungserfolg haben, wenn sie Fragen stellen sowie ihre Meinung und Präferenzen äußern können, und wenn ihre Ärzte sie in die Entscheidungsfindung mit einbeziehen anstatt sie zu bevormunden. Zu einem solchen partizipativen Stil gehören Erfahrung in der hausärztlichen Praxis, die Fähigkeit zu einer Gesprächsführung, bei der einfühlsames Zuhören und Verständigung im Mittelpunkt stehen, und nicht zuletzt die Bereitschaft und Möglichkeit, sich für den Patienten Zeit zu nehmen.

2.0.2 Ethische Bedeutung der Patientenpräferenzen: Autonomie

Die Patientenpräferenzen sind in ethischer Hinsicht insofern von Bedeutung, als darin der Wert der Selbstbestimmung einer Person zum Ausdruck kommt, der in den Moralvorstellungen unserer Kultur tief verankert ist. Ethiker betonen die Wichtigkeit des Prinzips der Autonomie, des moralischen Rechts darauf, das eigene Handeln und den eigenen Lebensplan selbst zu bestimmen und sich danach zu richten. Die **Anerkennung der Patientenautonomie** ist die moralische Haltung, die eine handelnde Person davon abhält, sich in die autonomen Überzeugungen anderer einzumischen und deren zielgerichtetes Handeln in irgendeiner Weise zu beeinflussen. Die Einschränkung der freien Entscheidung eines Menschen ist moralisch nur dann zulässig, wenn die Wünsche und Handlungen desselben ernsthaft die Rechte und das Wohlergehen eines anderen Menschen verletzen. Die Einbeziehung der Patientenpräferenzen impliziert theoretisch die Anerkennung der Patientenautonomie in der medizinischen Behandlung. In der Praxis werden jedoch Formulierung der Patientenpräferenzen und deren Respektierung durch viele Faktoren unterlaufen und eingeschränkt. Diese Faktoren – z.B. die in Abrede gestellte Kompetenz des Patienten, die Ungleichheit des Wissensstandes zwischen Arzt und Patient, die Psychodynamik der Arzt-Patient-Beziehung und die Beeinträchtigung durch die Krankheit – behindern die Durchsetzung der Anerkennung der Patientenautonomie.

Beauchamp TL, Childress JF. Respect for autonomy. In: *Principles of Biomedical Ethics*. 5th ed. New York: Oxford University Press; 2001:57–103.

2.0.3 Die rechtliche Bedeutung der Patientenpräferenzen: Selbstbestimmung

Patientenpräferenzen sind insofern rechtlich von Bedeutung, als ein Grundrecht der amerikanischen Verfassung allen Staatsbürgern das Verfügungsrecht über den eigenen Körper und das Recht auf Schutz vor ungewollten Eingriffen oder „ungewollten Berührungen" zuerkennt. Dieses Grundrecht wird von zwei Präzedenzurteilen eindeutig bestätigt:

- Jeder erwachsene und gesunde Mensch hat das Recht zu bestimmen, was mit seinem Körper geschieht.

Schloendorff v Society of New York Hospital, (N.Y. 1914).

- Das anglo-amerikanische Recht geht von der grundsätzlichen Selbstbestimmung aus. Daraus folgt, dass jede Person autonom über den eigenen Körpers verfügen und im Besitz ihrer vollen Geistesfähigkeit eine lebensrettende Operation oder eine andere medizinische Behandlung verweigern kann.

Natanson v Kline, (Kan. 1960).

Die gesetzlich verankerte Forderung einer expliziten Zustimmung zu einer spezifischen Behandlung schützt das Recht des Patienten, darüber zu bestimmen, was mit seinem Körper geschieht. Ein schriftlicher Nachweis der Zustimmung des Patienten dient dem Arzt als Verteidigung gegen den Vorwurf, den Patienten gegen seinen Willen zu etwas gezwungen zu haben. Für Ärzte scheint neben der eigenen klinischen Expertise die Achtung der Patientenpräferenzen, Kommunikationsbereitschaft und -fähigkeit und ein partizipativer Ansatz im Umgang mit Patienten ohnehin der beste Schutz gegen Schadenersatzklagen zu sein. Patienten neigen weniger häufig dazu, gegen solche Ärzte rechtlich vorzugehen.

2.0.4 Psychologische Bedeutung von Patientenpräferenzen: Kontrolle

Die Möglichkeit, den eigenen Willen auszudrücken und von anderen respektiert zu sehen, ist für das Selbstwertgefühl eines Menschen wichtig. Darin liegt die psychologische Bedeutung von Patientenpräferenzen. Der bereits durch die Krankheit geschwächte Patient könnte ein lebenswichtiges Bedürfnis haben, selbst zu entscheiden oder bei Entscheidungen mitzuwirken. Zudem liegt es nahe, dass Patienten dem Arzt misstrauen und seine Empfehlungen missachten, wenn ihre eigenen Präferenzen ignoriert und abgewertet werden. Offen oder verdeckt unkooperatives Verhalten eines Patienten wiederum gefährdet den Erfolg einer Behandlung. Darüber hinaus sind Patientenpräferenzen von Bedeutung, weil ihre Äußerung zur Aufdeckung anderer Faktoren wie Ängste, Einbildungen oder außerhalb der Norm liegende Überzeugungen führen kann, die der Arzt bei seinem Umgang mit dem Patienten beachten sollte.

2.0.5 Paternalismus

Ein zentrales ethisches Problem ist die Spannung zwischen Autonomie und Paternalismus. Paternalismus bedeutet, dass der Arzt sich zum Nutzen und zur Verbesserung des Wohlergehens der Patienten über deren Präferenzen hinwegsetzt und sie ignoriert. Ethisch repräsentiert der Paternalismus die Meinung, dass Wohltätigkeit über Autonomie steht. Früher neigten Ärzte generell zu paternalistischem Verhalten. Obwohl es immer noch verbreitet ist, wird es heute unter ethischem Gesichtspunkten kritisiert. Es kann jedoch Situationen geben, in denen ein paternalistisches Verhalten auch heute noch ethisch gerechtfertigt ist. Darauf wird im Folgenden noch mehrfach eingegangen.

Beauchamp TL, Childress JF. Paternalism: Conflicts between beneficence and autonomy. In: *Principles of Biomedical Ethics*. 5th ed. New York: Oxford University Press; 2001:176–191.

2.0 P Präferenzen von Kindern

Wenn Kinder reif genug sind, Präferenzen zu äußern und zu begründen, sollten diese Wünsche so weit wie möglich respektiert werden. Auf diese Weise werden Kinder zu Verantwortung erzogen. Es ist jedoch oft schwierig zu entscheiden, in welchem Ausmaß Kinderpräferenzen respektiert werden sollen, vor allem wenn diese in Widerspruch zu ihrem Wohlergehen stehen. Es ist auch schwierig zu erkennen, wie rational diese Präferenzen sind, da kleine Kinder oft nicht in der Lage sind, Konsequenzen, Alternativen und deren Vor- und Nachteile zu erkennen. Ethische und rechtliche Richtlinien für Entscheidungen der Eltern werden in den Kapiteln 2.7 P und 4.1.2 P erläutert.

2.1 Informed Consent

Patientenpräferenzen kommen gewöhnlich im Informed Consent (IC) zum Ausdruck. Der IC ist die praktische Anwendung der Anerkennung der Patientenautonomie. Wenn ein Patient einen Arzt wegen eines vermuteten Gesundheitsproblems konsultiert, stellt der Arzt eine Diagnose und rät zu einer Behandlung. Der Arzt erklärt dem Patienten die Behandlungsschritte, begründet die vorgeschlagene Behandlung, die verschiedenen Alternativen und die jeweiligen Vor- und Nachteile. Der Patient versteht die Information, wägt die Behandlungsmöglichkeiten ab und entscheidet sich für eine der vorgeschlagenen Optionen. Dieses ideale Szenario erfasst das Wesen des IC-Prozesses. Als ethische Grundlage für die Arzt-Patient-Beziehung besteht der IC aus einer Begegnung, die durch beidseitige Mitwirkung, erfolgreiche Kommunikation, gegenseitigen Respekt und eine gemeinsame Entscheidungsfindung charakterisiert ist. Der IC sollte sich nicht auf ein mechanisches Darlegen der Fakten oder eine Proforma-Unterschrift unter ein Stück Papier beschränken. Der Satz „Ich habe das Einverständnis des Patienten in der Tasche", mit dem viele junge Kliniker heute mitzuteilen pflegen, dass der Patient eine Zustimmungserklärung unterschrieben hat, offenbart ein grundlegend falsches Verständnis des IC.

Der IC benötigt den vertrauensvollen Dialog zwischen Arzt und Patient, der zu einer Einigung über den Verlauf der medizinischen Behandlung führt. Erklärtes Einverständnis baut eine gegenseitige Beziehung bzw. ein therapeutisches Bündnis zwischen Arzt und Patient auf. Das erste Einverständnis des Patienten zur erforderlichen Behandlung wird durch einen ständigen Dialog zwischen Arzt und Patient über die weiterhin notwendige Behandlung noch zusätzlich bestätigt. Ein in gegenseitigem Einvernehmen entstandener IC bringt sowohl für den Arzt als auch für den Patienten Vorteile. Eine auf diese Weise hergestellte therapeutische Allianz vereinfacht die Arbeit des Arztes, da die Erwartungen des Patienten hinsichtlich des Behandlungserfolgs realistisch sind, er auf mögliche Komplikationen vorbereitet ist und bei der Behandlung wahrscheinlich besser mitarbeitet. Obwohl in der juristischen und ethischen Fachliteratur häufig auf die

Bedeutung des IC hingewiesen wird, geht dennoch aus zahlreichen Studien hervor, dass die Ärzte oftmals nicht im Sinne eines richtig verstandenen IC handeln.

Beauchamp TL, Childress JF. The meaning and justification of informed consent. In: *Principles of Biomedical Ethics.* 5th ed. New York: Oxford University Press; 2001:77–98.
Special Supplement: Empirical research on informed consent: An annotated bibliography. *Hastings Cent Rep* 1999;29(1):S1–S42.
Berg JW, Appelbaum PS, Lidz CW, et al. *Informed Consent: Legal Theory and Clinical Practice.* New York: Oxford University Press; 2001.
Katz J. *The Silent World of Doctor and Patient.* New York: The Free Press; 1984.

Fallbeispiel I: Der Patient Cure, bei dem eine Pneumokokken-Meningitis diagnostiziert wurde, wird darüber informiert, dass eine Antibiotika-Behandlung umgehend erforderlich ist. Nachdem er über seine Krankheit, die Vor- und Nachteile der Behandlung und die möglichen Konsequenzen bei deren Unterlassung aufgeklärt wurde, trifft er eine bewusste Entscheidung und stimmt der Antibiotika-Therapie zu. Damit ist eine klinisch, ethisch und emotional zufrieden stellende therapeutische Allianz entstanden, die sich noch verstärkt, wenn die Gesundheit des Patienten wiederhergestellt ist.
Fallbeispiel II: Bei dem Patienten Cope, heute 42 Jahre alt, wurde im Alter von 18 Jahren ein insulinabhängiger Diabetes mellitus diagnostiziert. Ihm wurde Insulin verschrieben und eine Diät empfohlen. In den darauf folgenden Jahren hat er sich an die empfohlene Diät und die vorgeschriebene Insulindosis gehalten, erlebte aber dennoch wiederholt Episoden von Ketoazidosen und Hypoglykämie. Der Arzt führte mit Herrn Cope regelmäßig Gespräche über den Verlauf seiner Krankheit und den Behandlungsplan und erkundigte sich dabei auch, wie er mit der Beeinträchtigung seiner Lebensqualität durch die Krankheit zurechtkomme. Der Arzt schlug zur Verbesserung der Blutzuckerkontrolle die Implantation einer Insulinpumpe vor.

Kommentar: Fallbeispiel I zeigt auf, wie ein routinemäßiges Einverständnis ablaufen könnte. Die klinische Entscheidungsfindung von Seiten des Arztes kommt darin zum Ausdruck, dass er dem Patienten den seiner Meinung nach geeigneten Behandlungsverlauf empfiehlt. Der Patient teilt seine Entscheidung mit, nachdem er sich mit dem Arzt über die Diagnose und die Behandlung beraten hat und daraufhin die Empfehlungen des Arztes akzeptiert. Fall II ist ebenfalls ein Beispiel für routinemäßiges Einverständnis, allerdings unter den Bedingungen einer chronischen Erkrankung. Der Arzt hat seinen Patienten gewissenhaft informiert und aufgeklärt. Der Patient akzeptiert den Behandlungsplan, sein Einverständnis beweist indirekt seine Präferenzen. Er ist sich der Vor- und Nachteile der Insulinpumpe bewusst. Dennoch ist es bei chronischen Krankheiten mit oftmals unterschiedlichen Verlaufsformen möglich, dass der Patient nicht in vollem Umfang informiert wurde oder sich nicht über mögliche Implikationen der Behandlung oder deren Unterlassung im Klaren ist. Im Folgenden werden Probleme behandelt, die sich in den eben beschriebenen Fällen ergeben können.

2.1.1 Informed Consent: Definition und Standardverfahren

Der IC wird definiert als die bewusste Einwilligung eines Patienten in eine medizinische Maßnahme nach hinreichender Aufklärung durch den Arzt hinsichtlich des Verlaufs der Maßnahme, ihrer Vor- und Nachteile, sowie hinsichtlich möglicher Alternativen und deren Vor- und Nachteile. Wie soll die Angemessenheit der durch den Arzt mitgeteilten Informationen bestimmt werden? Ein Ansatz ist, zu fragen, was ein vernünftiger und umsichtiger Arzt einem Patienten sagen würde. Dieser Ansatz, der in einigen der frühen Fälle von IC die Rechtsnorm war, wird zunehmend durch eine neue Norm ersetzt: Welche Art von Informationen benötigen verständige und einsichtsfähige Patienten, um eine vernünftige Entscheidung treffen zu können? Die frühere Rechtsnorm gesteht dem Arzt einen größeren Ermessensspielraum zu, während die zweite patientenzentriert ist. Eine dritte Norm, auch subjektive Norm genannt, ist hingegen patientenspezifisch. Es stellt sich allerdings die Frage, ob die mitgeteilten Informationen spezifisch auf den Informationsbedarf und die Verständnisfähigkeit eines bestimmten Patienten zugeschnitten sind. Gewöhnlich sind Ärzte gesetzlich nur zur Erfüllung des Informationsbedarfs verständiger und einsichtsfähiger Patienten verpflichtet. Dennoch wird ein Arzt, der die partizipative Entscheidungsfindung anstrebt, eher die subjektive Norm vorziehen. Die Norm des vernünftigen Patienten ist ethisch ausreichend, die subjektive Norm hingegen ethisch ideal.

2.1.2 Umfang der Mitteilung

Nicht nur wissenschaftliche Studien zeigen, dass die Patienten Informationen von ihren Ärzten fordern, viele Ärzte wissen auch aus der eigenen Praxis, dass ihre Patienten Informationen schätzen. In den letzten Jahren ist es üblich geworden, sogar „schlechte Nachrichten" wahrheitsgemäß mitzuteilen. Normalerweise sollte eine Mitteilung folgende Aspekte beinhalten:

- den gegenwärtigen Zustand des Patienten, einschließlich des möglichen Krankheitsverlaufs im Falle eines Behandlungsverzichts
- die medizinischen Maßnahmen, die zu einer günstigeren Prognose führen könnten, d.h. deren Beschreibung und die Darlegung ihrer Vor- und Nachteile. Mit der Behandlung verbundene Erfolgschancen und Unsicherheitsfaktoren sollten dabei ebenfalls angesprochen werden
- eine kompetente Meinung zu den möglichen Alternativen
- eine auf der Basis einer sorgfältigen und effizienten klinischen Entscheidungsfindung ausgesprochene Empfehlung.

Bei diesen Gesprächen sollten die Ärzte Fachausdrücke vermeiden, statistische Daten so gut wie möglich veranschaulichen, das Verständnis des Patienten durch Rückfragen überprüfen und ihn auffordern, selbst Fragen zu stellen. Wie in einem Gerichtsurteil festgelegt, sind Ärzte nicht dazu verpflichtet, jedem Patienten einen medizinischen Schnellkurs zu erteilen, sie sollten jedoch ihre Patienten über die medizinisch notwendigen spezifischen Maßnahmen und das Vorliegen verschiedener Optionen aufklären.

2.1.3 Gewissenhaftigkeit

Die moralischen und rechtlichen Verpflichtungen zur Patientenaufklärung hängen auch von der jeweiligen Situation ab. Je nachdem, ob es sich um einen Notfall handelt, um eine frei wählbare Behandlung oder gar um ein Experiment, kann der Aufklärung ein anderer Stellenwert zugemessen werden. In einigen Notfallsituationen können nur bedingt Informationen gegeben werden. Jeder Versuch, den Patienten zu informieren, kann wertvolle Zeit kosten. Ethisch und rechtlich gesehen darf die Weitergabe von Information beim Notfall auf ein Minimum reduziert werden (s. Kap. 2.7.3). Wenn die Behandlung frei wählbar ist, sollte viel ausführlicher informiert werden. Die Einladung zur Teilnahme an einer Forschungsstudie schließlich sollte einhergehen mit besonders detaillierten und gründlichen Informationen, vor allem dann, wenn die Forschungsreihe nicht mit der Therapie des Patienten übereinstimmt (s. Kap. 4.7.5).

2.1.4 Informationsverständnis

In den Diskussionen über den IC wird oft die Menge und Art der vom Arzt gegebenen Information hervorgehoben. Das Verstehen der Information von Seiten des Patienten ist jedoch genauso wichtig wie die Tatsache, dass er informiert wird. Wie aus einigen Studien und zahlreichen Anekdoten hervorgeht, lässt bei vielen Patienten das Verständnis medizinischer Informationen zu wünschen übrig. Gleichzeitig führen manche Studien die Verständnisschwierigkeiten auf mangelnde Kommunikationsfähigkeit der Ärzte zurück und geben zu verstehen, dass es nur geringer Anstrengung bedarf, um die Sprachbarrieren zu überwinden. Der Arzt ist ethisch dazu verpflichtet, sich angemessen um ein Verständnis zu bemühen. Erklärungen sollten klar und einfach sein und ihr Verständnis durch Rückfragen gesichert werden. Gegebenenfalls sollten Aufklärungsschriften und gedrucktes Informationsmaterial zur Verfügung gestellt werden. Auch Videofilme oder Computerprogramme sollten zur Entscheidungsfindung eingesetzt werden, etwa im Fall einer schwierigen Wahl zwischen verschiedenen Behandlungsmöglichkeiten von Brustkrebs oder Prostatakrebs. Für Patienten mit chronischen Erkrankungen empfiehlt sich die Erstellung geeigneter Aufklärungsprogramme.

2.1.5 Dokumentation

Der Prozess der gemeinsamen Entscheidungsfindung endet mit der Zustimmung (oder Ablehnung) des Patienten. Diese Zustimmung wird auf einem unterschriebenen Zustimmungsformular dokumentiert, das mit der Krankenakte abgelegt wird. Institutionen des Gesundheitswesens verlangen ein unterschriebenes Dokument, bevor eine medizinische oder chirurgische Behandlung eingeleitet wird. Das Dokument benennt die Behandlung und bestätigt, dass der Patient über deren Vor- und Nachteile aufgeklärt wurde. Eine solche Einwilligung mag zwar juristisch gesehen angemessen sein, spiegelt jedoch keineswegs einen in ethischer Hinsicht angemessenen Entscheidungsprozess wider. Die Modalitäten des Aufklärungsgespräches sollten in jeder Krankenakte vermerkt sein. Das unterschriebene Zustimmungsformular ist weder ein Ersatz für diese komplexere Dokumentation noch ein ausreichender Beweis für einen korrekt erfolgten IC.

2.1.6 Schwierigkeiten mit dem Informed Consent

Viele Studien zeigen auf, dass es den Ärzten immer wieder misslingt, ethisch und rechtlich befriedigende Gespräche zur Erzielung eines Einvernehmens zu führen. Die Ärzte sind durch ihre Fachsprache befangen, aufgrund der jeder medizinischen Information innewohnenden Ungewissheit verunsichert und besorgt, den Patienten zu verletzen oder zu beunruhigen. Häufig sind sie auch schlicht überlastet und aufgrund ihrer zahlreichen Verpflichtungen ständig in Eile. Patienten wiederum können Verständnisprobleme haben, unaufmerksam und abgelenkt oder von Angst und Besorgnis überwältigt sein. Selektives Hören aufgrund von Ablehnung, Angst und Sorge aufgrund der Krankheit erklären, warum gewisse Informationen, die ein Patient normalerweise verstehen würde, nicht verstanden werden. Einige Patienten wiederum glauben, dass das Treffen von Entscheidungen in der Zuständigkeit des Arztes liegt, während einige Ärzte vielleicht kein Verständnis für die Motive des Patienten an einer Mitwirkung am Entscheidungsprozess zeigen.

Viele Ärzte empfinden die Forderung nach dem IC als eine unerwünschte und unmögliche Aufgabe: unerwünscht, da eine hinreichende Patientenaufklärung zu viel Zeit kostet und unnötige Ängste beim Betroffenen auslösen könnte; unmöglich, weil ein medizinisch ungebildeter und klinisch unerfahrener Patient die Tragweite der ärztlichen Informationen nicht wirklich in vollem Umfang begreifen kann. Sogar Ärzte erfassen nicht alle für die eigene Krankheit relevante Informationen, wenn sie selbst zu Patienten werden. Deshalb neigen Ärzte manchmal dazu, die Erreichung eines IC als ein im Grunde bedeutungsloses Ritual anzusehen, als eine von der Bürokratie auferlegte Pflichtübung. Das ist eine begrenzte Sicht im Hinblick auf das ethische Ziel: IC bedeutet nicht nur das Herantragen von Informationen an den Patienten. Es ist eine Gelegenheit zur Förderung des Dialogs zwischen Ärzten und Patienten, dessen Ziel es ist, sich auf einen beidseitig befriedigenden Aktionsplan zu einigen. Der IC sollte in einer gemeinsamen Entscheidungsfindung resultieren. Trotz aller Schwierigkeiten ist dieser Prozess nicht unmöglich und immer offen für Verbesserungen. Der Dialog zwischen Ärzten und Patienten wird nicht nur durch die Grenzen der Kommunikationsfähigkeit des Arztes und die Verständnisschwierigkeiten des Patienten behindert, sondern wird auch eingeschränkt durch das Unvermögen der Ärzte, ihren Patienten zuzuhören und auf sie einzugehen. Schließlich verhindern auch die von Krankenkassen und Kliniken auferlegten Zeitbeschränkungen für Patientenbesuche und die nur Behandlungen, nicht aber Informationsgespräche vergütenden Rückerstattungsregelungen eine erfolgreiche Kommunikation.

2.2 Entscheidungsfähigkeit

Die Problematik der Zustimmung zu einer Behandlung betrifft nicht nur das Mitteilen einer Diagnose, sondern auch den geistigen Zustand des Patienten, der oft nicht mehr in der Lage ist, die Diagnose zu verstehen und Entscheidungen zu treffen. Zur Bezeichnung der Fähigkeit einer Person, von Rechts wegen die eigenen Interessen wie wirtschaftliche Belange oder die Entscheidung für oder gegen eine medizinische Behandlung wahrzunehmen, benutzt die angelsächsische Rechtsprechung häufig die Begriffe „competence" und „incompetence". Die Feststellung der „incompetence" ist allein den Recht sprechenden Organen vorbehalten. Ärzte haben es jedoch gelegentlich mit im juristischen Sinn kompetenten Patienten zu tun, deren Entscheidungsfähigkeit durch Krankheit, Angst, Schmerzen oder Krankenhausaufenthalt eingeschränkt scheint. Zur Unterscheidung zwischen klinischer und rechtlicher Definition benutzen wir in der klinischen Situation die Begriffe **Entscheidungsfähigkeit** und **Entscheidungsunfähigkeit.** Entscheidungsfähigkeit in diesem Sinne ist wesentlicher Bestandteil des IC-Prozesses. Im deutschen Sprachraum wird für diese Situation auch der Begriff der Urteilsfähigkeit bzw. Urteilsunfähigkeit verwendet.

Beauchamp TL, Childress JF. Capacity for autonomous choice. In: *Principles of Biomedical Ethics*. 5th ed. New York: Oxford University Press; 2001:69–77.

Grisso T, Appelbaum. *Assessing Competence to Consent to Treatment*. Oxford University Press; 1998.

Special Section on Capacity, Decision Making and Informed Consent. *J Clin Ethics* 1998;9(3).

Carney MT, Neugroschl J, Morrison RS, et al. The development and piloting of a capacity assessment tool. *J Clin Ethics* 2001;12(1):17–23.

2.2.1 Definition der Entscheidungsfähigkeit

Um in medizinischen Zusammenhängen einer Behandlung zustimmen oder sie ablehnen zu können, muss ein Patient zumindest in der Lage sein, die relevanten Informationen zu verstehen, die medizinische Situation und die möglichen Folgen richtig einzuschätzen, eine getroffene Entscheidung mitzuteilen und die Empfehlungen des Arztes zu möglichen Behandlungsmethoden vor dem Hintergrund der eigenen Wertvorstellungen rational abzuwägen. Die Entscheidungsfähigkeit von Patienten, die offensichtlich über diese wesentlichen Fähigkeiten verfügen, wird nicht ernsthaft in Frage gestellt. Man sollte ihr Recht respektieren, ihre eigenen Entscheidungen gemäß ihren Präferenzen zu treffen. Patienten, die eindeutig nicht über diese Fähigkeiten verfügen, weil sie ohne Bewusstsein, offensichtlich verwirrt oder aufgrund von Wahnvorstellungen nicht einsichtsfähig sind, sind nicht mehr entscheidungsfähig. Sie benötigen eine Person, die stellvertretend für sie die Entscheidungen trifft. Es kann Situationen geben, in denen die Grenze zwischen Entscheidungsfähigkeit bzw. Entscheidungsunfähigkeit eines Patienten nicht eindeutig ist. Das sind die ethischen Problemfälle, bei denen unter Umständen auf dem Gerichtsweg die Frage der Entscheidungsfähigkeit geklärt werden muss.

2.2.2 Feststellung der Entscheidungsfähigkeit

Entscheidungsfähigkeit bezieht sich auf die spezifischen Vorgänge des Verstehens, Beurteilens und Auswählens unter mehreren realistischen Optionen. Um die Entscheidungsfähigkeit eines Patienten festzustellen, verwickelt man ihn zuerst in ein Gespräch, beobachtet sein Verhalten und spricht mit Dritten, den Familienangehörigen, Freunden oder dem Pflegepersonal. Es ist aber dennoch häufig schwierig, die Anzeichen einer eingeschränkten Einsichtsfähigkeit zu erkennen. So erscheinen z.B. paranoide Patienten normal, bis bestimmte Fragen Wahnvorstellungen bei ihnen auslösen. Patienten wiederum, die zu schnell mit den Empfehlungen des Arztes einverstanden sind, verstehen unter Umständen nicht wirklich, was ihnen empfohlen wird. Die Entscheidungsfähigkeit von Patienten, die eine risikoarme und gleichzeitig wirksame Behandlung ablehnen, obwohl sie dadurch eine ernsthafte Erkrankung oder sogar den Tod riskieren, ist verständlicherweise anzuzweifeln.

Wenn ein Arzt versucht, die Entscheidungsfähigkeit eines Patienten einzuschätzen, sollte er sich nicht einfach auf allgemeine Diagnosen wie Schizophrenie, Depression oder Demenz verlassen. Entscheidend ist vor allem, wie diese allgemeinen psychischen Zustände und psychiatrischen Diagnosen die Verständnis- und Entscheidungsfähigkeit des Patienten beeinflussen. Viele psychisch kranke Menschen sind durchaus in der Lage, vernünftige Entscheidungen zu treffen, wenn sie mit verschiedenen Möglichkeiten konfrontiert werden.

Wenn ein Kliniker Zweifel an der Entscheidungsfähigkeit seines Patienten hat, können standardisierte und informelle Tests zur Kontrolle kognitiver Funktionen, psychischer Störungen oder organischer Krankheitsbilder, die die Entscheidungsfähigkeit des Patienten beeinträchtigen könnten eingesetzt werden. Ein einzelner Test ist jedoch niemals ausreichend zur Erfassung des komplexen Problems der Entscheidungsfähigkeit im klinischen Rahmen. Manche Krankheitsbilder, wie z.B. affektive Angstzustände oder Depressionen, können vorübergehender Natur oder auch nach psychiatrischer Intervention reversibel sein. In anderen Fällen, z.B. bei durch Drogen hervorgerufenen Verwirrungszuständen, kann durch eine entsprechende Medikation die Entscheidungsfähigkeit wieder hergestellt werden. Einige Probleme, wie die Unfähigkeit, einfache Erklärungen zu verstehen, oder fixe Wahnvorstellungen, sind unter Umständen nicht zu beheben. Sollte sich die Feststellung der Entscheidungsfähigkeit als problematisch erweisen, ist dem Arzt anzuraten, sich an andere Einrichtungen wie sozialpsychiatrische Dienste, Risikomanager im Krankenhaus, Rechtsanwälte, ethische Komitees oder Consultants zu wenden. Wenn genügend klinische Beweise erbracht sind, dass der Patient nicht in der Lage ist, eine Entscheidung zu treffen, übernimmt stellvertretend ein zu bestellender Entscheidungsträger die Verantwortung. Darauf wird in Kapitel 2.7 näher eingegangen.

Fallbeispiel I: Der 42-jährige, an insulinabhängigem Diabetes erkrankte Patient Cope wird von seiner Frau in die Notaufnahme gebracht. Er klagt über grippeähnliche Symptome mit Fieber, Myalgie, Anorexie, Erbrechen und zunehmende Benommenheit und Willenlosigkeit. Seiner Frau zufolge konnte der Patient während der letzten zwei Tage nichts essen oder trinken und keine Medikamente oral einnehmen. Am Vortag der Untersuchung hatte er auch am Morgen und am Abend die verschriebene Insulindosis nicht eingenommen. Bei der Untersuchung in der Notaufnahme ist er bereits bewusstlos, öffnet aber die Augen, wenn man seinen Namen ruft oder ihn leicht kneift. Seine Körpertemperatur ist auf 39,1°C erhöht, die Blutdruckmessung ergibt 100/70, der Puls ist bei einem Wert von 110 regelmäßig. Körperliche Untersuchungen und Abhören zeigen klingende kleinblasige Rasselgeräusche in der rechten Lunge dorsal, der rechte Fuß ist kälter als der linke. Die rechte Femoralarterie ist tastbar, der Puls ist jedoch im Vergleich zur linken schwächer. Über dem rechten Oberschenkel wird ein Strömungsgeräusch festgestellt; im rechten Bein distal zum Femoralis kann kein Puls ertastet werden. Erste Laboruntersuchungen bestätigen den klinischen Verdacht auf akute Pneumonie des rechten Lungenflügels und diabetische Ketoazidose; folgende Serumwerte werden festgestellt: Glukose 754 mg/dl; Natrium 124 mmol/l; Kalium 5,6 mmol/l; Chloride 91 mmol/l; Bicarbonat 12 mmol/l; Harnsäure 60 mg/dl; Kreatinin 2,2 mg/dl. Die arteriellen Blutgaswerte sind wie folgt: pH 7,10; Po_2 65 mm Hg; Pco_2 26 mm Hg. Auf der Basis dieser Befunde schlagen die Ärzte eine rigorose Behandlung der diabetischen Ketoazidose mit intravenöser Insulin-, Flüssigkeits- und Elektrolytsubstitution vor. Obwohl die Ärzte von einer viralen Pneumonie des rechten unteren Lungenflügels ausgehen, empfehlen sie zusätzlich die Behandlung einer eventuellen bakteriellen oder Aspirationspneumonie mit Antibiotika. Obwohl der Patient im Laufe der Untersuchung somnolent ist und keine Reaktionen zeigt, wacht er während der intravenösen Injektion auf und sagt laut: „Lassen Sie mich in Ruhe. Keine Nadeln und kein Krankenhaus. Mir geht es gut." Seine Frau drängt jedoch darauf, die Äußerungen ihres Mannes zu ignorieren und erklärt dem Behandlungsteam: „Er weiß nicht, was er sagt."

Kommentar: Wir stimmen der Einschätzung der Ehefrau des Patienten Cope zu. Der Patient hat eine akute Krise (Ketoazidose und Pneumonie), die eine chronische Krankheit (Diabetes Typ I) überlagert und zeigt einen über einen Zeitraum von zwei Tagen fortschreitenden Stupor. Zu diesem Zeitpunkt fehlt es ihm sicher an Entscheidungsfähigkeit, obwohl er zwei Tage vor Ausbruch der Krankheit noch Entscheidungen treffen konnte. Vermutlich wird seine Entscheidungsfähigkeit nach erfolgreicher Behandlung der Ketoazidose – voraussichtlich innerhalb der nächsten 24 Stunden – wieder hergestellt sein. Zu diesem Zeitpunkt wäre es ethisch jedoch nicht angemessen, sich von den Forderungen eines offensichtlich nicht mehr entscheidungsfähigen Patienten mit akutem Stupor leiten zu lassen. Die Ursache der Einschränkung seiner geistigen Fähigkeiten ist bekannt und reversibel. Ärzte und Angehörige sind sich über die Entscheidungsunfähigkeit des Patienten einig und entscheiden einvernehmlich eine Behandlung in seinem besten Interesse. Die Ärzte handeln korrekt, wenn sie den stellvertretend für den Patienten geäußerten Wünschen der Ehefrau nachkommen und ihn trotz seiner Einwände behandeln. Auf Problemstellungen im Zusammenhang mit Entscheidungen, die stellvertretend für Patienten getroffen werden, wird in Kapitel 2.7 näher eingegangen. In Kapitel 2.5 wird eine weitergehende Problemstellung im Falle des Patienten Cope thematisiert.

Fallbeispiel II: In den Kapiteln 1.0.1 und 2.1 beschäftigen wir uns mit dem Fall des Patienten Cure, der die Symptome einer bakteriellen Meningitis zeigt. Man erklärt ihm, dass unverzüglich eine stationäre Behandlung mit Antibiotika notwendig sei. Er lehnt die Behandlung ab und äußert den Wunsch, nach Hause zu gehen. Der Arzt klärt ihn über die extremen Gefahren seiner Entscheidung und über das minimale Risiko der Therapie auf. Dennoch besteht der junge Mann auf seiner Ablehnung. Abgesehen von diesem unverständlichen Verlangen weist er keine Anzeichen von Verwirrung oder Alteration des Geisteszustands auf.

Kommentar: Es gibt keinen offensichtlichen klinischen Beweis für die Annahme, dass der Patient Cure entscheidungsunfähig ist. Der Arzt kann zwar eine durch Fieber oder Stoffwechselstörung ausgelöste geistige Beeinträchtigung unterstellen, aber aufgrund einer bloßen Vermutung auf eine Entscheidungsunfähigkeit zu schließen, ist ohne weitere affektive Anhaltspunkte und Verhaltensauffälligkeiten unzulässig. Manche Ärzte gehen davon aus, dass jede Ablehnung lebensverlängernder Maßnahmen ein Indiz für Entscheidungsunfähigkeit ist, und schätzen den Patienten deshalb als inkompetent ein. Die Verweigerung einer Behandlung an sich sollte jedoch nicht bereits als Beweis für Entscheidungsunfähigkeit gewertet werden. Es müssen klinische Beweise oder eine fundierte medizinische Begründung vorliegen, um die Entscheidungsunfähigkeit eines Patienten attestieren zu können. Ist es aus ethischer Sicht zulässig, einen Patienten, dessen Entscheidungsfähigkeit nicht beeinträchtigt zu sein scheint, in einem lebensbedrohlichen Zustand gegen seinen Willen zu behandeln? Dieser Fall wird in Kapitel 2.5.2 ausführlich behandelt.

Fallbeispiel III: Die 77 Jahre alte Patientin D. wird von ihrer Nachbarin in die Notaufnahme gebracht. Ihr linker Fuß ist gangränös. Sie hat die letzten zwölf Jahre alleine gelebt und gilt bei ihren Nachbarn und ihrem Arzt als intelligente und selbstständige Person. Ihre geistige Leistungsfähigkeit ist weitgehend intakt, sie wird jedoch immer vergesslicher und ist manchmal verwirrt. Bei ihren letzten zwei Arztbesuchen sprach sie diesen immer wieder mit dem Namen ihres früheren Arztes an, der bereits verstorben ist. Als man ihr mitteilt, die beste medizinische Option sei eine Amputation, verweigert sie diese Behandlung hartnäckig, obwohl sie mehrmals behauptet, sich der Folgen bewusst zu sein und diese zu akzeptieren. Gefasst erklärt sie ihrem Arzt (den sie wieder mit falschem Namen anspricht), dass sie unversehrt begraben werden möchte. Der Arzt zieht in Erwägung, eine rechtliche Befugnis für die Behandlung einzuholen.

Kommentar: Aufgrund der leichten Demenz der Patientin D. sind Zweifel berechtigt, ob sie noch in der Lage ist, eine selbstständige Entscheidung zu treffen. Dennoch sollte auch Menschen mit beeinträchtigter intellektueller Leistung nicht gleich die Fähigkeit abgesprochen werden, Entscheidungen zu treffen. Manche Menschen sind vielleicht nicht mehr genau über Zeit und Ort orientiert, verstehen aber immer noch die angesprochene Problematik. Der ausschlaggebende Test für die Entscheidungsfähigkeit eines Menschen ist der Nachweis, dass er das Problem und die Konsequenzen aller damit zusammenhängenden Entscheidungen grundsätzlich verstanden hat. Eine andere Möglichkeit ist, die Entscheidung eines Menschen vor dem Hintergrund seiner Lebensgeschichte und seiner Wertvorstellungen zu überprüfen. Dies wird manchmal als die Authentizität einer Entscheidung bezeichnet. Obwohl diese Möglichkeit unter Ethikern als Kriterium für geistige Leistungsfähigkeit umstritten ist, kann sie häufig als hilfreiche klinische Richtschnur für die Bewertung der Entscheidungsautonomie dienen.

Empfehlung: Im Gesamtzusammenhang mit ihrem Leben und ihren Wertvorstellungen legen die klaren Äußerungen der Patientin D. nahe, dass sie über eine hinreichende Fähigkeit zum Treffen einer selbstständigen Entscheidung verfügt. Der Arzt sollte deshalb keinen richterlichen Beschluss hinsichtlich der Entscheidungsunfähigkeit seiner Patientin erwirken, da keine ernsthaften Zweifel an ihrer Entscheidungsfähigkeit bestehen. Die Behandlung von Frau D. sollte sich auf eine angemessene medizinische Versorgung beschränken. Frau D. sollte ohne unzulässigen Druck oder gar Zwang behutsam zu einer Amputation überredet werden.

Fallbeispiel III (Fortsetzung): Frau D. wird wie oben beschrieben in die Notaufnahme eingeliefert. In dieser Version des Falles bestreitet sie hartnäckig, irgendein medizinisches Problem zu haben. Obwohl die Zehen ihres linken Fußes nekrotisch sind und sich gangränöses Gewebe bis über den Knöchel ausgedehnt hat, beteuert sie, bei bester Gesundheit zu sein und weiterhin ihren täglichen Spaziergang zu machen, so wie auch an diesem Morgen. Ihre Nachbarin sagt jedoch aus, Frau D. habe seit mindestens einer Woche das Haus nicht verlassen und deshalb habe sie beschlossen, bei ihr vorbeizuschauen und nachzufragen, ob alles in Ordnung sei.

Empfehlung: Bei dieser Variante gibt es eindeutige Indizien für eine Entscheidungsunfähigkeit der Patientin. Sie leugnet ihre Gebrechlichkeit und Pflegebedürftigkeit und scheint an Realitätsverlust zu leiden. Hier wäre es in Frau D.s bestem Interesse (s. Kap. 2.7.2 und 3.0.3), umgehend auf die Bestellung eines Vertreters zu dringen und eine Entscheidung über den indizierten Eingriff herbeizuführen.

2.2.3 Feststellung der Entscheidungsfähigkeit im Zusammenhang mit der Notwendigkeit medizinischer Maßnahmen

Normalerweise wird die Entscheidungsfähigkeit eines Patienten erst dann in Frage gestellt, wenn dieser die medizinisch indizierte Behandlung ablehnt oder abbrechen möchte. In solchen Situationen können Testverfahren zur Überprüfung der Entscheidungsfähigkeit angewandt werden. Wenn ein Patient die empfohlene Behandlung ablehnt, können derartige Tests angebracht sein, da die Ärzte befürchten müssen, der Patient schade mit seiner Entscheidung seiner Gesundheit und seinem Wohlergehen. Diese Testverfahren reichen von simplen, jedem Arzt zugänglichen Untersuchungen des Geisteszustandes bis hin zu differenzierten Beurteilungen, wie sie von Psychiatern oder klinischen Psychologen erstellt werden. Allgemein gilt die Regel, dass die Tests umso differenzierter sein müssen, je schwerer die Erkrankung und je dringlicher erforderlich eine Behandlung ist. Die Anforderungen an die Entscheidungsfähigkeit eines Patienten hängen von der Wahrscheinlichkeit und dem Ausmaß der Risiken und des Nutzens der Behandlung ab und davon, ob die medizinische Maßnahme angenommen oder abgelehnt wird. So benötigt ein Patient nur eine geringe Entscheidungsfähigkeit, wenn es um die Zustimmung zu einer mit hoher Wahrscheinlichkeit nützlichen Behandlung mit minimalen Risiken geht, wie die Einnahme von Antibiotika bei bakterieller Meningitis. Ein höherer Grad an Kompetenz ist notwendig, wenn eine solche Behandlung abgelehnt wird. Die Zustimmung zu einer Maßnahme mit hohem Risiko und geringen Erfolgschancen, wie z.B. die Transplantation von Stammzellen bei primärer Amyloidose, erfordert dementsprechend einen umso größeren Grad von Entscheidungsfähigkeit.

2.2.4 Schwankende Entscheidungsfähigkeit

In gewissen pathologischen Situationen, z.B. bei einem organischen Hirnsyndrom, sind Schwankungen des Bewusstseinszustandes charakteristisch. Ähnlich verhält es sich beim so genannten Sundowner-Syndrom, bei dem die geistige Leistungsfähigkeit im Laufe eines Tages variiert. Folglich kann ein Patient zu einer Tageszeit bei klarem Bewusstsein erscheinen, zu einem späteren Zeitpunkt jedoch als entscheidungsunfähig eingeschätzt werden.

Fallbeispiel: Die an MS erkrankte Patientin Care befindet sich in stationärer Behandlung. Am Morgen kann sie sich klar und deutlich mit den Ärzten, dem Pflegepersonal und ihrer Familie unterhalten. Am Nachmittag redet sie verwirrt und ist räumlich und zeitlich desorientiert. Sie bringt in beiden Situationen unterschiedliche Wünsche bezüglich ihrer Pflege zum Ausdruck, die sich teilweise widersprechen. Wenn sie am Morgen gefragt wird, ob ein Röhrchen zur Verhinderung der Aspiration implantiert werden solle, lehnt sie dies ab; am Nachmittag im verwirrten Zustand wiederholt sie immer wieder, dass man das Röhrchen implantieren solle.

Empfehlung: Diese Schwankungen des Geisteszustandes sind an sich schon eine Manifestation der Krankheit selbst. Der Patient sollte als eine Person mit beeinträchtigter Entscheidungsfähigkeit betrachtet werden. Präferenzen, die in einem solchen Zustand formuliert werden, sollten nur dann als verbindlich angesehen werden, wenn der Patient sie wiederholt in den bewusstseinsklaren Phasen zum Ausdruck bringt.

2.3 Überzeugungen aufgrund kultureller und religiöser Unterschiede

Manche Glaubensgemeinschaften vertreten in Bezug auf Gesundheit, Krankheit und ärztliche Betreuung bestimmte Überzeugungen, mit denen Ärzte unter Umständen nicht vertraut sind. Manchmal beeinflussen solche Überzeugungen die Behandlungspräferenzen von Patienten in einer Weise, die Ärzten geradezu unvernünftig oder gefährlich erscheint. Umgekehrt können kulturellen Minderheiten angehörende Menschen die medizinischen Praktiken der Leitkultur als seltsam und sogar abstoßend empfinden. In beiden Fällen sehen sich die Ärzte mit dem Problem konfrontiert, eine ihnen vernünftig erscheinende klinische Entscheidung – zu der sie sich manchmal sogar ethisch verpflichtet fühlen – mit dem Wunsch des Patienten nach einer anderen Behandlungsmethode in Einklang bringen zu müssen. Angemessene Reaktionen auf solche Situationen werden in den entsprechenden Kapiteln behandelt: Aufrichtigkeit in der Arzt-Patient-Beziehung (s. Kap. 2.4), Behandlungsverzicht durch entscheidungsfähige Patienten (s. Kap. 2.5) und die Rolle der Familie bei der Entscheidungsfindung (s. Kap. 4.1.2; 4.1.2 P). Im Folgenden soll zu verschiedenen angemessenen Reaktionen allgemein Stellung genommen werden.

- Mangelnde Vertrautheit mit den Überzeugungen und Bräuchen anderer Menschen kann den Arzt dazu verleiten, den Geisteszustand des Patienten anzuzweifeln. Es kann vorkommen, dass Ärzte und Krankenpfleger jeden, der eine indizierte Behandlung ablehnt, für nicht entscheidungsfähig halten. Das bloße Vorliegen einer ungewöhnlichen Überzeugung ist nicht an sich schon der Beweis für mangelnde Entscheidungsfähigkeit. Liegen keine klinischen Anzeichen für Entscheidungsunfähigkeit vor, sollten solche Patienten als entscheidungsfähig betrachtet werden.
- In Einrichtungen mit einer großen Zahl an Patienten aus einem bestimmten Religions- oder Kulturkreis sollten sich die Ärzte mit den Überzeugungen dieser Patienten vertraut machen. Kompetente Übersetzer sollten ebenso zur Verfügung stehen wie Vermittler, z.B. Geistliche oder sachverständige Personen, die diese Überzeugungen erklären und sich mit ihren Vertretern verständigen können. Allerdings sind die gemeinsame Sprache, Herkunft und Religionszugehörigkeit mit dem Patienten allein noch keine Garantie für die Kompetenz des Übersetzers oder Vermittlers. Ärzte sollten sich überdies vor kulturellen Vorurteilen in Acht nehmen. Es gibt Menschen, die einem spezifischen Kulturkreis angehören, jedoch in ihren Wertvorstellungen, Wünschen und ihrem Lebensstil von den tradierten Verhaltensmustern ihrer Kulturen abweichen.
- Soweit dies möglich ist, sollte man sich auf eine Behandlungsmethode einigen, die vom Patienten und vom Arzt gleichermaßen akzeptiert werden kann. Es ist in erster Linie notwendig, die vom Patienten und vom Arzt verfolgten gemeinsamen Ziele und die zu deren Erreichung notwendigen Strategien festzulegen. Die ethische Antwort auf einen ernsthaften Konflikt in einem entscheidenden Punkt variiert von Fall zu Fall und wird in den Kapiteln 2.4 und 2.5 besprochen. Fälle, bei denen kulturelle Unterschiede eine bedeutende Rolle spielen, werden in den Kapiteln 2.5.1, 2.7.5 P und 4.5 behandelt.

Special Section. Cross-cultural perspectives in health care. *Camb & Healthcare Ethics* 1994;3(3).

Cultural differences in bioethics. *J Clin Ethics* 1993;4(2).

2.4 Offenheit in der Arzt-Patient-Beziehung

Grundlagen einer jeden Arzt-Patient-Beziehung sollten Ehrlichkeit und Aufrichtigkeit sein, alle Aussagen sollten dementsprechend wahrheitsgetreu sein und den Tatsachen entsprechen. Sollten Unsicherheiten in Bezug auf die mitzuteilenden Tatsachen bestehen, sollte dies dem Patienten auch zur Kenntnis gegeben werden. Täuschungen, sei es durch die Mitteilung nicht wahrheitsgemäßer oder durch das Verschweigen wahrer Informationen, sollten vermieden werden. Diese ethischen Prinzipien gelten für die menschliche Kommunikation im Allgemeinen. In der Kommunikation zwischen Arzt und Patient stellen sich jedoch ethische Fragen hinsichtlich der Aufrichtigkeit. Will der Patient die volle Wahrheit wirklich erfahren? Was ist, wenn die Kenntnis der vollen Wahrheit Schaden zufügt? Kann das Verschweigen der Wahrheit auch Hoffnung wecken? In der Vergangenheit gab die medizinische Ethik keine eindeutige Antwort auf diese Fragen. Einige Autoren befürworteten die uneingeschränkte, wahrheitsgemäße Aufklärung, andere wiederum empfahlen ein Verschweigen bestimmter Informationen zum Nutzen des Patienten. In jüngerer Zeit wird vor dem Hintergrund des sich immer mehr durchsetzenden Ansatzes des IC das Prinzip der Ehrlichkeit und Offenheit als das ethisch richtige Verhalten empfohlen.

Beauchamp TL, Childress JF. Veracity. In: Principles of Biomedical Ethics. 5th ed. New York: Oxford University Press; 2001, 283–292.

Fallbeispiel I: Der 65-jährige Patient R.S. kommt in die Sprechstunde seines Hausarztes und klagt über Gewichtsabnahme und leichte Bauchbeschwerden. Der dem Arzt sehr gut bekannte Patient ist gerade nach einem anstrengenden Arbeitsleben in den Ruhestand getreten und plant jetzt eine Weltreise mit seiner Ehefrau. Untersuchungen ergeben leicht erhöhte Leberwerte und eine verdächtige Verdickung am Pankreasausgang. Zu Beginn des Gesprächs über die Untersuchungsergebnisse bemerkt der Patient gegenüber dem Arzt: „Herr Doktor, ich hoffe, Sie haben keine schlechten Nachrichten für mich. Wir haben doch jetzt so viel vor!" Unter normalen Bedingungen wäre in diesem Fall eine Biopsie zur Klärung des Verdachtes auf Pankreaskrebs angebracht. Der Arzt überlegt, ob er diese Untersuchung erst nach der Rückkehr des Ehepaars durchführen oder dem Patienten seinen Verdacht auf Pankreaskrebs jetzt schon mitteilen soll.

Kommentar: Während die traditionelle Medizinethik dem Verschweigen bestimmter Wahrheiten zum Nutzen des Patienten den Vorzug gab, wird in den letzten Jahren verstärkt das Recht des Patienten auf die volle Wahrheit geltend gemacht. Folgende Argumente werden in diesem Zusammenhang ins Feld geführt:

- Es besteht eine starke moralische Verpflichtung, die Wahrheit zu sagen, die nicht einfach durch Spekulationen über einen möglichen Schaden aufgrund des Wissens um die Wahrheit aufzuheben ist.

- Patienten benötigen wahrheitsgemäße Informationen, wenn sie vernünftige Entscheidungen über ihr Leben und ihre Lebensplanung treffen wollen.
- Das Zurückhalten der Wahrheit kann das für die Arzt-Patient-Beziehung notwendige Vertrauensverhältnis beeinträchtigen. Besonders im Fall einer schwerwiegenden Krankheit ist es wichtig, dass diese Beziehung eng ist.
- Das Tolerieren des Zurückhaltens oder Verschweigens der Wahrheit durch die Berufsverbände kann auch das Vertrauen der Öffentlichkeit in den ärztlichen Berufsstand untergraben.
- Für die Annahme, das Offenlegen der Wahrheit könne dem Patienten schaden, gibt es meistens nur wenige Anhaltspunkte, manchmal sogar überhaupt keine. Oft liegt der Grund einer solchen Unterstellung darin, dass der Arzt selbst sich nicht wohl fühlt in der Rolle des „Überbringers schlechter Nachrichten", und weniger in der Tatsache, dass der Patient die volle Wahrheit nicht verkraften würde.
- Neuere Untersuchungen haben gezeigt, dass die meisten der Patienten, bei denen eine ernsthafte Erkrankung diagnostiziert wurde, über diese Diagnose auch informiert werden wollten. Es konnte dagegen nicht nachgewiesen werden, dass eine volle und wahrheitsgemäße Offenlegung der Fakten dem Patienten Schaden zufügt.
- In der Rechtsprechung wurde den Ärzten in der Vergangenheit das so genannte therapeutische Privileg zuerkannt, unter gewissen Umständen Informationen zurückzuhalten; der dabei gewährte Spielraum ist allerdings sehr eng. Der Bundesgerichtshof in Kalifornien formuliert wie folgt: „wenn ein Arzt eindeutig beweisen kann, dass sich seine Entscheidung auf Fakten gründet, die einen vernünftig denkenden Menschen davon überzeugen, dass der Patient die Offenlegung der vollen Wahrheit nicht verkraftet hätte und dass er nicht in der Lage gewesen wäre, den Nutzen und die Risiken einer Ablehnung der empfohlenen Behandlung objektiv abzuwägen." (Cobbs v. Grant, 1972)

Nach dieser engen Auslegung ist das therapeutische Privileg nur erlaubt, wenn der Patient durch die Offenlegung der vollen Wahrheit entscheidend belastet würde.

Empfehlung: Der Patient R.S. sollte die Wahrheit erfahren, ihm sollte der Verdacht auf Pankreaskrebs mitgeteilt werden. Die für eine wahrheitsgemäße Offenlegung angeführten Gründe sind unserer Meinung nach ausschlaggebend für das Vorhandensein der ethisch begründeten Pflicht, Patienten die volle Wahrheit über ihre Diagnose und die dadurch indizierte Behandlung mitzuteilen. Folgende Überlegungen erscheinen uns wichtig:

- Wahrheitsgemäß informieren bedeutet, die gegebene Situation im Zusammenhang mit den zugrunde liegenden Fakten zu bewerten. Dieses Prinzip schließt jedoch nicht aus, dass auch die emotionale Belastbarkeit des Patienten und dessen Fähigkeit, die Fakten intellektuell zu verstehen und einzuordnen, in die Bewertung eingehen. Die Wahrheit kann grausam sein, doch die Offenlegung der Wahrheit sollte nicht grausam sein. Die geforderte ausgewogene und behutsame Offenlegung der Wahrheit entspricht der Achtung des Selbstbestimmungsrechts und der Gefühle des Patienten. Mit einem solchen Vorgehen wird die Autonomie des Patienten nicht übergangen, sondern im Gegenteil seine Entscheidungsfähigkeit gestärkt.

- Die wahrheitsgemäße Offenlegung hat Folgen für die Zukunftspläne des Patienten R.S. Weitere Untersuchungen können durchgeführt und angemessene Therapien ausgewählt werden. Die Reise kann verschoben oder abgesagt und wirtschaftliche Angelegenheit geregelt werden. Dem Patienten sollte Gelegenheit gegeben werden, über all diese Sachverhalte nachzudenken und dementsprechend seine Zukunft zu planen. Fakten, die die Entscheidungen und die Wahl des Patienten nicht beeinflussen, müssen nicht offen gelegt werden.

Fallbeispiel II: Der Patient S.P., ein 55 Jahre alter Lehrer, leidet seit drei Monaten unter Schmerzen in der Brust und ist mehrere Male ohnmächtig geworden. Auf Drängen seiner Frau geht er unwillig zum Arzt. Der Patient ist nervös und besorgt und erklärt dem Arzt, er habe eine Abneigung gegen Ärzte und Krankenhäuser. Die körperliche Untersuchung ergibt deutliche Anzeichen für das Vorliegen einer Aortenklappenstenose, was durch eine Echokardiographie bestätigt wird. Der Arzt hält eine Herzkatheter-Untersuchung und eventuell eine Herzoperation für angebracht, befürchtet jedoch unter dem Eindruck der Äußerungen des Patienten, dass eine wahrheitsgetreue Aufklärung über die Risiken eines Herzkatheters dazu führt, dass der Patient den Eingriff ablehnt.

Kommentar: In diesem Fall ist der vorhergesehene Schaden sehr viel spezifischer und gefährlicher als im Fallbeispiel I. Das Zögern des Arztes, den Patienten über die Behandlungsrisiken aufzuklären, beruht auf der Befürchtung, der Patient könnte eine Entscheidung treffen, die sein Leben und seine Gesundheit in Gefahr brächte. In diesem Fall ist auch der Verdacht, der Patient könnte negativ auf die Offenlegung der Fakten reagieren, eindeutig besser begründet als im Fall I.

Empfehlung: Die Argumente für eine uneingeschränkte Offenlegung der medizinischen Fakten gelten im vorliegenden Fall ebenso wie auch im Fall I. Unabhängig davon, ob die Herzkatheter-Untersuchung akzeptiert wird oder nicht, muss der Patient weiter behandelt werden; es besteht sogar eine eindeutige Dringlichkeit. Vor allem braucht der Patient eine gute und vertrauensvolle Beziehung zu einem kompetenten Arzt. Ehrlichkeit kann ein solches Vertrauensverhältnis eher fördern als das Verheimlichen von Fakten. Möglicherweise ist die Angst des Arztes, der Patient könnte die Behandlung ablehnen, auch übertrieben. Darüber hinaus belegen diverse Studien, dass nahezu alle Patienten Offenheit wünschen. Der Arzt könnte auch bezüglich der Reaktion der Angehörigen im Falle einer unvorhergesehenen tödlichen Komplikation während der Untersuchung beunruhigt sein. Letztendlich wäre der Arzt in ethischer und rechtlicher Hinsicht verantwortlich dafür, dass er den Patienten nicht von der Ernsthaftigkeit seiner Erkrankung unterrichtet hat.

Fallbeispiel III: Nach einer Blutspende für einen Verwandten stellt sich heraus, dass der Spender HIV-positiv ist. Das gespendete Blut wird verworfen und der Name des Spenders als „nicht verwendbar" registriert. Sollte der Spender informiert werden?

Empfehlung: Der Spender sollte informiert und medizinisch beraten werden. Weitere Kontrolluntersuchungen sind notwendig und empfehlenswert. Aufgrund der bestehenden Ansteckungsgefahr für Dritte und der Tatsache, dass diese Gefahr durch die Aufklärung über Vorsichtsmaßnahmen im Umgang mit Dritten verringert werden kann, hat der Spender ein Recht darauf, von dem Untersuchungsergebnis unterrichtet und über die Folgen einer HIV-Infektion aufgeklärt zu werden. Die vorhandenen Behandlungsmöglichkeiten für asymptomatische HIV-positive Patienten stellen einen weiteren Grund dafür dar, dass Blutspender über ihre HIV-Infektion informiert werden müssen.

Fallbeispiel IV: Ein nach traditionellen Werten aufgewachsener 58 Jahre alter Navajo-Indianer wird von seiner Tochter in das von der Indianischen Gesundheitsbehörde zur Behandlung indianischer Ureinwohner autorisierte Krankenhaus des Navajo-Reservats gebracht. Er leidet an einer schweren Angina pectoris. Die Untersuchungsergebnisse bestätigen die Notwendigkeit einer koronaren Bypass-Operation. Der Chirurg klärt den Patienten gewohnheitsgemäß über die Risiken auf und informiert ihn darüber, dass eine minimale Gefahr bestehe, dass der Patient nicht wieder aufwacht. Der Patient hört wortlos zu, kehrt nach Hause zurück und weigert sich, in das Krankenhaus zurückzukehren. Die Tochter, eine ausgebildete Krankenschwester, erklärt das Verhalten des Vaters: „Für den Chirurgen waren das routinemäßige Worte, für meinen Vater aber waren sie ein Todesurteil."

Carrese JA, Rhodes LA. Western bioethics on the Navojo Reservation. *JAMA,* 1995; 274:826–829.

Kommentar: In der Navajo-Kultur haben Worte die Macht, die Wirklichkeit zu beeinflussen. Deshalb gilt der erklärende Hinweis auf eventuell bestehende Gefahren als Vorhersage, dass das unerwünschte Ereignis aller Wahrscheinlichkeit nach eintreten wird. In solchen traditionellen Kulturen sprechen die Menschen gewohnheitsmäßig nur über positive Sachverhalte und vermeiden es, über das Böse oder Negative zu sprechen. Die normale Praxis des IC, die Offenlegung von Risiken und nachteiligen Auswirkungen, kann Ängste hervorrufen und den Patienten zur Ablehnung der vorgeschlagenen Behandlung veranlassen. Ähnliche Vorbehalte gegenüber dem Prinzip der Offenheit im IC finden wir auch bei anderen Kulturen. Dieses Problem wird in Kapitel 4.1.2 im Zusammenhang mit der Rolle der Angehörigen erneut diskutiert.

Empfehlung: Ärzte, denen dieses Element der Navajo-Kultur bekannt ist, sollten ihre Aufklärung an die Erwartungen der Patienten anpassen. In diesem Fall wäre es angebracht, negative Informationen auszuklammern, auch wenn das bei Patienten, die nicht der Navajo-Kultur angehören, ethisch nicht zu rechtfertigen ist. Diese ethische Empfehlung beruht auf dem ethischen Wert der Achtung der Person, der dem IC zugrunde liegt, und das bedeutet, dass Personen nicht als abstrakte Individuen betrachtet werden sollten, sondern als von den kulturellen Werten ihrer Tradition geformte Menschen.

2.4.1 Vollständigkeit der Informationen

Die Behandlungsoptionen sollten dem Patienten gegenüber vollständig offen gelegt werden und nicht nur die vom behandelnden Arzt empfohlenen Möglichkeiten einschließen, sondern auch diejenigen, die er selbst als weniger empfehlenswert ansieht, die jedoch im medizinischen Sinne angemessen sind. Dabei sollte der Arzt deutlich erklären, warum er die anderen Optionen als weniger empfehlenswert erachtet. An dieser Stelle könnte die Frage aufkommen, warum es die Pflicht zur wahrheitsgemäßen Offenlegung auch gebietet, den Patienten über die Therapiemaßnahmen zu unterrichten, die medizinisch zwar nicht vernünftig sind, die der Patient selbst jedoch einbeziehen möchte.

Fallbeispiel I: Nach einer Brustbiopsie wird bei einer 45-jährigen Patientin Brustkrebs festgestellt. Dem Arzt ist bekannt, dass die Patientin in der Vergangenheit keiner empfohlenen Behandlung zugestimmt hatte und häufig zu Arztterminen nicht erschienen war. Angesichts dieser Vorgeschichte hält der Arzt eine modifizierte radikale Mastektomie für angebracht. Ist er auch verpflichtet, über einen alternativen Behandlungszyklus aufzuklären, der eine Lymphadenektomie, Brustrekonstruktion und eine 5-wöchige Bestrahlungstherapie einschließt? Der Arzt befürchtet, die Patientin könne nach der Lymphadenektomie die Kontroll- und Behandlungstermine nicht einhalten.

Empfehlung: Alle Behandlungsoptionen sollten benannt und deren Risiken und Nutzen sorgfältig erklärt werden. Aus ethischer Sicht ist es nicht verboten, die Behandlungsoption, die der Arzt selbst als die beste ansieht, argumentativ besonders hervorzuheben. Letztendlich bleibt die Entscheidung trotz aller Überzeugungsversuche der Patientin überlassen, auch wenn sie sich für die aus der Sicht des Arztes weniger wirksame Option entschieden hat. Die Patientin muss sich letztendlich entscheiden, ob sie sich einer Brustoperation unterziehen und die notwendigen Arzttermine einhalten will. Der Arzt muss die Patientin aufklären und sie ermutigen, die von ihr gewählten Behandlungen auch durchzuführen.

2.4.2 Offenlegung von Behandlungsfehlern

Ärztliche Behandlungsfehler treten häufig auf (vgl. Kap. 1.0.5). Einige dieser Fehler entstehen durch Nachlässigkeit oder Fahrlässigkeit, andere geschehen aufgrund von Falschinformation oder organisatorischen Mängeln. Manche Behandlungsfehler richten keinen Schaden an, andere wiederum verursachen ernsthaften Schaden. Sind Ärzte verpflichtet, ärztliche Behandlungsfehler auch offen zu legen?

Fallbeispiel: Bei der in Kapitel 2.4.1 vorgestellten Patientin wird eine modifizierte radikale Mastektomie und eine operative Brustrekonstruktion vorgenommen. Nach der Operation leidet die Patientin wegen eines Brustabszesses unter anhaltender Schwellung, Absonderungen aus der Brust und Fieber. Zur Untersuchung der Operationswunde wird sie erneut in den Operationssaal verbracht. Der Chirurg entdeckt einen in der Wunde zurückgelassenen Tupfer. Nach der Entfernung des Tupfers und erfolgreicher Behandlung des Abszesses erholt sich die Patientin und wird aus dem Krankenhaus entlassen. Ist der Arzt verpflichtet, die Patientin über den Behandlungsfehler zu informieren?

Empfehlung: In diesem Fall ist die Offenlegung des Behandlungsfehlers erforderlich, da der Patientin Schaden zugefügt wurde. Zwar konnte der Behandlungsfehler behoben werden, doch musste sich die Patientin einer zweiten Operation mit den damit verbundenen Risiken unterziehen, ein längerer, ebenfalls mit Risiken verbundener Krankenhausaufenthalt wurde notwendig und der Beginn der Chemotherapie verzögert, abgesehen von dadurch entstandenen Kosten. Wird einer Person in dieser Art und Weise Schaden zugefügt, so besteht im Sinne der Achtung der Person die grundsätzliche Pflicht, dafür Abbitte zu leisten. Der verantwortliche Chirurg sollte die Patientin und die zuständige Institution über den Behandlungsfehler informieren und angemessene Maßnahmen zur Wiedergutmachung des Schadens einleiten.

Kommentar: Die vorherrschende Praxis, medizinische Behandlungsfehler zu verschleiern, muss geändert werden. Aus Gründen des Risikomanagements und der Qualitätssicherung müssen Behandlungsfehler aufgedeckt und dokumentiert werden. Die zuständigen Gesundheitseinrichtungen sind gehalten, entsprechende wirksame Methoden zu entwickeln und deren Anwendung zu garantieren. Die Institutionen sollten effektive und engmaschige Systeme zur Verhinderung von durch Systemversagen verursachten Fehlern schaffen. Durch Behandlungsfehler zusätzlich entstandene Kosten sollten nicht den Patienten angelastet werden, stattdessen sollte Schadensersatz geleistet und finanziellen Forderungen – auch ohne Gerichtsverfahren – stattgegeben werden. Das Vertrauen der Patienten in die Ärzte und die Gesundheitseinrichtungen kann nur aufrechterhalten werden, wenn ein Klima der Offenheit und Aufrichtigkeit gewährleistet ist. Sicherlich sind Klagen gegen ärztliche Behandlungsfehler möglich, besonders dann, wenn der Fehler durch Fahrlässigkeit verursacht wurde, doch ist die Angst vor Rechtsansprüchen mit hoher Wahrscheinlichkeit fehl am Platze, wenn es sich um die Aufrechterhaltung einer vertrauensvollen und aufrichtigen Atmosphäre handelt. Behandlungsfehler, die niemandem Schaden zufügen und keinerlei negative Auswirkungen für den Patienten haben, müssen zu Kontrollzwecken ebenfalls dokumentiert werden. Zwar besteht keine Verpflichtung zur Offenlegung harmloser Behandlungsfehler, dennoch ist eine solche Praxis im Sinne der vertrauensvollen Arzt-Patient-Beziehung empfehlenswert.

2.4.3 Placebo-Behandlung

Als Placebo wird eine medikamentöse Therapie bezeichnet, bei der eine hinsichtlich der zu behandelnden Erkrankung unwirksame Substanz verabreicht wird. Diese Behandlung ist von dem so genannten Placebo-Effekt zu unterscheiden, der psychologischen, physiologischen oder psychosomatischen Wirkung eines in therapeutischer Absicht verabreichten Medikaments, die jedoch unabhängig von der tatsächlichen pharmakologischen Wirkung auftritt. Die Entstehung des Placebo-Effekts kann viele unterschiedliche Gründe haben, z.B. das Vertrauen des Patienten in den behandelnden Arzt, die Verabreichung eines Medikaments, von dessen Wirksamkeit der Arzt fälschlicherweise überzeugt ist, oder ärztliche Leistungen, die an sich keine therapeutische Wirkung haben, wie die Aufnahme der Krankengeschichte oder die Durchführung eines diagnostischen Tests. Der Placebo-Effekt entsteht also nicht aufgrund einer vorsätzlichen Täuschung. Der Placebo-Effekt ist im weiteren Sinne ein wichtiger Teil der medizinischen Behandlung, und der vermutete medizinische Nutzen hängt in großem Ausmaß von der Qualität des Arzt-Patient-Verhältnisses ab.

Eine vorsätzliche Täuschung liegt allerdings dann vor, wenn dem Arzt die objektive Unwirksamkeit der durchgeführten Maßnahme bekannt ist und der Patient von dieser Tatsache nicht in Kenntnis gesetzt wird. Beispiele für eine solche Täuschung sind die monatliche Injektion von Vitamin B_{12} gegen Müdigkeit, ohne dass dies durch die Diagnose einer schweren Anämie indiziert ist, oder die Verabreichung von Antibiotika bei viral bedingten Halsschmerzen. In einigen Fällen stellt eine solche Täuschung einen klaren Verstoß gegen ethische Prinzipien dar, z.B. wenn es dem Arzt lediglich darum geht, eine ärztliche Leistung abzurechnen oder den Patienten „loszuwerden". In anderen Fällen wirft die Täuschung durch Placebo-Behandlung ein wahres ethisches Problem auf. Die Pflicht, den Patienten nicht zu täuschen, kollidiert dann mit der Pflicht, zum Nutzen des Patienten zu handeln und ihm nicht zu schaden.

Placebo-Substanzen oder Scheinmedikamente werden häufig im Rahmen kontrollierter klinischer Versuche zur Behandlung nicht lebensbedrohender Krankheiten eingesetzt. Die Versuchsteilnehmer werden darüber informiert, dass ihnen nach dem Random-Verfahren entweder ein Wirkstoff oder eine nicht wirksame, indifferente Substanz verabreicht wird. In diesem Fall liegt also keine Täuschung vor und eine solche Praxis ist zweifellos ethisch unbedenklich.

Beauchamp TL, Childress JF. Intentional nondisclosure. In: Principles of Biomedical Ethics. 5th ed. New York: Oxford University Press; 2001, 83–88.

Fallbeispiel I: Eine 73-jährige Witwe lebt bei ihrem Sohn. Er bringt sie zum Arzt, da sie an extremer Apathie und Verwirrungszuständen leidet. Der Arzt stellt fest, dass sie nach dem Tod ihres Ehemanns vor zwei Jahren unter Schlafstörungen litt, ihr daraufhin Schlafmittel verschrieben wurden und dass sie nun davon abhängig geworden ist. Der Arzt entscheidet, die beste Behandlung sei ein Absetzen der bisherigen Medikamente und Verabreichen von Placebo-Substanzen.

Fallbeispiel II: Aufgrund eines Darmkrebses werden bei einem 62-jährigen Patienten eine Proktokolektomie und eine Ileostomie durchgeführt. Der Tumor wird vollständig entfernt, die Operationswunde verheilt gut und der künstliche Darmausgang funktioniert zufrieden stellend. Acht Tage nach der Operation klagt der Patient über krampfartige Bauchschmerzen und fordert eine Behandlung. Die Ärztin verschreibt zuerst krampflösende Medikamente, doch der Patient klagt weiterhin über Schmerzen und verlangt die Verabreichung von Morphin, welches schon die postoperativen Schmerzen gelindert hatte. Die Ärztin steht der Verabreichung von Opiaten ablehnend gegenüber, da aufgrund mehrerer Untersuchungen angenommen wird, dass die Schmerzen psychologische Ursachen haben, und bekannt ist, dass Opiate Verstopfung verursachen. Sie zieht eine Placebo-Behandlung in Betracht.

Kommentar: Der Einsatz von Placebo-Substanzen als vorsätzliche Täuschung ist unter ethischen Gesichtspunkten in jedem Fall problematisch. Der Arzt ist dem Patienten gegenüber grundsätzlich zu Aufrichtigkeit und Ehrlichkeit verpflichtet, und diese ethische Pflicht und die mögliche Beeinträchtigung der Arzt-Patient-Beziehung verbietet es ihm, den Patienten vorsätzlich zu täuschen. In den Fällen, in denen eine den Patienten täuschende Placebo-Behandlung angebracht erscheint, müssen jedoch zumindest die folgenden Voraussetzungen vorliegen:

- die Wirksamkeit einer Placebo-Behandlung für die zu behandelnde Erkrankung ist nachweisbar, z.B. bei leichter mentaler Depression oder postoperativen Schmerzen
- Verzicht auf den Einsatz von Placebo-Substanzen führt zum Weiterbestehen der Erkrankung oder zur Verabreichung von Medikamenten mit hohen Nebenwirkungen, z.B. Schlafmittel im Fallbeispiel I oder Morphin im Fallbeispiel II
- der Patient will, wenn möglich, behandelt und geheilt werden
- der Patient besteht auf der Verschreibung eines Medikaments.

Empfehlung: Der Einsatz von Placebo-Substanzen ist im Fallbeispiel I ethisch nicht gerechtfertigt. Die Patientin besteht nicht auf der Verabreichung eines Medikaments. Dem Problem der Medikamentenabhängigkeit sollte direkt begegnet werden. Es besteht ausreichend Gelegenheit, eine fruchtbare Arzt-Patient-Beziehung zu etablieren. Eine spätere Aufdeckung dieser Täuschung würde die Arzt-Patient-Beziehung nachhaltig gefährden.

Im Fallbeispiel II liegt eine Placebo-Behandlung durchaus nahe, ist ethisch jedoch nicht zu rechtfertigen. Für einen Placebo-Einsatz spricht die Tatsache, dass der Patient die Linderung seiner Schmerzen fordert. Morphine haben dem Behandlungsziel entgegengesetzte Nebenwirkungen. Ein kurzfristiger Placebo-Einsatz kann eine Schmerzlinderung bewirken und auch den mit der Verabreichung von Opiaten verbundenen Schaden abwenden, doch eine umfassende Aufklärung des Patienten kann die gleiche Wirkung haben wie die Verabreichung einer Placebo-Substanz. Ein täuschender Placebo-Einsatz kann das Vertrauen zum behandelnden Arzt, also die Grundlage des wichtigen und therapeutisch wirkenden Placebo-Effekts, zerstören und die vertrauensvolle Arzt-Patient-Beziehung untergraben. Grundvoraussetzung eines partizipatorischen Ansatzes bei der Entscheidungsfindung ist eine ehrliche und wahrheitsgemäße Aufklärung des Patienten. In diesem Fall wird geraten, die schmerztherapeutische Abteilung des Krankenhauses beratend hinzuzuziehen. Obwohl wir der Meinung sind, dass der Einsatz von Placebo-Substanzen theoretisch gerechtfertigt sein kann, wäre eine solche Behandlung in den oben dargestellten Fällen bedenklich.

2.5 Behandlungsverzicht durch entscheidungsfähige Patienten

Häufig lehnen umfassend aufgeklärte und entscheidungsfähige Patienten eine empfohlene Behandlung ab. Ist diese Behandlung fakultativ, treten höchstwahrscheinlich keine ethischen Probleme auf. Wenn der Arzt jedoch zu dem Schluss gelangt, dass eine Behandlung zur Lebenserhaltung oder zur Kontrolle einer schweren Erkrankung unbedingt notwendig ist, stellt sich möglicherweise ein ethisches Problem. Steht die ärztliche Verantwortung und Pflicht, dem Patienten zu helfen, über der Selbstbestimmung und Entscheidungsfreiheit des Patienten? Das Recht eines entscheidungsfähigen und erwachsenen Patienten auf Ablehnung einer Behandlung sollte anerkannt werden, auch wenn dies der Person schweren Schaden zufügt. Dies ist ethisch durch das Prinzip der Patientenautonomie gerechtfertigt und wird auch durch die US-amerikanische Rechtsprechung gestützt. Es ist für den verantwortungsbewussten Arzt oft schwer zu akzeptieren, wenn ein Patient eine empfohlene und medizinisch sinnvolle Behandlung ablehnt, und dies wird um so schwerer, wenn diese Entscheidung, obwohl von einem entscheidungsfähigen Patienten getroffen, irrational erscheint, d.h. wenn der Patient bewusst gegen den eigenen Nutzen handelt.

Fallbeispiel I: Bei der 64-jährigen Operationsschwester T.O. wurde vor fünf Jahren ein infiltrierendes duktales Mamma-Karzinom im Stadium I entfernt. Nachdem sie in der kontralateralen Brust einen Knoten von 2 cm Durchmesser festgestellt hat, sucht sie ihren Arzt auf. Untersuchungen ergeben, dass Brustkrebs im klinischen Stadium II mit möglichem Lymphknotenbefall vorliegt. Die Patientin wird über ihren Zustand informiert und mit verschiedenen Behandlungsalternativen konfrontiert. Sie entscheidet sich für eine Mastektomie mit Lymphknotendissektion. Die Operation ergibt, dass drei der zwölf Lymphknoten positiv sind. Der Arzt empfiehlt eine Chemo- und Radiotherapie und klärt die Patientin auf, dass in Fällen wie dem ihren bei entsprechender Behandlung statistisch von einer langfristigen Überlebensrate von 60% ausgegangen werden kann, während die krankheitsfreie Überlebensrate ohne Behandlung bei 20% liegt. Die Patientin willigt in die Chemotherapie ein, doch nach dem ersten Durchgang treten schwere Nebenwirkungen auf, und sie teilt dem Arzt mit, dass sie auf die weitere Behandlung zu verzichten gedenkt. Auch nach ausführlichen Gesprächen mit ihrem Arzt und den beiden Töchtern lehnt sie die Fortführung der Adjuvans-Therapie ab.

Fallbeispiel II: Der im Fallbeispiel II (vgl. Kap. 2.4) vorgestellte Patient S.P. mit einer Aortenklappenstenose zeigt Symptome, die in jedem Fall eine Angiographie der Koronargefäße erfordern. Die behandelnden Ärzte klären den Patienten umfassend über die Dringlichkeit dieses Verfahrens sowie dessen medizinische Bedeutung und die damit verbundenen Vorteile und Risiken auf, doch der Patient lehnt die geplante Maßnahme ab.

Empfehlung: Die Patientin T.O. ist im Moment der Ablehnung der Behandlung entscheidungsfähig. Sie ist hinreichend informiert und zeigt keinerlei Anzeichen einer geistigen Beeinträchtigung. Während der Arzt davon ausgeht, dass die Patientin gute krankheitsfreie Überlebenschancen hat, bewertet sie selber die Chancen und Risiken anders. Ihre Weigerung sollte akzeptiert werden. Der Arzt sollte die Patientin besonders während der nächsten Monate weiter beobachten, da sie ihre Meinung zugunsten der Adjuvanstherapie immer noch ändern könnte.

Im Fallbeispiel II ist der Patient S.P. ebenfalls entscheidungsfähig. Auch wenn seine Weigerung gegen die eigenen Interessen gerichtet zu sein scheint, ist sie unter dem Gesichtspunkt, dass er in der Lage ist, seine gesundheitlichen Bedürfnisse zu antizipieren, Ausdruck seiner persönlichen Autonomie. Seine Entscheidung muss akzeptiert werden. Die Achtung der Patientenautonomie sollte den Arzt auch dazu ermutigen, die Gründe dieser Weigerung näher zu analysieren und weiterhin zu versuchen, den Patienten aufzuklären und zu überzeugen. Für beide Patienten sollte eine baldige Nachuntersuchung festgesetzt werden, die ihnen das sichere Gefühl vermittelt, dass ihr Arzt sie weiterhin unterstützt und ihnen hilft, mit den Folgen ihrer Entscheidung fertig zu werden.

Fallbeispiel III: Der Patient Cope (vgl. Kap. 2.2.2) wird aufgrund einer durch Diabetes hervorgerufenen Ketoazidose stationär mit intravenöser Insulin-, Flüssigkeits- und Elektrolytsubstitution behandelt. Diese Behandlung wurde gegen seinen Willen durchgeführt, jedoch hatte die Ehefrau, nachdem ihr erklärt wurde, dass die Ablehnung ihres Mannes einer endokrinen Enzephalopathie zuzuschreiben ist, als Patientenvertreterin der Behandlung zugestimmt. 24 Stunden später wacht der Patient auf, spricht normal mit seinen Angehörigen und erkennt und begrüßt den behandelnden Arzt. Er erinnert sich nicht an die Einlieferung in die Notaufnahme. Er klagt gegenüber dem Pflegepersonal und dem Arzt über Schmerzen im rechten Fuß und glaubt, der Fuß sei während der Einlieferung, als er bewusstlos war, versehentlich verletzt worden. Der rechte Fuß ist verglichen mit dem linken kälter und zeigt fleckige Farbveränderungen, im rechten Bein ist kein deutlicher distaler Femoralispuls fühlbar. Der hinzugezogene Gefäßchirurg bestätigt nach Durchführung einer Doppler-Sonographie die Abwesenheit des rechten distalen Femoralispulses. Er empfiehlt eine sofortige Angiographie, um festzustellen, ob es sich um einen durch Thrombose oder Embolie hervorgerufenen Gefäßverschluss im Femoralbereich handelt, der durch Angioplastie oder Embolektomie behandelt werden kann, um das Entstehen einer Gangrän im rechten Fuß und Bein sowie eine drohende Amputation zu verhindern. Nachdem der Patient über den Nutzen und die Risiken einer Angiographie, einschließlich einer möglichen Beeinträchtigung der Nierenfunktion, aufgeklärt wurde, verweigert er die Einwilligung zu diesem Eingriff. Der Chirurg erklärt ihm, dass er keine Angioplastie durchführen kann, ohne zu wissen, welches Gefäß betroffen ist. Außerdem erklärt er dem Patienten, dass ein gefäßchirurgischer Eingriff ohne die genaue Lokalisierung des Gefäßverschlusses äußerst schwierig, wenn nicht sogar unmöglich ist. Die Ärzte warnen den Patienten, dass die Gefahr, sein Bein zu verlieren, entschieden größer sei als das Risiko einer Beeinträchtigung der Nierenfunktion. Der Patient Cope nimmt an diesen Gesprächen aktiv teil, stellt angemessene Fragen und versteht die Erklärungen der Ärzte. Trotzdem verweigert er erneut die Angiographie.

Kommentar: Die Entscheidungsfähigkeit des Patienten Cope war 24 Stunden vor diesen Ereignissen eindeutig beeinträchtigt, und er wurde trotz seiner Äußerungen, er wolle in Ruhe gelassen werden, korrekterweise und erfolgreich gegen die Lungenentzündung und die Ketoazidose behandelt. Die vorliegende Situation unterscheidet sich jedoch völlig von der vorherigen. Der Patient hat seine Entscheidungsfähigkeit wieder gewonnen, er ist in der Lage, die neue Situation einzuschätzen, den Nutzen und die Risiken einer Behandlung zu bewerten und eine Entscheidung zu treffen. Der behandelnde Arzt, das Pflegepersonal und der hinzugezogene Gefäßchirurg stimmen darin überein, dass die Entscheidung äußerst unüberlegt sei. Das geringe Risiko einer Verschlechterung der Nierenfunktion steht in keinem Verhältnis zu dem grundlegenden Nutzen der Verhinderung einer Beinamputation. Der Patient stimmt dem nicht zu. Die Angehörigen sind unterschiedlicher Meinung, einige stimmen dem Patienten, andere den Ärzten zu.

Empfehlung: Die Entscheidung des Patienten Cope muss respektiert werden. Man könnte weiter versuchen, ihn mit anderen Argumenten zu überzeugen, man könnte ihm weitere Zeit zum Nachdenken zugestehen. Der Patient zeigt jedoch keinerlei Anzeichen für eine vorliegende Entscheidungsunfähigkeit und hat darüber hinaus das moralische und gesetzliche Recht, eine ihm angemessen erscheinende Entscheidung zu treffen. Diese Entscheidung mag nach medizinischen Gesichtspunkten nicht angemessen sein, dennoch erfordern in solchen Situationen gesetzliche und ethische Maßstäbe die Achtung der Patientenpräferenz.

2.5.1 Behandlungsverzicht aufgrund religiöser Anschauungen und kultureller Wertvorstellungen

Im Folgenden soll das Problem der Einbeziehung wenig bekannter religiöser und kultureller Überzeugungen (vgl. Kap. 2.3) näher betrachtet werden. Personen mit solchen Überzeugungen verweigern häufig empfohlene medizinische Behandlungen.

Fallbeispiel: Der Patient G. konsultiert einen Arzt, damit dieser ein Ulcus pepticum behandelt. Er erklärt dem Arzt, er gehöre den Zeugen Jehovas an. Er ist streng gläubig und weiß, dass seine Erkrankung möglicherweise eine Bluttransfusion erfordert. Er zitiert eine Bibelpassage, auf der seine Überzeugung beruht, dass eine Blutübertragung nicht angewandt werden darf.
„Denn der heilige Geist und wir haben beschlossen, euch keine weitere Last aufzuerlegen als diese notwendigen Dinge: Götzenopferfleisch, Blut, Ersticktes und Unzucht zu meiden. Wenn ihr euch davor hütet, handelt ihr richtig. Leb wohl." (Apostelgeschichte 15.28 und 15.29)
Die Ärztin fragt einen Priester ihrer eigenen Kirche, wie diese Passage auszulegen sei. Auf der Grundlage seiner Nachforschungen erklärt dieser, dass mit Ausnahme der Zeugen Jehovas keine andere christliche Religionsgemeinschaft den besagten Text heranziehe, um die Ablehnung einer Blutübertragung zu begründen. Die Ärztin ist der Meinung, dass sie durch die Präferenzen des Patienten zu einem niedrigeren medizinischen Standard gezwungen wird und überlegt, ob sie die Behandlung des Patienten überhaupt übernehmen soll.

Kommentar: Als allgemeiner Grundsatz gilt, dass weniger verbreitete Überzeugungen und Entscheidungen anderer Menschen toleriert werden müssen, wenn dadurch anderen Beteiligten kein Schaden zugefügt wird. Die Patientenpräferenzen müssen respektiert werden, auch wenn sie den anderen Beteiligten als falsch erscheinen. Im vorliegenden Fall sollte Folgendes berücksichtigt werden:

- Angehörige der Zeugen Jehovas dürfen nicht von vornherein als entscheidungsunfähig betrachtet werden, es sei denn, es liegen klinische Beweise für das Vorliegen der Entscheidungsunfähigkeit vor. Diese Menschen sind sich ihres Glaubens und der daraus resultierenden Konsequenzen sehr bewusst. Dies ist ein wichtiger Bestandteil ihres Glaubens, der nachdrücklich gelehrt und erörtert wird. Auch wenn andere Menschen dies als irrational bezeichnen, ist das Festhalten an diesen Glaubensgrundsätzen nicht schon an sich ein Zeichen mangelnder Entscheidungsfähigkeit.
- In Gerichtsurteilen wird erwachsenen Angehörigen der Zeugen Jehovas einstimmig das gesetzlich verbriefte Recht zuerkannt, eine lebensrettende Blutübertragung abzulehnen. Wenn jedoch durch das Festhalten an wenig verbreiteten Glaubensgrundsätzen eine Bedrohung Dritter entsteht, ist es ethisch gerechtfertigt und möglicherweise auch verpflichtend, Maßnahmen zur Schadensabwendung zu ergreifen, die der Dringlichkeit der Bedrohung und dem Ausmaß der Gefahr entsprechen. Aus diesem Grund hat die Rechtsprechung im Falle minderjähriger Kinder von Angehörigen der Zeugen Jehovas durchgängig die Bluttransfusion angeordnet. Früher bestand in der Rechtsprechung die Tendenz, auch bei Erwachsenen Blutübertragungen anzuordnen, um die Interessen der minderjährigen Kinder zu schützen, doch wird neuerdings selten in diesem Sinne verfahren, da davon ausgegangen wird, dass heutzutage eine alternative Betreuung der Kinder möglich ist.
- Die Ablehnung einer Blutübertragung unterscheidet sich in bedeutendem Maße von der Ablehnung aller anderen Therapien oder empfohlenen medizinischen Maßnahmen. Zeugen Jehovas erkennen die Tatsache einer Erkrankung durchaus an, sie wünschen eine Behandlung und wollen geheilt und medizinisch versorgt werden. Sie lehnen lediglich eine bestimmte Behandlungsmethode ab. Ärzte sind häufig der Ansicht, eine solche Ausgrenzung zwinge sie zur Reduzierung der eigenen medizinischen Standards und ihrer Kompetenz.
- Die Ablehnung der Blutübertragung sollte für Ärzte auch Anlass sein, über die Unabdingbarkeit einer Transfusion in einer bestimmten klinischen Situation nachzudenken. Einige fachlich kompetente Chirurgen haben Operationsverfahren ohne die Notwendigkeit von Bluttransfusionen entwickelt.
- Die Nachforschungen der Ärztin über mögliche Auslegungen der besagten Bibelpassage sind interessant. Vermutlich wäre es für sie weniger problematisch gewesen, hätte es sich um eine Auslegung gehandelt, die auch von ihrer eigenen Glaubensrichtung vertreten wird. Wir sind der Überzeugung, dass es nicht auf die allgemeine Gültigkeit eines Glaubens in einer orthodoxen Tradition ankommt. In diesem Sinne sind die Ernsthaftigkeit derjenigen, die diesem Glauben verhaftet sind und ihre Fähigkeit, die aus diesem Glauben entstehenden Folgen für ihr eigenes Leben zu erfassen, von grundlegender Bedeutung.

Empfehlung: Die Ablehnung der Blutübertragung durch den Patienten G. ist aus folgenden Gründen zu respektieren:

- Wenn ein Zeuge Jehovas wie der Patient G. einen Arzt zwecks medizinischer Behandlung aufsucht, so muss eine eventuell als notwendig erachtete Blutübertragung erörtert werden, und Arzt und Patient sollten eine klare Vereinbarung darüber treffen, welche Behandlung akzeptabel sei. Es ist zu klären, ob der Patient auch die Transfusion von Eigenblut, das Dialyseverfahren sowie alle Blutderivate ablehnt. Unter keinen Umständen jedoch sollte der Arzt zur Notlüge oder Vortäuschung greifen. Ein Arzt, der in diesen Fällen einen niedrigeren oder sogar gefährlichen medizinischen Standard nicht akzeptieren kann, sollte gar nicht erst eine Arzt-Patient-Beziehung eingehen oder dieselbe auf angemessene Weise beenden, falls eine solche bereits besteht.
- Wenn ein als streng gläubiger Zeuge Jehovas bekannter Patient im Falle eines Notfalls eine Bluttransfusion benötigt und diese ablehnt, sollte diese Weigerung normalerweise als zwingend angesehen werden. Auch wenn die Entscheidungsfähigkeit des Patienten bei Eintreten des Notfalls beeinträchtigt ist, kann davon ausgegangen werden, dass eine Ablehnung der Transfusion den tatsächlichen persönlichen Präferenzen entspricht. Wenn über den Patienten wenig bekannt ist und dessen Glaubensüberzeugung nicht bestätigt werden kann, sollte die Behandlung vorgenommen werden. Können Präferenzen nicht sicher festgestellt werden, sind wir der Meinung, dass die medizinisch angemessene Versorgung des Patienten nach ethischen Gesichtspunkten Vorrang hat.

2.5.1 P Ablehnung einer Behandlung durch minderjährige Kinder aufgrund religiöser Anschauungen

Kinder verweigern manchmal medizinische Maßnahmen, weil sie religiösen Gemeinschaften angehören, die medizinische Versorgung zurückweisen. Dies stellt ein schwieriges Problem für den Arzt dar.

Fallbeispiel I: James, ein 14-Jähriger mit akuter lymphatischer Leukämie, hat einen zweiten Rückfall und die Chemotherapie zeigt keine Wirkung. Er zeigt Anämiesymptome und eine Thrombopenie. Er weiß, dass eine Bluttransfusion sein Wohlbefinden verbessern, das Risiko lebensbedrohender Blutungen vermindern und eventuell seine Entlassung aus dem Krankenhaus ermöglichen würde. Unter Berufung auf seinen Glauben als Zeuge Jehovas verweigert er die Blutübertragung. Seine Eltern unterstützen seine Entscheidung.

Kommentar: Der Junge trifft eine wichtige Entscheidung. Er wägt ab zwischen dem eigenen Leiden und dem Glauben an die ewige Erlösung. Auch bei bestmöglichem Erfolg ist der medizinische Nutzen der Therapie begrenzt. Der Junge weiß über seine Krankheit Bescheid und ist sich auch dessen bewusst, dass er daran sterben wird. Alle Merkmale, die eine verantwortungsvolle Entscheidungsfähigkeit bei Erwachsenen kennzeichnen, scheinen vorhanden zu sein, auch wenn wir annehmen, dass der junge Patient, wäre er erwachsener und reifer, seine Überzeugungen vielleicht in einem anderen Licht sehen würde. Es ist ethisch nicht zu rechtfertigen, darauf zu bestehen, dass der Patient seinen Glauben für einen so begrenzten und vorübergehenden Nutzen aufgibt.

Fallbeispiel II: Die 13-jährige Karen klagt in der Schule über starke Kopfschmerzen und Unwohlsein. Aufgrund ihres Fiebers und der allgemeinen Gereiztheit äußert die Krankenschwester der Schule den Verdacht auf bakterielle Meningitis. Die umgehend informierte Mutter des Mädchens verspricht, sofort in die Schule zu kommen. Bei ihrer Ankunft erklären die Eltern, sie seien Mitglieder der Christian Science-Kirche. Die Mutter will die Tochter nach Hause bringen, wo ein Arzt ihrer Kirche für sie beten wird. Der Vater äußert sein Einverständnis. Die Eltern bitten die Krankenschwester, keinen Arzt zu rufen. Die Krankenschwester warnt die Eltern, dass es sich um eine sehr ernst zu nehmende Krankheit handle, doch die Eltern betonen, Ärzte der Christian Science-Kirche seien nach den Gesetzen ihres Staates als medizinische Fachleute anzusehen. Auch Karen, von der Schwester befragt, ob sie einen Arzt sehen wolle, verzichtet unter Berufung auf ihren Glauben und die Doktrin ihrer Glaubensgemeinschaft darauf.

Kommentar: Die Konsequenzen eines totalen Behandlungsverzichts bei Meningitis sind sehr ernst zu nehmen. Auch wenn das Mädchen nicht aufgrund seiner Erkrankung verwirrt wäre, könnte bezweifelt werden, dass es die schwerwiegenden Folgen seiner Entscheidung erfassen kann. Im Gegensatz zu James' Erkrankung ist die Karens plötzlich und unerwartet aufgetreten und heilbar. Rechtlich gesehen kann die Weigerung der Eltern, ihre Tochter behandeln zu lassen, als Fahrlässigkeit ausgelegt werden und gemäß den Gesetzen ihres Staates geahndet werden. Die Gesetzgebung vieler US-Staaten hat jedoch den Straftatbestand des Kindesmissbrauchs und der Vernachlässigung der elterlichen Pflichten für die Fälle abgeschafft, in denen Eltern aus religiösen Gründen eine medizinische Behandlung ihrer Kinder verweigern. Im Gesundheitswesen tätige Personen sollten sich diesbezüglicher Normen und der gängigen Rechtsprechungspraxis bewusst sein.

Empfehlung: Im Falle von James sollte die Ablehnung der Blutübertragung respektiert werden, gleichzeitig sollten andere pflegerische Maßnahmen zu seinem Wohlbefinden ergriffen werden. Im Fall von Karen wiederum sollte die Ablehnung ärztlicher Behandlung nicht akzeptiert werden, und die verantwortlichen medizinischen Versorgungsträger sollten gegen die Entscheidung der Eltern mit entsprechenden rechtlichen Mitteln Einspruch erheben.

Im Allgemeinen gilt, dass bei der medizinischen Entscheidungsfindung und Versorgung die Präferenzen eines heranwachsenden Kindes ernsthaft berücksichtigt werden sollten, wobei geprüft werden muss, ob das Kind die Situation, in der es sich befindet, begreift und auch in der Lage ist, die Konsequenzen der eigenen Entscheidung einzuschätzen. Dabei sollte man das Kind besonders einfühlend unterstützen und darauf achten, inwieweit bestehende Ängste und Beschwerden seine Entscheidung beeinflussen. Zur Sicherheit sollte man Fachleute beratend hinzuziehen, die auf die Psychologie heranwachsender Kinder spezialisiert sind. Vor allem muss alles vermieden werden, was das Vertrauen des Kindes in die betreuenden und versorgenden Erwachsenen untergräbt.

2.5.2 Nicht nachvollziehbare Ablehnung einer medizinischen Behandlung

Gelegentlich treten Fälle auf, in denen die Gründe für die Ablehnung einer medizinischen Behandlung in keiner Weise nachvollziehbar sind. Es ist manchmal schwierig, den Verzicht eines Menschen auf einen offensichtlichen Nutzen oder die wahren Gründe seiner Ablehnung zu verstehen.

Fallbeispiel: In den Kapiteln 2.1 und 2.2. wird der Patient Cure mit Symptomen einer bakteriellen Meningitis in die Notaufnahme eingeliefert. Nachdem ihm die Diagnose mitgeteilt und er davon in Kenntnis gesetzt wird, dass er stationär mit Antibiotika behandelt werden soll, verweigert er ohne Angabe von Gründen eine weitere medizinische Versorgung. Er ist nicht bereit, mit dem behandelnden Personal über seine Entscheidung zu diskutieren. Der Arzt klärt den Patienten über die ernsthaften Gefahren eines Behandlungsverzichts sowie über das minimale Risiko der Behandlung auf. Der junge Mann beharrt dennoch auf seiner Weigerung und entzieht sich jeder weiteren Diskussion. Abgesehen von dieser unverständlichen Beharrlichkeit zeigt der Patient keinerlei Anzeichen einer geistigen Störung oder eines abnormen Geisteszustands, der auf eine mögliche Entscheidungsunfähigkeit hinweisen würde.

Kommentar: In diesem Fall liegt mit der Einlieferung in die Notaufnahme implizit das Einverständnis des jungen Mannes vor, von den Ärzten untersucht zu werden. Durch die nicht nachvollziehbare Weigerung des Patienten entsteht unerwartet ein Widerspruch zwischen den medizinischen Indikationen und den Patientenpräferenzen. An dieser Stelle könnte angeführt werden, der Arzt solle ganz einfach akzeptieren, dass der Patient die Behandlung ablehnt und bereit ist, die entsprechenden Konsequenzen zu tragen, zumal der Betroffene keine objektiven Anzeichen einer ernsthaften geistigen oder psychiatrischen Beeinträchtigung zeigt. Entscheidungsfähige Patienten haben nun einmal das Recht, ihre eigenen Entscheidungen zu treffen, auch wenn diese mit Risiken verbundenen sind. Wenn jedoch ein großer Nutzen und geringe Risiken mit der Behandlung verbunden sind, und wenn umgekehrt die Risiken eines Behandlungsverzichts sehr hoch und ihr Nutzen sehr gering sind, ist der Arzt ethisch verpflichtet, den Gründen für die plötzliche Behandlungsverweigerung weiter nachzugehen. Ist der Patient trotz umfassender Aufklärung vielleicht nicht in der Lage, die Ernsthaftigkeit seiner Erkrankung und den Nutzen und die Risiken einer Behandlung oder eines Verzichts auf Behandlung zu verstehen oder zu bewerten? Wenn deutlich ist, dass der Patient die Erklärungen versteht, will er vielleicht nicht wahrhaben, dass er krank ist? Handelt der Patient aufgrund verdeckter, unausgesprochener Ängste, geht er von falschen Tatsachen oder irrationalen Wünschen aus? Eventuell können durch vorhergegangene Gespräche mit dem Patienten einige dieser Fragen beantwortet werden. Angenommen, es konnten trotz der mit größtmöglicher Sorgfalt durchgeführten Befragungen weder Beweise für ein Unvermögen des Patienten, seine Situation zu verstehen und zu bewerten, noch für das Vorliegen von Aversionen, versteckten Ängsten, Missverständnissen oder irrationalen Wünschen gefunden werden. Sollte dann die nicht nachvollziehbare Weigerung des Patienten, sich behandeln zu lassen, respektiert werden? Sollte der Patient mit der Begründung, sein Gesundheitszustand sei lebensbedrohlich, auch gegen seinen Willen behandelt werden? In diesem Fall besteht ein augenfälliger ethischer Konflikt zwischen dem Recht auf Selbstbestimmung des Patienten und paternalistischen ärztlichen Werten, die für eine medizinische Behandlung zum Nutzen des Patienten sprechen. Hier muss eine schnelle klinische Entscheidung getroffen werden, ob der Patient behandelt oder auf seinen Wunsch hin entlassen wird.

Empfehlung: Die Weigerung des Patienten ist tatsächlich nicht nachvollziehbar. Es gibt keine Anzeichen dafür, dass der Patient nicht entscheidungsfähig oder sein geistiger Zustand beeinträchtigt ist (obwohl die Ärzte aufgrund des hohen Fiebers und der Hirninfektion auf einen Zustand geistiger Verwirrung schließen könnten). Hinzu kommt, dass der Patient keinerlei religiös begründete Vorbehalte gegen Antibiotika geäußert hat. Der Patient lehnt die Behandlung ohne Angabe von Gründen ganz einfach ab. Sowohl die nicht nachvollziehbare Weigerung als auch die absolute Dringlichkeit der Behandlung sprechen dafür, dass der Patient behandelt werden soll, unter Umständen auch gegen seinen Willen. Wenn es zeitlich vertretbar ist, sollte diese Entscheidung auch gerichtlich bestätigt werden. Nur widerwillig geben wir mit diesem Rat dem paternalistischen Ansatz den Vorzug gegenüber dem Recht auf Selbstbestimmung. Man kann einfach kaum davon ausgehen, dass der junge Mann wirklich sterben will. Ein pflichtbewusster Arzt muss sich hier zwischen zwei Übeln entscheiden: Entweder respektiert er die Ablehnung der Behandlung, die möglicherweise nicht den wahren Präferenzen des Patienten entspricht, und die mit großer Wahrscheinlichkeit zu einer schweren Behinderung oder sogar zum Tod desselben führen würde, oder aber er setzt sich über die Entscheidung des Patienten hinweg in der Hoffnung, dass dieser später den Nutzen erkennen wird. Hier haben wir es mit einem echten moralischen Dilemma zu tun. Der Grundsatz der Patientenfürsorge und der der Patientenautonomie führen in diesem Fall offensichtlich zu diametral entgegengesetzten Handlungsweisen. In der medizinischen Praxis reicht es jedoch nicht aus, Konflikte einfach nur zur Kenntnis zu nehmen, man ist ständig dazu gezwungen, Lösungen zu finden. Deshalb lösen wir diesen Konflikt durch die Entscheidung, den Patienten gegen seine ausdrücklichen Präferenzen zu behandeln.

In diesem Fall halten wir die von einer augenscheinlich entscheidungsfähigen Person nicht gewünschte Behandlung als ethisch gerechtfertigt. Andererseits haben wir im Falle des Patienten Cope (vgl. Kap. 2.5, Fallbeispiel III) die Ablehnung einer sinnvollen therapeutischen Maßnahme gebilligt. Worin besteht der Unterschied zwischen den beiden Fällen?

- Die medizinischen Indikationen unterscheiden sich signifikant voneinander. Der Zustand des Patienten Cure ist aufgrund einer ernsthaften, wenn nicht sogar lebensbedrohlichen Erkrankung äußerst kritisch. Eine mit sehr geringem Risiko verbundene Antibiotika-Behandlung würde größere gesundheitliche Schäden vermeiden. In seinem Fall besteht die Möglichkeit, alle medizinischen Ziele vollständig zu erreichen. Der Patienten Cope hingegen riskiert eine Gangränbildung, ohne dass sein Zustand jedoch kritisch wäre.
- Die beiden Konsenssituationen unterscheiden sich ebenfalls signifikant voneinander. In beiden Fällen gibt es keine Anzeichen für eine psychiatrische Beeinträchtigung, und in beiden Fällen könnte der gemeinsame psychologische Verweigerungsmechanismus eine angemessene Beurteilung der Fakten behindern. Der Patient Cope jedoch verweigert eine Behandlung nach umfassender Offenlegung des ihn betreffenden medizinischen Problems, der vorgeschlagenen Behandlungsverfahren und der damit verbundenen Gefahren. Es gab ausreichend Gelegenheit, die Probleme zu erörtern, den Patienten zu überzeugen und sich mit seinen Argumenten auseinander zu setzen. Der Patient Cure dagegen lässt keine Diskussion zu. Versuche, mit ihm zu reden, werden abgeblockt, obwohl er freiwillig zur Behandlung ins Krankenhaus gekommen ist. Hier drängt sich der Verdacht auf, dass ein zur Entscheidungsfindung zentrales Element fehlt. Gerade dieser Verdacht veranlasst die Ärzte, den Patienten unter den gegebenen medizinischen Bedingungen gegen seinen Willen zu behandeln.
- Es fehlte in der Tat eine wichtige Information. Der Bruder des Patienten Cure wäre zehn Jahre zuvor nach Verabreichung von Penicillin beinahe an einem anaphylaktischen Schock gestorben. Während der Einlieferung und Untersuchung in der Notaufnahme konnte und wollte sich der Patient Cure jedoch nicht an diese Episode erinnern. Alle Versuche, ihm diese Erfahrung ins Bewusstsein zurückzurufen, scheiterten. Das Aussprechen des Wortes Antibiotika löste bei ihm eine psychologische Verweigerungsreaktion aus, die sich in Form einer Ablehnung ohne Angabe von

Gründen äußerte. Aufgrund der durch seine Erkrankung gegebenen Dringlichkeit entschieden sich die Ärzte für eine sofortige Behandlung. Da es ihnen trotz aller Bemühungen nicht gelang, dem Grund der Weigerung auf die Spur zu kommen, überwog das Argument der dringend notwendigen Behandlung.

◢ Dieser Fall macht deutlich, dass Ärzte häufig zu Entscheidungen gezwungen sind, bevor ihnen alle wichtigen medizinischen Daten vorliegen. Deshalb sollte das Urteil, ob ein Arzt richtig oder falsch gehandelt hat, immer unter Einbeziehung der ihm zum gegebenen Zeitpunkt zur Verfügung stehenden Informationen gefällt werden. Wir haben diesen komplexen und schwierigen Fall deshalb herangezogen, weil wir veranschaulichen wollten, zu welch ambivalenten Ergebnissen bestimmte Situationen führen können. Man kann letztendlich nur danach streben, Entscheidungen erst nach möglichst genauer und sorgfältiger Prüfung der gegebenen Umstände zu treffen.

2.5.3 Verzicht auf ärztliche Aufklärung

Jeder Mensch hat das Recht auf Informationen über die eigene Person. Ebenso haben Personen das Recht, auf diese Informationen zu verzichten oder den Arzt zu bitten, sie nicht über ihre Krankheit aufzuklären.

Fallbeispiel I: Beim Patienten A.J. wird eine Spinalstenose diagnostiziert. Vor der Operation klärt der Neurochirurg den Patienten über Vorteile und mögliche Risiken des Eingriffs auf. Der Patient antwortet: „Herr Doktor, ich will nichts mehr darüber hören. Ich bin mit der Operation einverstanden. Ich weiß, dass es dabei Probleme geben kann, aber ich vertraue Ihnen." Der Chirurg fragt sich, ob er seiner Aufklärungspflicht dem Patienten gegenüber wirklich nachgekommen ist.
Fallbeispiel II: Die an MS erkrankte Patientin Care zeigt in den ersten Jahren nach Ausbruch ihrer Erkrankung wenig Interesse, über den möglichen Krankheitsverlauf informiert zu werden. Mehrmals lehnt sie von dem behandelnden Arzt angesetzte Informationsgespräche ab. Während der Behandlung einer der wiederholt auftretenden Harnwegsinfektionen erklärt die Patientin dann, hätte sie vorher gewusst, welches Leben sie erwartete, hätte sie niemals die Einwilligung zur Behandlung der lebensbedrohlichen Gesundheitsprobleme gegeben. Der mentale Zustand der Patientin kann nur schwer diagnostiziert werden, doch einige Ärzte sehen Anzeichen einer beginnenden Demenz. Hätte die Patientin trotz ihrer Weigerung schon zu einem früheren Zeitpunkt über die Prognose aufgeklärt werden müssen?

Kommentar: Wir diskutieren hier das Problem, was der Arzt dem Patienten in Bezug auf die Diagnose und insbesondere auf die Prognose effektiv mitteilt und was er ihm mitteilen sollte. Sollte der Arzt sich über die ausdrückliche Präferenz der Patientin, nichts über ihre Krankheit wissen zu wollen, hinwegsetzen? Sollten Ärzte beunruhigende, die Prognose betreffende Informationen zurückhalten, um den Patienten vor depressiven oder anderen negativen, möglicherweise schädlichen emotionalen Reaktionen zu schützen? Oder sollte der Patientin soviel mitgeteilt werden, dass sie ihr zukünftiges Leben bestmöglich planen kann? Sicherlich ist der Arzt immer versucht, den Patienten zu schützen, doch wäre die bessere Alternative, der Patientin zu vermitteln, wie schwerwiegend ihre Erkrankung ist, und ihr zu verdeutlichen, dass keine sicheren Angaben hinsichtlich des zeitlichen Ablaufs, des Ausmaßes und der Schwere der durch MS möglicherweise verursachten gesundheitlichen Probleme gemacht werden können. Somit werden die beiden Extreme vermieden, zu viel Information zu lange zurückzuhalten oder aber zu früh offen zu legen. Der Arzt muss über ein großes Maß an Einfühlungsvermögen verfügen, um das richtige Maß zwischen Offenlegung und Zurückhaltung zu finden. Sollte sich der Zustand der Patientin verschlechtern, muss auch die Möglichkeit einer Beeinträchtigung der geistigen Fähigkeiten einbezogen werden. MS ist im Spätstadium manchmal mit dem Auftreten einer Demenzerkrankung verbunden. Aus diesem Grund scheint es angebracht, die Patientin über ihre Situation aufzuklären, bevor ihre Fähigkeit, die Informationen zu begreifen, eingeschränkt ist.

Empfehlung: Im Fallbeispiel I sollte die Informationsverweigerung des Patienten A.J. respektiert werden. Der Chirurg ist nicht zur Fortführung des Gesprächs verpflichtet, muss jedoch in der Krankenakte ausführlich vermerken, dass der Patient die Aufklärung verweigert hat. Es wäre wünschenswert, den Patienten zu überzeugen, ein Gespräch mit seinen Angehörigen über die Einzelheiten der Operation zuzulassen.

Fallbeispiel II ist demgegenüber eindeutig schwieriger, da hier unangenehme, aber unvermeidbare ethische Entscheidungen getroffen werden müssen. Hier raten wir zu größtmöglicher Aufklärung, da sich die unheilbare Krankheit der Patientin noch lange hinziehen wird. Deshalb wird die Patientenautonomie langfristig gesehen eher durch eine möglichst umfassende Information der Patientin gewahrt, da sie so mehr Entscheidungen in einer Zeit treffen kann, in der sie physisch und psychisch in der Lage ist, die auf sie zukommenden Probleme zu verstehen und sich damit auseinander zu setzen. Der mit einem Zurückhalten von Informationen gewonnene kurzfristige Nutzen wird durch den langfristigen Nutzen des Wissens um die eigene Lage kompensiert.

2.6 Vorsorgliche Behandlungsverfügungen

Patienten sind häufig besorgt, dass sie in dem Moment, in dem sie sich für oder gegen eine medizinische Behandlung entscheiden müssen, nicht mehr zu einer eigenverantwortlichen Entscheidung in der Lage sind. Es ist wichtig, dass sie darüber mit ihren Angehörigen und den behandelnden Ärzten sprechen. Auch sollten die Ärzte ihre Patienten zu einem solchen Gespräch ermutigen und die Ergebnisse in den Krankenunterlagen dokumentieren. Die Notwendigkeit eines advance planning, also der Vorausplanung der medizinischen Versorgung, ist in den letzten Jahren immer mehr in den Vordergrund getreten. Der allgemeine Begriff „advance planning" umfasst

- die in vielen US-Staaten in den so genannten natural death acts (Vorschriften über den natürlichen Tod) rechtlich verbindlichen Anweisungen an behandelnde Ärzte (Directive to Physicians)
- das weniger verbindliche Patiententestament (living will)
- die Patientenanwaltschaft oder Stellvertretung in Gesundheitsangelegenheiten (durable (medical) power of attorney for healthcare).

Diese verschiedenen Formen der Vorausplanung medizinischer Behandlung werden im Folgenden ausführlich definiert.

Bestimmte im Voraus erteilte Anweisungen sind in allen US-Staaten rechtlich verbindlich. Die meisten Menschen sind zumindest im Prinzip damit einverstanden, dass es dem Einzelnen erlaubt sein sollte, seine persönlichen Präferenzen in Bezug auf den Abbruch oder die Fortführung lebenserhaltender medizinischer Maßnahmen in einem rechtsverbindlichen Dokument festzulegen. Im Jahre 1990 stellte der Oberste Gerichtshof der Vereinigten Staaten fest, dass Personen das verfassungsmäßig verbriefte „Freiheitsinteresse" haben, eine nicht gewünschte medizinische Behandlung abzulehnen und dass dieses Recht mit dem Verlust der Einsichts- und Kommunikationsfähigkeit nicht erlischt. Gleichzeitig erkannte das Gericht eine Vorschrift des Staates Missouri an, in dem „eindeutige und überzeugende Beweise" für die im Voraus erklärte Willensbekundung einer entscheidungsunfähigen Person verlangt werden (Cruzan v Missouri Dept. of Health 1990).

Das Prinzip einer Vorausverfügung ist sowohl in der medizinischen Ethik als auch im geltenden Recht anerkannt und zur Regel geworden. Die Richtlinien des US-amerikanischen Krankenversorgungsträgers Medicare verpflichten die Krankenhäuser zur Aufklärung der Patienten über ihre durch regionale Gesetzgebung festgesetzten Rechte, eine empfohlene Behandlung zu akzeptieren oder abzulehnen und Vorausanweisungen zu erteilen. Der US-amerikanische Kongress verabschiedete im Jahre 1990 ein die Selbstbestimmung der Patienten betreffendes Gesetz (Patient Self-Determination Act), das die mit staatlichen Mitteln (Medicare- und Medicaid-Programm) finanzierten Krankenhäuser verpflichtet, Patienten schon bei der Aufnahme zu fragen, ob sie Vorausverfügungen erteilt haben. Sollte dies der Fall sein, wird der Patient gebeten, eine Kopie für die Krankenunterlagen zur Verfügung zu stellen. Liegt keine Vorausverfügung vor, so ist der Patient darüber zu informieren, dass er das Recht hat, eine solche zu erteilen und über die entsprechenden Verfahren aufgeklärt zu werden. Vorausverfügungen sind mittlerweile in allen Bereichen des Gesundheitswesens, insbesondere in der Palliativmedizin, immer mehr zur allgemeinen Praxis geworden. Angesichts dieser Entwicklung sollten sich Ärzte über gültige Formen und Verfahren von Vorausanweisungen in ihrem Verantwortungsbereich informieren. Ärzte sollten die Unterschiede zwischen den folgenden drei grundlegenden Formen von vorsorglichen Behandlungsverfügungen kennen:

- Anweisungen an Ärzte
- Stellvertreter in Gesundheitsangelegenheiten
- Patientenanwaltschaft bzw. Patiententestamente.

Obwohl die rechtliche Gültigkeit von Vorausverfügungen gesetzlich festgelegt und dies auch in der Rechtsprechung bestätigt ist, setzt sich in der medizinischen Praxis die Akzeptanz von Patientenpräferenzen für eine weniger aggressive medizinische Behandlung am Lebensende nur langsam durch. Empirische Studien belegen, dass Ärzte sich nur widerstrebend mit den Problemen der Behandlung von sterbenden Patienten auseinander setzen. Häufig lehnen es Ärzte ab, DNR-Anweisungen zu erteilen, d.h. keine Wiederbelebungsversuche zu unternehmen, obwohl die betroffenen Patienten dies verlangen. Systematische Kampagnen, die die Kommunikation zwischen Arzt und Patient durch Aufklärung und Gespräche verbessern sollten, waren wenig erfolgreich. Weder vorhandene Daten über den Erfolg dieser Strategien noch die Patientenpräferenzen konnten die medizinische Praxis beeinflussen. Medizinische Versorgung am Lebensende ist bis heute eher von dem traditionellen Ansatz der Ärzte und Krankenhäuser getragen, lebensverlängernde Maßnahmen anzuwenden, als davon, den gegensätzlich geäußerten Wünschen der betroffenen Patienten zu entsprechen.

Support Principal Investigators. A controlled trial to improve care for seriously ill hospitalized patients. JAMA 1995; 274: 1591–1598.

The SUPPORT Project: Lessons for action. Hastings Cent Rep 1995; 25 (6): 521–522.

Beauchamp TL, Childress JF, Protecting incompetent patients. In: Principles of Biomedical Ethics, 5th ed. New York, Oxford University Press, 2001, 152–157.

Special Supplement on Advance Care Planning. Hastings Cent Rep 1994, 24 (6), S32–S36.

2.6.1 Formen von vorsorglichen Behandlungsverfügungen

Zurzeit werden verschiedene Formen der Planung zukünftiger Behandlung angewandt. Trotz der Unterschiede in der Form und in der rechtlichen Verbindlichkeit sollten sie alle als Beleg für die Äußerung einer Patientenpräferenz anerkannt werden. Im Folgenden sollen diese Formen erläutert werden.

Vorschriften zum Recht auf einen natürlichen Tod

Diese vom Gesetzgeber der einzelnen US-Bundesstaaten verabschiedeten Gesetze bestätigen das Recht einer Person, bezüglich der eigenen medizinischen Behandlung am Lebensende Entscheidungen zu treffen und legen fest, wie dieses Recht im Falle des Verlusts der Entscheidungsfähigkeit zur Geltung gebracht werden kann. In der Regel geben diese Gesetze festgelegte (teilweise bindende) Formulierungen für **Anweisung an die behandelnden Ärzte** vor, die der Patient unterschreiben und bei dem behandelnden Arzt hinterlegen kann und die z.B. folgende Formulierung enthalten können:

„Wenn ich mich eines Tages aufgrund von schweren Verletzungen oder einer unheilbaren, tödlich verlaufenden Krankheit und nach Einschätzung von zwei Ärzten im Endstadium meines Lebens befinden sollte, wenn die Anwendung lebenserhaltender Maßnahmen nur dazu dienen sollte, den Zeitpunkt meines Todes künstlich hinauszuzögern, und wenn mein Arzt feststellt, dass mein Tod unmittelbar bevorsteht, unabhängig davon, ob lebenserhaltende Maßnahmen eingeleitet werden oder nicht, verfüge ich, dass solche Maßnamen nicht durchgeführt oder abgebrochen werden und mir erlaubt wird, eines natürlichen Todes zu sterben."

Die verschiedenen Anweisungen enthalten spezifische, unterschiedliche Krankheitssituationen betreffende Bestimmungen, z.B.

- auf die Person abgestimmte Anweisungen
- Bestellung von Bevollmächtigten
- Angaben, ob die Willenserklärung Teil der persönlichen Krankenakte ist
- eine Schutzklausel für die Ärzte, die die Anweisungen des Patienten ausführen
- die Diagnose des terminalen Krankheitsstadiums
- die Bestellung von Zeugen
- Annahme oder Ablehnung von künstlicher Beatmung, Dialyse, künstlicher Nahrungs- und Flüssigkeitszufuhr.

Kliniker sollten sich über die spezifischen Regelungen der in ihrem Bundesstaat geltenden das Recht auf einen natürlichen Tod betreffenden Gesetze und Vorschriften umfassend informieren.

Patientenverfügungen und Patiententestamente (Living Will)

Vorsorgliche Behandlungsverfügungen können dem Arzt, den Angehörigen und Freunden auch in weniger formaler und rechtsverbindlicher Weise mitgeteilt werden. Eine häufig benutzte Formulierung ist die folgende:

„Sollte ich aufgrund körperlicher oder mentaler Behinderungen nicht mehr in der Lage sein, Entscheidungen über meine medizinische Behandlung zu treffen, so soll dafür Sorge getragen werden, dass die in diesem Dokument für eine Entscheidungsfindung erforderlichen Anweisungen und Befugnisse befolgt werden. Wenn ich mich in einem Zustand anhaltender Bewusstlosigkeit befinde oder wenn aller Vernunft nach nicht zu erwarten ist, dass ich mich von den schweren Schäden oder einer unheilbaren Krankheit erhole, will ich nicht mit künstlichen Mitteln am Leben erhalten werden."

In einem Dokument eines katholischen Verbands mit dem Titel „A Christian Affirmation of Life" (Der christliche Wert des Lebens) heißt es:

„Ich habe das Recht, meine eigenen Entscheidungen über eine medizinische Behandlung zu treffen, die mein Sterben in unangemessener Weise verlängert. Sollte ich nicht mehr in der Lage sein, diesbezügliche Entscheidungen zu treffen und sollte keine vernünftig begründete Aussicht mehr auf Heilung bestehen, dann verfüge ich, dass keine im ethischen Sinne unangemessenen lebensverlängernden Maßnahmen ergriffen werden, sondern dass lediglich meine Schmerzen, sollten sie unerträglich werden, gelindert werden."

Natürlich gibt es noch weitere Formulierungshilfen für eine auf die jeweiligen persönlichen Bedürfnisse zugeschnittene Patientenverfügung. In manchen US-Staaten hat ein solches persönlich verfasstes Dokument dieselbe Rechtsgültigkeit wie die vorgeschriebene Form der **Anweisung an die behandelnden Ärzte**. Auch wenn es keine ausdrückliche rechtliche Anerkennung solcher persönlich verfassten Dokumente gibt, sollten Ärzte den hier geäußerten Wünschen der Patienten entsprechen.

Choice in Dying. A Good Death: Taking More Control at the End of Your Life. Reading, Mass, Addison-Wesley; 1992.
A Christian Affirmation of Life. St. Louis: Catholic Hospital Association; 1974

2.6.2 Medizinische Patientenanwaltschaft (*Durable power of attorney for Health Care*)

Die diversen US-Bundesstaaten können Vorschriften erlassen, nach denen eine Person das Recht hat, einer anderen Person als de facto Stellvertreter (nicht notwendigerweise als gesetzlich bestellter Vertreter) die Vollmacht zu erteilen (Durable power of attorney genannt), im Falle der eigenen Entscheidungsunfähigkeit alle Entscheidungen über medizinische Behandlungen zu treffen. Dieser Bevollmächtige kann ein Angehöriger oder ein Freund bzw. naher Bekannter sein. Die Mehrheit der US-Bundesstaaten verlangt eine schriftliche Form der Vollmacht, während zumindest ein Bundesstaat (Kalifornien) auch eine mündliche Erteilung der Vollmacht anerkennt. Diese Vorschriften sind für Ärzte und Krankenhäuser von besonderer Bedeutung, denn sie berechtigen einen vom Patienten selbst gewählten Stellvertreter, in seinem Namen Entscheidungen über die medizinische Behandlung zu treffen. Diese Vorschriften geben dem de facto Stellvertreter Vorrang vor allen anderen Parteien, einschließlich der nächsten Verwandten. Ein solches Verfahren vermeidet den häufig auftretenden Konflikt, wer von den Angehörigen des entscheidungsunfähigen Patienten der richtige Entscheidungsträger ist. Somit werden auch langwierige bürokratische Verfahren und Gerichtskosten zur Bestellung eines Betreuers vermieden.

2.6.3 Interpretationsbedürftigkeit von vorsorglichen Behandlungsverfügungen

Schriftlich abgefasste vorsorgliche Behandlungsverfügungen stellen eine wichtige Neuerung im Zusammenhang mit der Willensbekundung von Patienten dar. Sie erlauben einem Menschen, auch für die Zukunft gültige Aussagen über seine persönlichen Behandlungspräferenzen zu machen, die im Falle seiner Entscheidungsunfähigkeit von denjenigen berücksichtigt werden sollten, die dann in seinem Namen Entscheidungen hinsichtlich seiner medizinischen Behandlung treffen müssen. Solche Vorausverfügungen bringen allerdings diejenigen Personen, an die sie gerichtet sind, in eine Konfliktsituation. Trotz der schriftlichen Form sind die dort benutzten Formulierungen oft vage, wie z.B. die folgende: „Wenn nach vernünftiger Einschätzung keine Aussichten auf Besserung bestehen", oder Anweisungen, auf „künstliche Mittel und heroische Maßnahmen" zu verzichten. Eine solche Wortwahl bedarf der Interpretation unter Berücksichtigung der gegebenen klinischen Umstände. Darüber hinaus wird in der Regel nicht genau angegeben, auf welche der verschiedenen lebenserhaltenden Maßnahmen und Behandlungen der Patient verzichten will. Auch bezweifeln einige Experten, ob im entscheidungsfähigen Zustand geäußerte Präferenzen auch dann noch als verbindlich und gültig angesehen werden sollten, wenn der Patient die Entscheidungsfähigkeit dauerhaft verloren und sich seine Persönlichkeit drastisch verändert hat. Auch wenn solche Dokumente bei der Feststellung der Präferenzen des Patienten vor Eintritt der Entscheidungsunfähigkeit hilfreich sein können und als Willensäußerung auch ernst genommen werden sollten, so ersetzen sie jedoch auf keinen Fall eine durchdachte und verantwortungsvolle Interpretation des spezifischen Falles.

Fallbeispiel I: Die an MS erkrankte Patientin Care befindet sich jetzt aufgrund einer Aspirationspneumonie in stationärer Behandlung. Sie leidet abwechselnd an Bewusstseinsstörungen und schweren Verwirrungszuständen. Zwei Jahre zuvor hinterlegte sie bei ihrem behandelnden Arzt eine Patientenverfügung. Als dieser sie noch einmal durchliest, fällt ihm die (in solchen Dokumenten häufige) Formulierung ins Auge: „der Tod des Patienten muss unmittelbar bevorstehen, d.h. der Tod ist mit oder ohne Einleitung einer Behandlung zu erwarten." Sollte der Arzt die Willensäußerung auch dann berücksichtigen, wenn eine Intubation medizinisch indiziert ist?

Fallbeispiel II: Die 70 Jahre alte Patientin A.T., eine sehr aktive und gesunde ältere Dame, erleidet auf dem Golfplatz einen Schlaganfall. Bewusstlos und mit Atemschwierigkeiten wird sie ins Krankenhaus eingeliefert. Nach entsprechenden Untersuchungen wird ein Hirninfarkt mit signifikanten Hirnstammödemen festgestellt. Sie wird künstlich beatmet. Die Schwester der Patientin legt den behandelnden Ärzten eine erst kurz vorher von der Patientin selbst unter Zeugen unterzeichnete

Patientenverfügung vor, die die folgende Formulierung enthält: „Ich fürchte den Tod weniger als die Würdelosigkeit eines abhängigen und jämmerlichen Lebens." Die Patientin ist zu diesem Zeitpunkt nicht kommunikationsfähig. Sie ist intubiert und leidet an Herzarrhythmien. Der Neurologe ist überzeugt, dass gute Heilungschancen bestehen und nur minimale nachfolgende Funktionsdefizite zu erwarten sind. Der Schwester erklärt er, dass wahrscheinlich nur geringe Gehstörungen bleiben werden, worauf diese antwortet: „Ich weiß, dass sie damit nicht leben wollte." Sollte der Arzt – auch im Hinblick auf die vorliegende Patientenverfügung – die künstliche Beatmung nun aussetzen? Sollte eine DNR-Order erteilt werden?
Fallbeispiel III: Der Patient W.W., ein brillanter Akademiker, erteilt seiner Ehefrau eine Vollmacht, in der er seinen Willen niederlegt, im Falle einer ernsthaften Demenzerkrankung keine künstliche Nahrungs- und Flüssigkeitszufuhr vorzunehmen. Dieser Fall ist jetzt eingetreten, der Patient kann zwar die Angehörigen nicht mehr erkennen und nicht mehr mit ihnen kommunizieren, macht jedoch einen aufgeräumten Eindruck. Leider ist er nicht mehr in der Lage, alleine zu essen oder Nahrung und Flüssigkeit über den Mund aufzunehmen. Das medizinische Personal des Pflegeheims schlägt eine künstliche Nahrungs- und Flüssigkeitszufuhr über eine Sonde durch die Bauchdecke (PEG) vor. Die Ehefrau weigert sich, ihre Einwilligung zu geben. Der Leiter des Pflegeheims argumentiert, ihr Ehemann sei nicht mehr dieselbe Person, die die Vorausverfügung erteilt habe, sondern ein netter, etwas verwirrter alter Herr, der sein Leben vielleicht noch genießen könnte.

Empfehlung: Im ersten Fallbeispiel kann der Arzt auf der Grundlage der Patientenverfügung auf die Intubation verzichten. Die Formulierung „mit oder ohne Einleitung einer Behandlung" ist ein indirekter Versuch auszudrücken, dass der Tod eines Patienten unmittelbar bevorsteht. In diesem Falle sollte aber die Wortwahl den Arzt nicht davon abhalten, den offensichtlich klar geäußerten Willen der Patientin zu erfüllen.

Im Fallbeispiel II jedoch wäre der Abbruch der künstlichen Beatmung voreilig, da es noch nicht klar ist, ob die Patientin A.T. „die Würdelosigkeit eines abhängigen und jämmerlichen Lebens" erleiden muss. Dennoch wäre es angebracht, im Falle einer Verschlechterung ihres Zustandes diese Willensbekundung der Patientin zu überprüfen. An diesem Punkt wäre die Erteilung einer DNR-Order voreilig. Sollte die Patientin jedoch ihre Kommunikations- und Entscheidungsfähigkeit wiedergewinnen, müsste die genaue Bedeutung dieser Formulierung gemeinsam mit der Patientin genauer geklärt werden.

Hinsichtlich des Fallbeispiels III sind wir der Meinung, dass die Anweisungen des Patienten W.W. schon in seinem aktuellen Zustand eingehalten werden sollten, da er in einem entscheidungsfähigen Zustand offensichtlich direkt auf eine solche Situation Bezug nahm. Wir meinen, dass Entscheidungen, die auf abgeklärten und gereiften Wertvorstellungen gründen, respektiert werden sollten.

2.7 Entscheidungsfindung für Patienten mit eingeschränkten mentalen Fähigkeiten

Manchmal sind Personen, die medizinisch behandelt werden, nicht in der Lage, selber Entscheidungen zu treffen, d.h. in die Einleitung einer Behandlung einzuwilligen oder sie abzulehnen. Die Beeinträchtigung der Entscheidungsfähigkeit kann viele Ursachen haben. Diese Patienten können an Bewusstseins- oder Kommunikationsstörungen bzw. an beiden Pathologien leiden. Sie können an psychischen Behinderungen leiden, die entweder vorübergehend sind, wie z.B. Verwirrungszustände oder Bewusstseinsstörungen, oder chronisch, wie eine Demenzerkrankung oder bestimmte psychische Krankheiten. Auch in diesen Fällen müssen Entscheidungen über eine angemessene Behandlung getroffen und Fragen wie „Wer ist der passende Entscheidungsträger und von welchen Grundsätzen sollten die Entscheidungen geleitet werden?“ beantwortet werden.

Beauchamp TL, Childress F. A framework of standards for surrogate decision making. In: Principles of Biomedical Ethics, 5th ed. New York, Oxford University Press, 2001, 98–103.
Beauchamp TL, Childress JF. Protecting incompetent patients. In: Principles of Biomedical Ethics, 5th ed. New York, Oxford University Press, 2001, 152–157.
Buchanan AE, Brock DW. Deciding for others: The Ethics of Surrogate Decision Making. Cambridge University Press, 1989.
Special Section: Substitute Judgement. J Clin Ethics 1995; 6 (1).
Special Section: When Others Decide. Camb Q Healthcare Ethics 1999; 8 (2).

2.7.1 Stellvertretende Entscheidungsträger

Personen, die ermächtigt sind, im Namen anderer Entscheidungen zu treffen, werden **Stellvertreter** oder **Bevollmächtigte** genannt. Traditionell werden die nächsten Verwandten als die natürlichen Vertreter eines Patienten angesehen, und schon immer haben in der Gesundheitspflege tätige Personen im Falle notwendiger Einwilligungen auf Familienangehörige zurückgegriffen. Dieses Verfahren ist als schweigendes Einvernehmen im angelsächsischen Rechtssystem anerkannt, war jedoch bis vor Kurzem gesetzlich nicht abgesichert. In den letzten Jahren haben viele US-Bundesstaaten Gesetze verabschiedet, die Familienangehörigen (z.B. Ehepartner, Eltern, Kindern, Geschwistern) spezifische Befugnisse zuerkennen und ihnen eindeutig eine Vorrangstellung einräumen. Die Vorschriften über die medizinische Patientenanwaltschaft (durable power of attorney) sehen auch die Figur des Patientenvertreters (atttorney-in-fact) vor, der Familienangehörige ersetzt. Solche Vorschriften verhindern eine gerichtliche Auseinandersetzung, die sich nur noch in Konfliktfällen oder bei Zweifeln an der Rechtmäßigkeit der Ernennung von Entscheidungsträgern als notwendig erweist. Alle Bundesstaaten haben auch Vorschriften zur gerichtlichen Bestellung von Betreuern für Personen, deren Entscheidungsunfähigkeit gerichtlich festgestellt wurde.

2.7.2 Grundsätze der Stellvertretung von Patienten

Wenn einer Person die Vollmacht erteilt wird, im Namen eines Patienten zu entscheiden, muss diese Person auch für die Präferenzen und das Wohl des Patienten eintreten.

Sind die Präferenzen des Patienten bekannt, ist der Vertreter verpflichtet, die ihm bekannten Willensbekundungen bei medizinischen Entscheidungen auch zur Geltung zu bringen. Das wird der stellvertretenden Entscheidung als Standard zugrunde gelegt und gilt,

- wenn der Patient seinen Willen im Voraus bekundet hat und
- wenn der Betreuer oder Stellvertreter aus vorherigen Aussagen und Handlungen des Patienten auf dessen Präferenzen schließen kann.

In beiden Fällen ist der stellvertretende Entscheidungsträger verpflichtet, die ihm bekannten Präferenzen des entscheidungsunfähigen Patienten bei der Entscheidung über eine medizinische Behandlung zu berücksichtigen.

Im ersten Fallbeispiel ist die Lage in ethischer Hinsicht am eindeutigsten, da die Patientin ihre Präferenzen in Bezug auf einen medizinischen Behandlungsverlauf vor Eintreten der aktuellen Situation erklärt hat. Unabhängig davon, ob der Patient seine Behandlungspräferenzen schriftlich niedergelegt oder diese einer anderen Person nur mündlich mitgeteilt hat, sollte der Stellvertreter den Patientenwillen so genau wie möglich befolgen. Der Stellvertreter entscheidet nicht anstelle des Patienten über medizinische Maßnahmen, sondern bringt lediglich den geäußerten Patientenwillen zum Tragen. In der Rechtsprechung wird dieser Standard besonders dann zugrunde gelegt, wenn die Patientenpräferenzen bekannt sind.

In einem Präzedenzfall, im Fall der Patientin Karen Quinlan (1976), hatte das Oberste Gericht des Staates New Jersey die schwierige Entscheidung zu treffen, ob bei der jungen Frau, die sich im Wachkoma befand und für die eine Heilungschance, d.h. das Wiedererlangen des Bewusstseins, nicht in Sicht schien, der Abbruch der künstlichen Beatmung angeordnet werden sollte. Vor dem Unfall, der zu dem Wachkoma führte, hatte die Patientin sich dahingehend geäußert, dass sie nicht durch extreme medizinische Maßnahmen am Leben gehalten werden wolle, wenn nur geringe Aussichten auf Genesung bestünden. Das Gericht berief sich auf diese Aussage und ordnete unter Anwendung der Standards der stellvertretenden Entscheidung den Abbruch der künstlichen Beatmung an.

Die Entscheidung ist jedoch eindeutig schwieriger, wenn der Patient seine Wünsche für die zu entscheidende Situation nicht geäußert hat. In diesem Fall sollte der Stellvertreter eine Entscheidung unter Berücksichtigung ihm bekannter Wertvorstellungen und Überzeugungen des Patienten treffen. Patientenvertreter sollten sorgfältig darauf achten, dass sie nicht den typischen ethischen Fehler begehen, ihre persönlichen Wertvorstellungen und Überzeugungen in den Entscheidungsprozess einfließen zu lassen, da nur die Wertvorstellungen und Überzeugungen des Patienten für die zu treffende Entscheidung von Bedeutung sind. Nur Menschen, die in enger Beziehung zu dem betroffenen Patienten stehen, sollten sich in Fällen, in denen die spezifischen Präferenzen des Patienten nicht bekannt sind und aus vorhergehenden Handlungen und Bekundungen abgeleitet werden müssen, als Stellvertreter zur Verfügung stellen.

In dem bekannten Fall der Patientin Cruzan musste der Oberste Gerichtshof der Vereinigen Staaten entscheiden, ob die künstliche Nahrungs- und Flüssigkeitszufuhr einer jungen Koma-Patientin abgebrochen werden sollte. Die Patientin hatte kurz zuvor ihrer Mitbewohnerin gegenüber geäußert, sie möchte nicht weiterleben, wenn das Leben nicht „halbwegs normal“ sei. Das Gericht lehnte einen Abbruch der künstlichen Nahrungs- und Flüssigkeitszufuhr unter Berufung auf die Standards der stellvertretenden Entscheidung ab, und stellte fest, dass der Nachweis der Patientenpräferenzen nicht den diesbezüglichen Standards des Staates Missouri entspräche. Das Gericht befand darüber hinaus, dass jeder Staat das Recht habe, seine eigenen Standards zum Nachweis bestehender Patientenpräferenzen festzusetzen.

Wissenschaftliche Studien belegen, dass Patientenvertreter die Wünsche der eigenen Angehörigen häufig nur vermeintlich genau kennen. Dennoch muss es legitimen Patientenvertretern erlaubt sein, Entscheidungen in Gesundheitsangelegenheiten zu treffen, wenn die Ärzte überzeugt sind, sie handelten im guten Glauben.

Wenn die Wünsche des Patienten nicht bekannt oder nicht klar sind, muss der Vertreter in **Wahrung des besten Interesses** (vgl. Kap. 3.0.3) des Patienten handeln. Das bedeutet, der Stellvertreter muss das Wohl des Patienten im Auge behalten, also alle Entscheidungen hinsichtlich Leidensminderung, Erhalt oder Wiederherstellung von Körperfunktionen und des Ausmaßes und der Nachhaltigkeit der erreichbaren Lebensqualität so treffen, wie sie ein vernünftiges Individuum in ähnlichen Krankheitssituationen aller Wahrscheinlichkeit nach treffen würde.

2.7.3 Mutmaßliche Einwilligung (Implied Consent)

In lebensbedrohlichen Notfallsituationen sind Patienten häufig nicht in der Lage, ihre Präferenzen auszudrücken oder ihre Einwilligung zu bestimmten medizinischen Maßnahmen zu geben, da sie bewusstlos sind oder unter Schock stehen. Ein Patientenvertreter steht in solchen Fällen meist ebenfalls nicht zur Verfügung. Daher ist es für die behandelnden Ärzte zur Regel geworden, eine mutmaßliche Einwilligung des Patienten zu unterstellen, da sie davon ausgehen können, der Patient sei angesichts der Alternative von Tod oder ernsthafter Schädigung sicher mit der Entscheidung einverstanden. Ein solches Handeln erscheint vernünftig und ist in der Rechtspraxis unter dem etwas ungenauen Begriff implizite oder mutmaßliche Einwilligung (implied consent) gerechtfertigt. Dies ist jedoch eine juristische Fiktion, da der Patient nicht tatsächlich einwilligt, sondern der Arzt die Einwilligung des Patienten nur unterstellt. Obwohl Ärzte nicht berechtigt sind, medizinische Eingriffe vorzunehmen, die über den durch die Einwilligung des Patienten begrenzten Bereich hinausgehen, können sie sich auf die mutmaßliche Einwilligung berufen, wenn ein sofortiger Eingriff zur Lebenserhaltung notwendig wird. Im Falle einer Anklage wegen Körperverletzung stellt dies auch einen Verteidigungsgrund dar, das gilt jedoch nicht für eine Klage wegen Fahrlässigkeit, wenn die Notfallbehandlung nicht angemessen war und die in der Krankenversorgung geltenden Qualitätsmaßstäbe unterschritten wurden. Das ethische Prinzip des Nutzens bedeutet, dass jeder Mensch die Pflicht zur Hilfeleistung in Notfällen hat, und begründet auch die ethische Rechtfertigung medizinischer Eingriffe bei nicht einwilligungsfähigen Personen.

2.7.4 Behandlung gegen den Willen des Patienten

In allen Rechtssystemen gibt es gesetzliche Regelungen, die Psychiater und psychiatrische Kliniken ermächtigen, bestimmte Personen gegen ihren Willen einer psychiatrischen stationären Behandlung zu unterziehen. Diese gesetzlichen Befugnisse gelten für psychisch kranke Personen und erlauben nur die Behandlung der betreffenden psychischen Krankheiten. Voraussetzung ist die Feststellung, dass die betreffende Person eine Gefahr für sich selbst und für die Allgemeinheit darstellt. In manchen Fällen kann jedoch auch die Notwendigkeit einer rein medizinischen Behandlung auftreten.

Fallbeispiel: Ein Mann mittleren Alters, dem Behandlungsteam bereits bekannt als alkoholabhängiger Psychotiker, wird von einem Freund in die Notaufnahme gebracht. Der unter Alkohol- und Heroineinfluss stehende Patient hat Wahnvorstellungen; er glaubt, der Vietkong wolle ihn angreifen. Er leidet unter Atemnot, ist in der letzten Stunde schon zweimal bewusstlos geworden und ist urininkontinent. Er erklärt, sein Herz sprenge ihm den Brustkorb, dennoch will er das Krankenhaus unverzüglich verlassen, da er die Gefahr einer Bombardierung sieht. Der Dienst habende Arzt schreibt in seine Unterlagen: „Ich stelle fest, dass der Patient an Wahnvorstellung und psychotischen Syndromen leidet, deshalb werde ich den Patienten unter medizinische Beobachtung stellen und im Krankenhaus behalten. Diagnose: Paroxysmale supraventrikuläre Tachykardie. Behandlung: Verabreichung von Haloperidol und Digitalis. Weitere Untersuchungen: Elektrolytenkontrolle."

Kommentar: Die Frage ist, ob eine gesetzlich autorisierte Einweisung zur stationären psychiatrischen Untersuchung und Behandlung gegen den Willen des Patienten, die manchmal mit dem eher unpassenden Begriff „medical hold" (stationäre Behandlung aus medizinischen Gründen gegen den Willen des Patienten) umschrieben wird, nicht nur die psychiatrische, sondern auch die medizinische Behandlung erlaubt. Die Antwort ist: Nein. Die gesetzlichen Regelungen beziehen sich allein auf die Behandlung der psychischen Erkrankung als Rechtfertigung einer Überstellung in die stationäre Behandlung gegen den Willen des Betroffenen. Wenn eine medizinische Behandlung erforderlich ist, muss der Patient seine Einwilligung dazu geben, ist er nicht einwilligungsfähig, muss ein rechtlich autorisierter Entscheidungsträger bestellt werden. Wenn die medizinische Behandlung wie im Falle einer Notfallsituation zur Lebenserhaltung nötig wird, so ist es ausreichend, von der mutmaßlichen Einwilligung auszugehen.

Empfehlung: In diesem Fallbeispiel wurden mehrere Fehler gemacht. Erstens hätte der Dienst habende Arzt der Notaufnahme umgehend einen Kollegen der Psychiatrie beratend hinzuziehen müssen, der den Patienten untersucht hätte und nach der Diagnose einer paranoiden Schizophrenie dazu befugt gewesen wäre, die Einweisung zur Behandlung dieser psychischen Störung gegen den Willen des Betroffenen zu veranlassen. Der Dienst habende Arzt einer Notaufnahme hat diese Befugnis nicht. Der Begriff „medical hold" ist irreführend: Ärzte können Patienten nicht gegen ihren Willen im Krankenhaus behalten, diese Befugnis haben nur psychiatrische Fachärzte, und das nur zwecks psychiatrischer Behandlung.

2.7 P Befugnisse der Eltern minderjähriger Patienten

Kinder, deren intellektuelle Fähigkeiten sich erst während des Reifungsprozesses entwickeln, gelten im rechtlichen Sinne als entscheidungs- und einwilligungsunfähig. Die Einwilligung zu medizinischen Behandlungen von Minderjährigen und Kindern ist den gesetzlichen Patientenvertretern, den Eltern, übertragen, oder in besonderen Fällen gerichtlich bestellten Vertretern. Darüber hinaus ist gesetzlich festgelegt, in welchem Alter ein Kind als entscheidungs- und einwilligungsunfähig zu erachten ist. Hier stellen sich zwei ethische Probleme. Erstens ist es manchmal notwendig, die Tragweite und das Gewicht der elterlichen Behandlungswünsche zu klären, wenn diese mit den Empfehlungen der Ärzte in Konflikt stehen. Zweitens erreichen Kinder ihre Entscheidungs- und Einwilligungsfähigkeit oft in unterschiedlichem Lebensalter. Wenn Kinder Behandlungswünsche äußern, sollte überprüft werden, inwieweit diese Wünsche vernünftig und für die medizinische Behandlung von Bedeutung sind.

Elterliche Verantwortung leitet sich aus moralischen, sozialen und gesetzlichen Grundsätzen ab. Es ist allgemein anerkannt, dass Eltern für das Wohl ihrer Kinder verantwortlich sind und dass ihnen auch ein weiter Ermessensspielraum zugestanden wird, zu entscheiden, wie das Wohl des Kindes zu definieren ist und was ihm dient. Dennoch ist die elterliche Entscheidungsgewalt nicht absolut. Nach US-amerikanischem Recht sind Kinder Personen mit spezifischen Rechten und Interessen, die auch unabhängig von den Wünschen und Präferenzen der Eltern zu schützen sind. Daraus wird im Allgemeinen gefolgert, dass im Sinne des besten Interesses des Kindes der elterlichen Entscheidungsgewalt über die medizinische Behandlung ihres Kindes Grenzen gesetzt sind. Ebenso ist in der US-amerikanischen Gesellschaft allgemein die gesellschaftliche Verpflichtung anerkannt, Kinder vor Schaden zu bewahren, auch wenn ihnen dieser von den eigenen Eltern zugefügt wird. Der Schutz des Kindeswohls wird als ernstzunehmende gesellschaftliche Verpflichtung betrachtet.

2.7.1 P Feststellung der elterlichen Verantwortung

In unserer Gesellschaft können Eltern unterschiedliche moralische Bindungen und Beziehungen zu ihren Kindern haben. Die meisten Eltern übernehmen bereitwillig und selbstverständlich die Verantwortung für die Fürsorge und Erziehung ihrer Kinder. Einige Eltern jedoch betrachten ihren Nachwuchs als unerwünscht und wollen sich schon vor oder sofort nach der Geburt dieser vermeintlichen Bürde entledigen. Andere wiederum kümmern sich aufgrund ihrer Wertvorstellungen, psychischen Störungen oder sozial abweichenden Verhaltens nicht um ihre Kinder. Andere Betroffene, wie Adoptiv- oder Pflegeeltern, übernehmen wiederum in bestimmten Fällen Verantwortung, bevor sie gesetzlich dazu berechtigt sind. Aufgrund veränderter sozialer Beziehungen können also jeweils andere Personen die moralische oder gesetzliche Verantwortung innehaben. Selbst in Fällen, in denen die gesetzlich berechtigten Verantwortungsträger festgestellt sind, ist es nicht immer einfach zu bestimmen, wer die moralische Verantwortung trägt. Deshalb kann es vorkommen, dass die biologischen und/oder gesetzlich bestimmten Eltern nicht in der Lage sind, ihre gesetzlich abgesicherte Verantwortung als natürliche Stellvertreter und Entscheidungsberechtigte der Kinder zu übernehmen. Im US-amerikanischen Rechtssystem verfügen die Eltern grundsätzlich über das Sorgerecht für ihre Kinder, das auch dann nicht aberkannt werden kann, wenn sie keine vorbildlichen Eltern sind. Dennoch macht das Gesetz auch deutlich, dass das Kindeswohl Vorrang hat vor dem elterlichen Sorgerecht.

2.7.2 P Unvermögen der Eltern, ihrem Sorgerecht nachzukommen

Kinderärzte und andere im Gesundheitswesen tätige Personen bezweifeln manchmal die Fähigkeit von Eltern, ihrer Fürsorgepflicht für ihre Kinder nachzukommen. Einem solchen Verdacht muss sorgfältig nachgegangen werden. In einigen Fällen kann eine psychische Störung vorliegen, aufgrund derer die Eltern nicht in der Lage sind, vernünftige Entscheidungen für das Wohl ihres Kindes zu treffen. Ein psychisch kranker Elternteil kann eine Gefahr für das Kind darstellen. Hier müssen Vorliegen und Ausmaß der psychischen Krankheit sorgfältig festgestellt und wenn nötig rechtliche Schritte zur

Bestellung eines stellvertretenden Entscheidungsträgers eingeleitet werden. Eine andere Form elterlichen Unvermögens liegt vor, wenn Eltern offensichtlich nicht in der Lage sind, die Bedürfnisse und das Wohl ihres Kindes zu erkennen. Ein solches Unvermögen zeigt sich am deutlichsten, wenn ein Kind offener und gewohnheitsmäßiger physischer Gewalt durch die Eltern ausgesetzt ist. Die Unfähigkeit, für die einfachsten Grundbedürfnisse eines Kindes Sorge zu tragen, kann durch Unwissenheit, den Verlust moralischer Werte oder durch Drogenabhängigkeit verursacht sein. In anderen Fällen können mangelnde Erfahrung mit der Elternrolle oder bestimmte soziale Verhältnisse die Ursachen sein. Besteht ein solcher Verdacht, sollten umgehend angemessene Maßnahmen ergriffen werden, um das Ausmaß und die Ursachen dieser Unfähigkeit festzustellen, sowie zu prüfen, wie Abhilfe geschaffen werden könnte. Auf alle Fälle sollte vorab geklärt werden, ob die bei den Eltern vermutete Unfähigkeit auch in Bezug auf das vorliegende Problem von Bedeutung ist. Wichtig ist ebenfalls die Hinzuziehung von Sozialpädagogen, Sozialarbeitern und von anderen auf solche Fragen spezialisierten Fachleuten. Je nach Schwere und Dringlichkeit des Falles sollten bei Bestätigung des Verdachts auch rechtliche Lösungen gesucht werden, etwa durch Einbeziehung der jeweils zuständigen Behörden.

2.7.3 P Standards für Elternpräferenzen

Stehen sowohl die Entscheidungsgewalt als auch die Entscheidungsfähigkeit der Eltern eindeutig fest, so sind sie moralisch und gesetzlich verpflichtet, grundlegende Maßstäbe für ihre Fürsorgepflicht einzuhalten. In den Baby-Doe-Vorschriften heißt es:

„Die Entscheidung, medizinisch indizierte Behandlungen zu beginnen oder auf sie zu verzichten, wird – außergewöhnliche Fälle ausgenommen – von den Kindeseltern oder gesetzlich bestellten Betreuern getroffen. Eltern sind die zuständigen Entscheidungsträger in Bezug auf die Fürsorge für ihre erkrankten oder behinderten Kinder und werden dabei von ihren Ärzten auf der Grundlage einer vernünftigen medizinischen Entscheidungsfindung beraten. ... Diese Rolle muss respektiert und unterstützt werden, es sei denn, die Betroffenen entscheiden sich für einen Behandlungsverlauf, der mit den laut Gesetz festgesetzten und in diesem Falle anwendbaren Standards unvereinbar ist." (50 Code of Federal Regulations, at 14880.)

Hinzugefügt werden sollte die Formulierung: „unvereinbar mit ethischen Grundsätzen". Welche Maßstäbe sollten den elterlichen Entscheidungen zugrunde gelegt werden? Bei diesen Fragen mögen folgende Überlegungen weiterhelfen:

- Natürlich ist die Entscheidung der Eltern gerechtfertigt, eine unwirksame oder aussichtslose medizinische Maßnahme abzubrechen (vgl. Kap. 1.2 P). Dennoch besteht die Möglichkeit, dass Ärzte und Eltern in einer solchen Situation unterschiedlicher Meinung sind. Eltern können bereits eine Behandlung, die keinen sofortigen Erfolg zeigt, als unwirksam bewerten, oder durch die lange Krankheit ihres Kindes entmutigt sein und zu dem Schluss kommen, dass eine Behandlung aussichtslos sei. Der Arzt hat in einer solchen Situation die Pflicht, die Eltern aufzuklären, ihnen die medizinischen Fakten zu erklären und sich zu bemühen, zu einem Einvernehmen zu gelangen. Andererseits sollte auch betont werden, dass Ärzte und Institutionen der Krankenversorgung in keiner Weise verpflichtet sind, eine nach bestem Wissen und Gewissen als unwirksam und aussichtslos angesehene medizinische Maßnahme fortzuführen. In Grenzfällen sollte auf eine gerichtliche Entscheidung gedrungen werden, um die medizinische Einrichtung vor einer eventuellen Haftung zu schützen.

- Auch die Ärzte selbst sind oft verunsichert aufgrund ihrer eigenen Ungewissheit und Ängste. In einigen Fällen führt ihr therapeutischer oder wissenschaftlicher Ehrgeiz sie dazu, die Unwirksamkeit oder Aussichtslosigkeit der in Frage kommenden oder von ihnen vorgeschlagenen medizinischen Behandlung nicht zu erkennen bzw. nicht einsehen zu wollen. Ein solches Verhalten kann durchaus zu ethischen Katastrophen führen, die jedoch vermieden werden können durch konsequente Aufrichtigkeit, echte Bescheidenheit und vor allem durch die Bereitschaft, dem anderen zuzuhören.
- Jeder Kinderarzt weiß, dass die Geburt eines behinderten Kindes oder eine ernsthafte, lebensbedrohende Erkrankung des eigenen Kindes eine zutiefst traumatische Erfahrung für die Eltern darstellen kann. Auch die noch so einfühlsame Erklärung des medizinischen Problems kann unter solchen Umständen missverstanden werden. Für die Eltern ist es äußerst schwierig, die Rolle des umfassend informierten und zur Einwilligung bereiten Stellvertreters für das eigene Kind zu übernehmen. Dennoch wäre es ebenso falsch, die Entscheidungskompetenz aller Eltern grundsätzlich in Frage zu stellen, nur weil mutmaßlich niemand in einer Krisensituation vernünftige Entscheidungen treffen kann. Jeder Fall muss individuell beurteilt werden, ein großes Einfühlungsvermögen und psychologisch vorsichtiges Vorgehen ist in solchen Situationen jedoch immer erforderlich.
- Wenn Ungewissheit darüber besteht, ob eine Behandlung unwirksam oder aussichtslos ist, sollte eine Entscheidung im besten Interesse des Kindes getroffen werden. Der Begriff „im besten Interesse“ wird in den Kapiteln 2.7.2, 3.0.3 und 3.0.1 P genauer erklärt. Im Mittelpunkt steht hier nicht das Interesse der Entscheidungsträger, namentlich der Eltern und der Ärzte oder im weitesten Sinne das der Gesellschaft. Bei Entscheidungen, die anstelle eines Patienten getroffen werden, ist das Interesse des Patienten selbst der einzig gültige Maßstab.
- Die Ablehnung einer empfohlenen medizinischen Behandlung durch die Eltern sollte akzeptiert werden, es sei denn, der Verzicht auf diese Maßnahme würde dem Kind unmittelbaren und ernsthaften Schaden zufügen. Deshalb sollte die Weigerung, das eigene Kind impfen zu lassen, respektiert werden, auch wenn diese Weige-

rung auf falscher oder mangelhafter Information beruht (es sei denn, es verletzt gesetzliche Vorschriften). Der Beweis, dass ein nicht geimpftes Kind infiziert wird, ist wissenschaftlich nicht erbracht.

- In den Fällen, in denen kein Einverständnis zwischen Ärzten und Eltern oder zwischen den Elternteilen selbst erreicht werden kann, sollten das zuständige Ethikkomitee oder andere Ethikexperten beratend hinzugezogen werden. Kann dennoch kein gegenseitiges Einvernehmen hergestellt werden, so sollten die Rechtsinstitutionen angerufen werden, denen der Schutz der Interessen derjenigen gesetzlich anvertraut wurde, die ihre eigenen Interessen nicht selbst vertreten können. Der Rückgriff auf gesetzliche Instanzen ist in diesen Fällen zwar oft traumatisch für alle Beteiligten, andererseits aber auch ein Beweis für die gleichberechtigte Rolle, die unsere Gesellschaft dem Kinde, das nicht für sich selbst sprechen kann, zugesteht.

2.7.4 P Gesetzlich geforderte Einwilligung von Minderjährigen

Es kann der Fall eintreten, dass Minderjährige, das heißt Personen, die das für die Einwilligungsfähigkeit gesetzlich festgelegte Mindestalter (in allen US-Bundesstaaten 18 Jahre) noch nicht erreicht haben, auf eigene Initiative einen Arzt konsultieren wollen. Handelt es sich bei dem gesundheitlichen Problem nicht um einen Notfall, dürfen diese Minderjährigen nur nach vorheriger Einwilligung ihrer Eltern oder gesetzlicher Betreuer behandelt werden (vgl. Kap. 2.7 P). Dennoch gibt es wichtige Ausnahmen von dieser Regel:

- In fast allen amerikanischen Bundesstaaten gibt es heutzutage besondere Regelungen, die die Behandlung bestimmter gesundheitlicher Probleme bei Minderjährigen auch ohne die Einwilligung der Eltern erlauben. Eingeschlossen sind hier Drogenabhängigkeit und Geschlechtskrankheiten. Schwangerschaftsverhütung, Abtreibung und psychische Erkrankungen sind teilweise eingeschlossen, teilweise ausdrücklich ausgeschlossen. Ärzte sollten sich mit den in ihrem Verantwortungsbereich geltenden gesetzlichen Regelungen und Vorschriften vertraut machen.
- Ein selbstständiger, reifer Minderjähriger ist ein junger Mensch, der in physischer, finanzieller und anderer Hinsicht nicht mehr von seinen Eltern abhängig ist. Verheiratete Minderjährige, Angehörige der Streitkräfte oder außerhalb des Elternhauses Studierende werden als selbstständige Personen angesehen. Wenn sie sich in medizinische Behandlung begeben, dürfen sie ohne die elterliche Einwilligung behandelt werden.
- In den letzten Jahren hat der Begriff „reifer Minderjähriger“ immer mehr Anwendung gefunden. Ein reifer Minderjähriger ist eine Person, die das gesetzliche Erwachsenenalter noch nicht erreicht hat und noch immer von den Eltern abhängig ist, jedoch reif genug erscheint, vernünftige Entscheidungen zu treffen und Urteile zu fällen. Solche jungen Menschen stellen Ärzte, von denen sie behandelt werden möchten, oft vor nicht einfach zu lösende Probleme. Auf der einen Seite

erscheinen sie in der Lage, für sich selbst zu entscheiden, auf der anderen Seite sind ihre Eltern rechtlich weiterhin für sie verantwortlich. Von zuständigen Rechtinstanzen wurde entschieden, dass Ärzte diese Personen unter den folgenden Bedingungen behandeln dürfen:

- Der junge Patient ist im mündigen Alter (über 15 Jahre alt) und erscheint in der Lage, die medizinische Behandlung und die damit verbundenen Risiken ausreichend zu verstehen, um nach den Kriterien des IC seine Einwilligung geben zu können.
- Die medizinische Behandlung wird zu seinem Nutzen vorgenommen (er ist nicht als Organspender oder als Teilnehmer an einem Forschungsprojekt vorgesehen).
- Die Behandlung ist nach medizinischen Kriterien notwendig.
- Es gibt gute Gründe dafür, dass die elterliche Einwilligung nicht eingeholt werden kann, wobei auch die Weigerung des Jugendlichen selbst, diese einzufordern, als ausreichender Grund zu betrachten ist.

Ein Arzt ist berechtigt, einen Minderjährigen ohne Einwilligung der Eltern medizinisch zu behandeln, wenn der Betroffene selbstständig ist oder wenn eine gesetzliche Autorisierung zur Anwendung einer medizinischen Maßnahme besteht. Erfüllt der Jugendliche keine der beiden Kriterien, so darf der Arzt ihn unter den oben genannten Voraussetzungen behandeln, wenn der jugendliche Patient über die Fähigkeit verfügt, den Nutzen und die Risiken der Behandlung zu erfassen und wenn er einwilligungsfähig ist. Ärzte, die reife Minderjährige unter den oben genannten Voraussetzungen nach deren Einwilligung behandeln, laufen Gefahr, dafür von deren Eltern zur Verantwortung gezogen zu werden. Dieses Risiko wird jedoch nach allgemeiner Rechtsauffassung als minimal betrachtet. Dennoch wird empfohlen, dass Ärzte, die reife Minderjährige behandeln, Nachforschungen darüber anstellen, warum ihre Patienten sich weigern, mit ihren Eltern in Kontakt zu treten. Der Arzt sollte den jungen Menschen unterstützen, wenn er bereit ist, sich mit seinen Eltern auszusöhnen und zu einem gegenseitig zufrieden stellenden Einverständnis zu gelangen. Doch auch hier sollte die Angelegenheit vertraulich behandelt werden und der Arzt sich dessen bewusst sein, dass seine Verschwiegenheit oft unbeabsichtigt, etwa durch die Abrechnung ärztlicher Leistungen, gebrochen werden kann.

Wünscht ein reifer Jugendlicher eine irreversible Sterilisation, so stellt dies den behandelnden Arzt vor große Probleme. Die Sterilisierung von Minderjährigen ist auf Bundesebene und in vielen Bundesstaaten der Vereinigten Staaten gesetzlich verboten. Ein Arzt, der diesem Anliegen nachkommt, läuft Gefahr, von den Eltern und auch im Nachhinein von dem Jugendlichen selbst verklagt zu werden. Es ist davon auszugehen, dass selbst ein reifer Minderjähriger die langfristigen Folgen eines solchen Eingriffs nicht erfassen kann. Ein mit einem solchen Anliegen konfrontierter Arzt sollte versuchen, die dahinter stehenden Gründe herauszufinden und weniger radikale Alternativen vorschlagen.

Committee on medical Liability. American Academy of Pediatrics. Elk Grove, IL, 1995.

2.7.5 P Elterliche Entscheidungen aufgrund kultureller und religiöser Wertvorstellungen

Den Eltern wird in Bezug auf die Werte, die sie bei der Erziehung ihrer Kinder zugrunde legen, sehr große Freiheit zugestanden. Dieser Freiraum ist durch die in der Verfassung verankerte Religions- und Glaubensfreiheit in besonderem Maße geschützt. Allerdings haben die diversen Gerichtsinstanzen und die Gesetzgebung der Bundesstaaten in den letzten Jahren diese Freiheit bei Rechtsstreitigkeiten enger ausgelegt, um Kinder vor ernsten Schäden für ihre Gesundheit und ihr Leben zu bewahren, wenn diese durch die religiösen Wertvorstellungen der Eltern in Gefahr waren. Viele der in den Bundesstaaten geltenden Gesetze gegen Kindesmissbrauch legen ausdrücklich fest, dass der Tatbestand des Kindesmissbrauchs nicht schon allein dann gegeben ist, wenn die Erkrankung eines Kindes gemäß den Glaubensgrundsätzen einer bestimmten Religion nur spirituell behandelt wird. Obwohl eine solche Behandlung dem Kind in der Regel keinerlei Schaden zufügt, gibt es jedoch auch Fälle, in denen ein solches Vorgehen das Kind in Lebensgefahr bringt.

Fallbeispiel I: Ein 11-jähriges Mädchen wird nach einem Verkehrsunfall in die Notaufnahme eingeliefert. Sie ist bewusstlos, ihr Atem ist flach und keuchend und ihre Lippen sind blau verfärbt. Im Brustbereich werden schwere Prellungen festgestellt, der linke lose Thoraxbereich bewegt sich bei Inspiration nach innen. Der Blutdruck ist extrem niedrig und die Herzfrequenz stark erhöht. Nach intravenöser Gabe von Ringer-Laktat-Lösung wird die Patientin intubiert und der Blutdruck stabilisiert. Das Thoraxröntgenbild zeigt einen so genannten „flail chest" oder Dreschflegel-Thorax und mögliche innere Blutungen im Thoraxbereich. Nach Anlegen einer Brustkorbdrainage tritt frisches Blut aus. Während das Kind in den Operationssaal gebracht wird, stellen sich die gerade eingetroffenen Eltern vor das Krankenbett und erklären, sie seien Zeugen Jehovas und verweigerten die Einwilligung zu einer Bluttransfusion.

Fallbeispiel II: Erinnern wir uns an Karen (vgl. Kap. 2.5.1 P), das 13-jährige Mädchen mit Verdacht auf Gehirnhautentzündung. Sie lehnte eine Behandlung aufgrund ihrer Zugehörigkeit zur Christian Science-Kirche ab, und diese Entscheidung wurde von ihren Eltern bestätigt. In diesem Fall hatten wir empfohlen, gegen die Entscheidung der Eltern Einspruch zu erheben und wenn nötig auch gerichtliche Schritte einzuleiten.

Fallbeispiel III: Auch in dem Fall des kleinen James (vgl. ebenfalls Kap. 2.5.1 P), der an akuter lymphatischer Leukämie erkrankt ist und eine Bluttransfusion ablehnt, bestätigen die Eltern, Zeugen Jehovas, diese Entscheidung. Wir hatten in diesem Fall empfohlen, die Ablehnung zu respektieren.

Fallbeispiel IV: Ein 5-jähriges Mädchen wird von seinen aus Vietnam eingewanderten Eltern, die der ethnischen Minderheit der Hmong angehören, in die Notaufnahme eingeliefert. Die Eltern sprechen nur wenig Englisch. Das Kind hat hohes Fieber, und in der Lunge wird Flüssigkeit festgestellt. Die Dienst habende Notfallärztin bemerkt kleine kreisförmige Verbrennungen auf Bauch und Brust des Kindes und vermutet, dass dem Kind Gewalt angetan wurde.

Kommentar: Religions- und Glaubensfreiheit wird in der Verfassung der Vereinigten Staaten als hoher Grundwert geschützt. Doch ist hier nur die unantastbare Freiheit des Gläubigen geschützt, einem Glauben nach freier und unbeeinflusster Entscheidung beizutreten. Die Auswirkungen, die die Ausübung dieses Glaubens auf andere Personen haben könnte, fallen jedoch nicht unter diesen Schutz. In einer Entscheidung des Obersten Gerichtshofs eines US-Bundesstaates, die die elterliche Entscheidungsgewalt von Zeugen Jehovas betrifft, heißt es dementsprechend: „Eltern sind frei, sich selbst zum Märtyrer zu machen, das heißt jedoch nicht, dass sie auch das Recht haben, (...) ihre Kinder zu Märtyrern zu machen." (Prince v Massachusetts, 1944).

Dennoch wird Eltern ein gewisser Spielraum bei Entscheidungen über eine angemessene medizinische Behandlung ihrer Kinder gegeben. Dies macht der folgende Fall deutlich: Die der Christian Science-Kirche angehörenden Eltern eines an einem Burkitt-Lymphom erkrankten 3-jährigen Kindes hatten keine Einwilligung zu der empfohlenen Chemotherapie gegeben, bei der von einer 40-prozentigen Erfolgsrate ausgegangen wurde. Der Oberste Gerichtshof des Staates Delaware erklärte die Entscheidung der Kindeseltern für rechtmäßig. In der Begründung hieß es, unter Abwägung des Fürsorgeinteresses der Eltern und der möglichen belastenden Auswirkungen der Chemotherapie sei die Wahrscheinlichkeit einer Heilung zu niedrig gewesen, um die Einleitung der Behandlung gegen den Willen der Eltern zu rechtfertigen (Newmark v Williams, Delaware, 1991).

In keiner der oben genannten Glaubensrichtungen besteht die Überzeugung einer Seelenverdammnis für den Fall einer bestimmten medizinischen Behandlung, auch gibt es keinerlei Anzeichen, dass die Gläubigen sich dadurch mit irgendeiner Schuld beflecken oder aus der Gemeinschaft ausgeschlossen würden. Selbst in Staaten, in denen Ausnahmeregelungen aus religiösen Gründen zugelassen sind, sollten Ärzte und Krankenhausträger darauf vorbereitet sein, alle Fälle, bei denen es um „nachgewiesen wirksame medizinische Maßnahmen (geht), die ernsthafte Erkrankungen und Behinderungen verhindern, verbessern oder heilen und den Tod abwenden, und um Maßnahmen, die zukünftigen Behinderungen oder Beeinträchtigungen vorbeugen," zur Klärung vor die für den Schutz von Kindern und Minderjährigen zuständigen Behörden und Gerichte zu bringen.

American Academy of Pediatrics Committee on Bioethics. Religious objections to medical care. Pediatrics 1997; 99:279.

Empfehlung: Die Blutübertragung sollte im Fallbeispiel I unverzüglich eingeleitet werden. Eine gerichtliche Genehmigung dieser Maßnahme sollte nur dann eingeholt werden, wenn das Leben des Kindes durch die damit verbundene Verzögerung nicht in Gefahr gebracht wird. In zahlreichen Präzedenzfällen haben Gerichte Behandlungen solcher Krankheitsbilder auch ohne Einwilligung als rechtmäßig erklärt.

Im Fallbeispiel II sollte mit der Behandlung unverzüglich begonnen und eine gerichtliche Genehmigung nachträglich eingeholt werden. Die Ärzte sollten sich jedoch bemühen, die Eltern zu besänftigen und die Kommunikation aufrecht zu erhalten, auch wenn letztendlich das Wohl des Kindes und nicht das der Eltern oberstes Handlungsziel bleibt.

Im Fallbeispiel III liegen ganz andere Bedingungen vor. Der Junge ist alt genug, um seine Lage zu verstehen und eigene persönliche Überzeugungen zu formulieren. Darüber hinaus ist die Prognose auch im Falle einer Behandlung äußerst schlecht. Eine Blutübertragung wird die Krankheit nicht heilen, sondern lediglich erträglicher machen. Der Verzicht auf die Transfusion ist in diesem Falle ethisch gerechtfertigt.

Fallbeispiel IV konfrontiert die Dienst habende Notfallärztin mit einer in der Hmong-Kultur gängigen Praxis. Zur Bekämpfung des Fiebers werden heiße Geldmünzen auf den Körper gelegt, da die Angehörigen dieser Kultur glauben, dass die Hitze der Münze die Hitze aus dem Körper des Patienten zieht. Die Verbrennungen sind lokal begrenzt und oberflächlich. Sicherlich sollten die Eltern durch Aufklärung davon abgehalten werden, diese Methode weiterhin anzuwenden, dennoch ist in diesem Fall eine Anzeige wegen Kindsmisshandlung nicht angebracht.

2.8 Grenzen von Patientenpräferenzen

Die Präferenzen von Patienten haben einen sehr hohen moralischen Stellenwert und müssen bei jeder Behandlungsentscheidung ernsthaft berücksichtigt werden. Auch die Präferenzen von Patienten, die in ihrer Entscheidungsfähigkeit eingeschränkt sind, sind für diejenigen, die an ihrer Stelle und zu ihrem Nutzen handeln, von großer Bedeutung. Dennoch sind der Gültigkeit der Patientenpräferenzen Grenzen gesetzt. Die ethische Pflicht der Ärzte ist nicht nur durch die Wünsche ihrer Patienten definiert, sondern auch durch die allgemeinen und spezifischen Ziele der Medizin. Ärzte sind in keiner Weise verpflichtet, Maßnahmen zu ergreifen, die das medizinisch Mögliche übersteigen und den medizinischen Zielen widersprechen, auch wenn das vom Patienten gefordert wird. Deshalb haben Patienten auch nicht das Recht, von dem Arzt die Durchführung medizinisch nicht indizierter oder kontraindizierter Maßnahmen zu verlangen, wie z.B. überflüssige Operationen oder unorthodoxe Behandlungen und Medikamente. Außerdem dürfen Patienten keine ungesetzlichen oder ethisch nicht zu rechtfertigenden Handlungen fordern. So dürfen Ärzte einem Patienten keine Behinderung attestieren, wenn eine solche nicht vorliegt, und ebenso wenig der Bitte eines Patienten nachkommen, eine meldepflichtige Krankheit den zuständigen Behörden nicht anzuzeigen. Letztlich sind Ärzte berechtigt, den Wünschen ihrer Patienten die Zustimmung zu verweigern, wenn sie nach reiflicher Überlegung zu dem Schluss kommen, dass in dieser Situation einem anderen ethischen Grundsatz Vorrang vor der Patientenautonomie zu geben ist. Diese Problematik wurde bereits in Kapitel 1 im Zusammenhang mit dem ethischen Grundsatz des Nutzens und der Schadensvermeidung bereits angesprochen und wird in Kapitel 4 im Hinblick auf das Prinzip der Loyalität und Aufrichtigkeit noch weiter vertieft.

Ein Prinzip der traditionellen Medizinethik ist ebenfalls, dass sich Ärzte bei der medizinischen Entscheidungsfindung moralischer Urteile über ihre Patienten enthalten sollten. Die zwei folgenden Beispiele sollen das Problem veranschaulichen.

- Von einem Notfallarzt wird erwartet, dass er sowohl die Person, die eine ältere Frau überfallen hat und dabei verletzt wurde, als auch das Opfer angemessen medizinisch versorgt.
- Ein Arzt ist gehalten, eine Person, die sich in einem seiner Meinung nach unmoralischen Liebesverhältnis mit einer Geschlechtskrankheit infiziert hat, ohne moralische Vorbehalte zu behandeln.

Natürlich haben Ärzte und Pflegepersonal unabhängig von dem ihnen abverlangten Neutralitätsgebot ihre eigenen persönlichen moralischen Überzeugungen und Werte. Es gibt Situationen, in denen von ihnen verlangt wird, nicht nur ein von ihnen als unmoralisch erachtetes Verhalten zu tolerieren, sondern auf Ansuchen des Patienten selbst unmoralisch zu handeln; hierzu zwei Beispiele:

- Ein Patient männlichen Geschlechts verlangt von seinem Arzt, der Transsexualität als moralisch verwerflich betrachtet, ihm zur Stimulans weiblicher Geschlechtsmerkmale weibliche Östrogene zu verschreiben.
- Eine Krankenschwester, die gläubige Katholikin ist, wird gebeten, bei einer Abtreibung zu assistieren.

Wenn in solchen Fällen gesetzliche Regelungen bestehen, ist eine Weigerung aus Gewissensgründen ausdrücklich abgedeckt. Ärzte können auch aus Gewissensgründen bestimmte Gesetze als ethisch nicht akzeptabel ablehnen. Ein Arzt, der einen Aidspatienten behandelt, ist z.B. davon überzeugt, dass das Rauchen von Marihuana die in einem fortgeschrittenen Krankheitsstadium auftretenden Schmerzen und Übelkeitssymptome lindert, doch ist die Verschreibung von „Marihuana zu medizinischen Zwecken“ in dem Staat, in dem er praktiziert, verboten.

Ärzte und Pflegepersonal sind ethisch berechtigt, die Mitarbeit bei medizinischen Behandlungen aus Gewissensgründen zu verweigern. Bei der Ausbildung des eigenen Gewissens ist es von größter Wichtigkeit, die eigenen moralischen Wertvorstellungen von persönlichen Abneigungen und Vorurteilen zu trennen. Z.B. lehnt es ein Arzt „aus Gewissensgründen“ ab, einen an hämorrhagischer Diathese erkrankten Zeugen Jehovas zu behandeln, in Wirklichkeit jedoch will er nicht als unfähig erscheinen oder Gefahr laufen „einen Patienten zu verlieren". Gesundheitsinstitutionen und -programme sollten für Ärzte und Pflegepersonal klare und verbindliche Regeln für eine Behandlungsverweigerung aus Gewissensgründen festlegen. Es ist ein allgemein anerkanntes ethisches Prinzip, dass derjenige, der eine Handlung aus Gewissensgründen verweigert, auch akzeptiert, dass er mit seiner Verweigerung einen Gesetzesbruch begeht und die damit verbundenen rechtlichen Folgen tragen muss.

2.9 Fehlende Mitarbeit bei der Umsetzung ärztlicher Behandlungspläne

Zur Pflicht eines Arztes gehört es, dem Patienten Maßnahmen wie einen Behandlungsplan oder die Veränderung bestimmter Gewohnheiten zu empfehlen, wenn er nach bestem Wissen von deren Nutzen für den Patienten überzeugt ist. Patienten haben das Recht, über Nutzen und Risiken der empfohlenen Maßnahmen aufgeklärt zu werden und sie anzunehmen oder abzulehnen. Diese Rechte und Pflichten sind im Prinzip ziemlich eindeutig. Allerdings kann es vorkommen, dass ein Patient die Empfehlungen eines Arztes zwar annimmt und weiterhin dessen Behandlung und Beratung sucht, aber andererseits nicht in der Lage ist, die ärztlichen Ratschläge auch erfolgreich umzusetzen. Dieses wird landläufig als „Nichtbefolgung" (Noncompliance) ärztlicher Empfehlungen bezeichnet – ein Begriff, den viele wegen seines paternalistischen Untertons ablehnen. Wir ziehen deshalb den Ausdruck „fehlende Mitarbeit bei der Umsetzung ärztlicher Behandlungspläne" vor. In diesen Fällen müssen sich Ärzte mit dem Problem auseinander setzen, wie sie ihrer ethischen Pflicht gegenüber Patienten nachkommen können, die zwar medizinische Behandlung suchen, dann jedoch aus unterschiedlichen Gründen von der ihnen empfohlenen Therapie keinen Gebrauch machen oder machen können.

Fallbeispiel: Der Patient Cope ist heute 42 Jahre alt. Im Alter von 18 Jahren wurde bei ihm ein insulinabhängiger Diabetes mellitus diagnostiziert. Die verschriebene Insulintherapie und den empfohlenen Diätplan befolgte er mit großer Disziplin. Aufgrund anfänglich immer wieder auftretender ketoazidotischer und hypoglykämischer Schockzustände wurde er wiederholt ins Krankenhaus bzw. in die Notaufnahme eingeliefert. In den letzten Jahren konnte sein Diabetes besser unter Kontrolle gehalten werden, und er musste nur einmal wegen Ketoazidose in Verbindung mit einer Pyelonephritis stationär behandelt werden. In all den Jahren arbeitete er bei der Umsetzung des empfohlenen Behandlungsplans aktiv und diszipliniert mit. Er veränderte seine Essgewohnheiten grundlegend, hielt sein ideales Körpergewicht und kannte seine genaue Insulin-Dosierung – zurzeit jeden Morgen 30 Einheiten Basalinsulin (NPH) und 10 Einheiten Normalinsulin sowie weitere 15 Einheiten Basalinsulin am Abend.

Mit diesem Behandlungsplan waren die gemessenen Harnzuckerwerte negativ, die Nüchternblutzuckerwerte lagen unter 100 mg/dl und der 2-Stunden-Wert gewöhnlich bei weniger als 140 mg/dl. 21 Jahre nach Ausbruch des Diabetes schienen keine funktionalen Störungen mehr aufzutreten. Eine durch den Augenarzt diagnostizierte Neovaskularisation des Augenhintergrunds wurde mit Lasertherapie behandelt. Die Urin-Eiweißwerte deuteten auf eine persistente Proteinurie (weniger als 1g/d). Der Patient zeigte weder neurologisch noch gastrointestinal auffällige Symptome.
Nach einer konfliktreichen Scheidung und dem Verlust seines Arbeitsplatzes in führender Position veränderte der Patient sein Verhalten grundlegend. In den drei Jahren nach der Scheidung begann er zu trinken, nahm 27 kg zu und handhabte die Insulindosierung sehr nachlässig. Zuletzt verursachte er unter Alkoholeinfluss einen schweren Verkehrsunfall. In dieser Zeit musste er mehrfach aufgrund von Diabetes-Komplikationen im Krankenhaus behandelt werden, unter anderem wegen Ketoazidose, offenen und schlecht heilenden gangränösen Fußgeschwüren und durch den exzessiven Alkoholgenuss verursachte Komplikationen.
Im Krankenhaus war der Diabetes besser unter Kontrolle zu halten, doch sogar hier fiel der Patient in der Cafeteria häufig durch maßloses Essen auf. Zweimal wurden während der stationären Behandlung Blutalkoholwerte von 200 mg/dl festgestellt. Sofort nach der Entlassung aus dem Krankenhaus geriet sein Diabetes außer Kontrolle.
Der behandelnde Arzt resignierte. Er führte die immer wiederkehrenden Gesundheitsprobleme und Rückfälle auf die mangelnde Bereitschaft seines Patienten zurück, aktiv an der eigenen Behandlung mitzuwirken. Er erklärte ihm, er könne seinen Diabetes problemlos in den Griff bekommen, wenn er sich wieder so verhielte wie zuvor viele Jahre lang und sich bemühe, abzunehmen, regelmäßig seine Insulindosen zu spritzen und nur mäßig Alkohol zu trinken. Der Patient beteuerte, seinen Lebensstil ändern zu wollen, doch unmittelbar nach der Entlassung aus dem Krankenhaus fiel er in seine alten Gewohnheiten zurück. Der Arzt drängte ihn, sich in psychiatrische Behandlung zu begeben, und der Patient willigte ein. Der Psychiater riet zu einem verhaltenstherapeutischen Programm, welches jedoch keine Erfolge zeigte. Schließlich wurde eine Aversionstherapie vorgeschlagen, die der Patient ablehnte. Seitdem muss er alle ein bis zwei Monate für sieben bis zehn Tage stationär behandelt werden. Der Arzt, der ihn mittlerweile seit zehn Jahren medizinisch betreut, überlegt, ob er sich aus diesem Betreuungsverhältnis zurückziehen sollte, da er überzeugt ist, dem Patienten nicht mehr helfen zu können. „Warum sollen wir so weitermachen?“ sagt er zu dem Patienten. „Es ist sinnlos. Was immer ich tue, Sie machen es wieder kaputt.“ Der Patient widersetzt sich diesem Vorschlag. Er wirft dem Arzt vor, er wolle ihn nur wegen seines Alkoholgenusses bestrafen und ihn im Stich lassen. Ist die hartnäckige Missachtung ärztlicher Ratschläge für die ethische Entscheidung des Arztes, sich aus der Arzt-Patient-Beziehung zurückzuziehen, von Bedeutung?

Kommentar: Hinsichtlich dieser Fragestellung sollten folgende Erwägungen berücksichtigt werden:

- Fälle wie die des Patienten Cope sind für den Arzt frustrierend. Manchmal wirft der Arzt (durch Worte oder durch sein Verhalten) einem solchen Patienten vor, unverantwortlich zu handeln. Der Patient bringt durch sein offensichtlich vorsätzliches Verhalten seine Gesundheit und sogar sein Leben in Gefahr. Solche Menschen belasten die Arzt-Patient-Beziehung, deshalb wird eine fruchtbare Zusammenarbeit häufig unmöglich.
- Der Vorwurf des Arztes, der Patient verhalte sich fahrlässig und verantwortungslos, kann als Beispiel für ethisches Fehlverhalten in Form von „Schuldabladung auf das Opfer" herangezogen werden. Im aktuellen Fall ist es denkbar, dass der ursächliche Fehler bei dem liegt, der sich in der stärkeren Position befindet und denjenigen für das eigene Versagen verantwortlich zu machen sucht, der eigentlich Opfer dieses Versagens ist. Die Tatsache, dass dem Arzt das Verhalten des Patienten als unverantwortlich und fahrlässig erscheint, kann auf seine eigene Unfähigkeit zurückzuführen sein, den Patienten ausreichend aufzuklären, zu stabilisieren und ihn zu einem verantwortungsvollen Umgang mit der eigenen Gesundheit und Person zu motivieren. Manchmal kommt es jedoch auch vor, dass Menschen aufgrund der Art und Weise, wie sie von ihrem Arzt behandelt werden, nicht mehr imstande sind, für sich selbst Verantwortung zu tragen. So kann ein übertriebener Paternalismus die Selbstverantwortung ersticken. Auf der anderen Seite kann mangelndes oder sogar fehlendes persönliches und menschliches Engagement des Arztes die Tendenz zur Ablehnung ärztlicher Empfehlungen verstärken. All diese Gründe können der mangelnden Mitarbeit des Patienten zugrunde liegen. Dennoch ist festzuhalten, dass dem Arzt im Falle des Patienten Cope keine Fehler dieser Art anzulasten sind und er alle Anstrengungen unternommen hat, den Patienten zu unterstützen.

Empfehlung:

- Es sollte unbedingt geprüft werden, ob und in welchem Ausmaß der Patient in den betreffenden Fällen willentlich oder unwillentlich handelt. Oft ist ein solches unkooperatives Verhalten willentlich, das heißt, es gibt keinerlei Anzeichen für ein pathologisches Verhalten. Sie ignorieren das empfohlene Therapieprogramm, da ihnen andere Vorlieben wichtiger sind als ihre Gesundheit (deren Wiederherstellung oder Erhalt bei asymptomatischen Krankheitserscheinungen weniger offensichtlich oder dringlich erscheint), oder aber ihre fehlende Mitarbeit ist auf einen unregelmäßigen Tagesablauf, chronische Vergesslichkeit oder mangelnde Erklärung des Behandlungsprogramms durch den Arzt zurückzuführen. In manchen Fällen wird die Missachtung der ärztlichen Anordnungen durch schwere emotionale Störungen und durch affektive Ambivalenz verursacht.

- Ist der Arzt davon überzeugt, dass die mangelnde Kooperation darauf zurückzuführen ist, dass der Patient willentlich gesundheitliche Risiken eingeht, sollte er sich bemühen, den Patienten mit rationalen Argumenten zu überzeugen. Sollte dieser Versuch scheitern, so ist es ethisch gerechtfertigt, die therapeutischen Ziele der Situation anzupassen und das unter den gegebenen Umständen Beste zu tun. Auch die Weigerung, den Patienten weiterhin zu behandeln, ist ethisch zu verantworten, allerdings sollte er in diesem Fall über medizinische Behandlungsmöglichkeiten bei anderen Ärzten oder Institutionen informiert werden.
- Im Falle, dass die Ursachen für die fehlende Kooperation des Patienten in dessen Lebensumständen zu suchen sind, z.B. mangelnde finanzielle Mittel für den Kauf der Medikamente oder unangemessene Wohnbedingungen, sollte er dabei unterstützt werden, diese Umstände zu verbessern.
- Sind psychische Störungen der Grund für mangelnde oder fehlende Kooperation, so ist es die unbedingte ethische Pflicht des Arztes, den Patienten weiter zu behandeln und den Therapieplan der schwierigen Situation entsprechend zu verändern. Zur Behandlung der psychischen Störung müssen entsprechende Experten hinzugezogen werden. Der Arzt mag in solchen Situationen stark frustriert sein, doch ist diese Frustration allein keine ausreichende ethische Rechtfertigung, sich aus der Behandlung des Patienten zurückzuziehen.

2.9.1 Der Problempatient in nicht lebensbedrohendem Zustand

Fehlende oder mangelnde Mitarbeit bei der Umsetzung ärztlicher Behandlungspläne kann in Krankheitssituationen auftreten, in denen ein solches Verhalten zwar der Gesundheit des Patienten schadet, aber nicht zu einem lebensbedrohenden Zustand führt.

Fallbeispiel: Der Patient Cope unterzieht sich einer stationären Behandlung seiner Fettsucht mit einer eiweißarmen, modifizierten Nulldiät. Häufig findet man ihn in der krankenhauseigenen Cafeteria, wo er den strengen Diätplan umgeht. Der behandelnde Arzt versucht, ihn davon zu überzeugen, sein Essverhalten drastisch zu verändern.

Empfehlung: Es wäre ethisch durchaus zu verantworten, wenn der behandelnde Arzt die gesetzten therapeutischen Ziele aufgeben und den Patienten aus dem Krankenhaus entlassen würde. Die medizinischen Ziele können unter diesen Umständen nicht erreicht werden, da der Patient den Behandlungsplan nicht einhält.

2.9.2 Der Problempatient in lebensbedrohendem Zustand

Ist es ethisch jemals vertretbar, einen „Problempatienten" zu entlassen, der sich in einem lebensbedrohenden Zustand befindet und stationärer Behandlung bedarf? Wie schon angemerkt, sind wir der Meinung, dass es ethisch vertretbar ist, Patienten, die sich in einem nicht lebensbedrohenden Zustand befinden, aus dem Krankenhaus zu entlassen, wenn sie wiederholt die ärztlichen Bemühungen, sie angemessen medizinisch zu behandeln, willentlich zunichte machen. Ebenso sind wir der Überzeugung, dass die Entlassung von lebensbedrohend kranken und deshalb behandlungsbedürftigen Patienten, die sich jedoch nicht kooperativ verhalten, ethisch vertretbar ist. In diesen Fällen ist die Situation allerdings gravierender, und eine definitive Entscheidung will gut überlegt sein.

Fallbeispiel: Der Patient R.A. ist drogenabhängig und spritzt sich seine Drogen intravenös. Er wird zum dritten Mal mit einer bakteriellen Endokarditis ins Krankenhaus eingeliefert. Drei Jahre zuvor wurde ihm aufgrund einer *Pseudomas*-Endokarditis eine Mitralklappenprothese eingesetzt, die zwei Jahre später wegen einer *Staphylococcus aureus*-Endokarditis ersetzt werden musste. Im Anschluss an eine erneute Einlieferung wird wieder eine *Staphylococcus aureus*-Endokarditis der Klappenprothese diagnostiziert.
Nach einer einwöchigen Behandlung mit Antibiotika sind immer noch Bakterien in seinem Blut nachzuweisen. Er willigt in eine Operation am offenen Herzen ein, um die entzündete Mitralklappenprothese erneut zu ersetzen. In den zehn Tagen nach der Operation (davon vier Tage in der Intensivstation) ist er kooperativ und nimmt regelmäßig die verabreichten Antibiotika. Die Behandlung ist erfolgreich, der Patient ist fieberfrei und es sind keine Bakterien mehr in seinem Blut nachzuweisen. Doch da ändert sich plötzlich sein Verhalten. Er verlässt für mehrere Stunden das Krankenzimmer und nimmt seine Medikamente nicht mehr regelmäßig. Wiederholt vorgenommene Harnuntersuchungen ergeben das Vorhandensein von Opiaten und Chinin, was zu dem Verdacht führt, er nehme während der laufenden Behandlung einer bakteriellen Endokarditis illegale Betäubungsmittel zu sich. Zweimal wird er tätlich gegen die Krankenschwestern, die ihn ermahnen, weil er sich nicht im Krankenzimmer befindet. Elf Tage nach der Operation wird er vom Sicherheitsdienst des Krankenhauses in seinem Badezimmer dabei überrascht, wie er einem anderen Patienten injizierbare Betäubungsmittel verkauft. Sein Bettnachbar hat den Drogenhandel schon seit Tagen beobachtet, doch der Patient R.A. hatte damit gedroht, ihn umzubringen, sollte er jemandem davon erzählen. Als der behandelnde Arzt von den Vorfällen erfährt, fordert er den Patienten auf, das Krankenhaus unverzüglich zu verlassen. Trotz der noch nicht völlig ausgeheilten bakteriellen Endokarditis wird der Patient gegen seinen Willen aus dem Krankenhaus entlassen.

Kommentar: Folgende Überlegungen begründen die ethische Rechtfertigung dieser Entscheidung:

- Die Tatsache, dass der Patient illegale Drogen intravenös konsumiert, während die Ärzte versuchen, seine bakterielle Endokarditis unter Kontrolle zu bringen, legt nahe, dass die Wahrscheinlichkeit eines kurz- oder langfristigen Behandlungserfolgs als sehr niedrig einzuschätzen ist. Ärzte sind nicht verpflichtet, Menschen zu behandeln, die hartnäckig Handlungen begehen, die den medizinischen Zielen der Behandlung diametral entgegengesetzt sind.
- Der Patient wollte behandelt werden, setzte aber gleichzeitig seinen Drogenmissbrauch und seine illegalen Handlungen fort. Die Ärzte sind verpflichtet festzustellen, ob der Patient über seine volle geistige Entscheidungsfähigkeit verfügt und nicht an einer metabolischen Enzephalopathie leidet (vgl. Kap. 2.2). Andererseits sind sie nicht verpflichtet, sich mit seinen anhaltend sozial abweichenden Verhaltensmustern auseinander zu setzen.
- Die behandelnden Ärzte tragen Verantwortung sowohl gegenüber dem Patienten R.A. als auch gegenüber den anderen Patienten des Krankenhauses. Das Verhalten dieses Patienten, der Betäubungsmittel an seine stationär behandelten Mitpatienten verkauft und seinen Bettnachbarn bedroht, bringt auch den Behandlungserfolg der anderen Patienten in Gefahr. Der Patient R.A. stellt eine direkte und ernste Gefahr für andere Personen dar. Darüber hinaus begeht er Straftaten.

Empfehlung: R.A. ist nicht nur ein Problempatient, er ist auch gefährlich. Die ethische Pflicht, andere – Patienten und Krankenhauspersonal – vor den Folgen des Verhaltens dieses Patienten zu schützen, hat Vorrang vor der Pflicht, ihn medizinisch zu behandeln. In diesem Fall wäre anzuraten, die zuständigen Behörden einzuschalten. Ärzte und Pflegepersonal sollten versuchen, die Ursachen und Gründe seines Verhaltens zu verstehen. Sie sollten nicht den Fehler der „Schuldabladung auf das Opfer" begehen. Man sollte ernsthaft versuchen, den Patienten zu beraten, mit ihm zu verhandeln und mit ihm Abmachungen zu treffen, die ihm die Folgen seines Verhaltens deutlich machen. Er sollte früh genug und ausdrücklich verwarnt werden. Zusätzlich sollte ein Arzt benannt werden, der als Bezugsperson für ihn zuständig ist und der sich mit ihm auseinander setzt. Dennoch haben in diesem Fall sowohl der Schutz der anderen Beteiligten als auch die Einhaltung der Gesetze absoluten Vorrang.

2.9.3 Der Problempatient mit sozial abweichendem Verhalten

Manchmal ist es für Ärzte und Pflegepersonal besonders schwierig, gewisse Patienten zu behandeln, da sie diese trotz ihres kritischen Gesundheitszustands als abstoßend empfinden und der Meinung sind, sie trügen selbst Schuld an ihrer Krankheit. Solche Personen sind häufig mittellos und zählen aufgrund ihres abweichenden Verhaltens zu den gesellschaftlichen Randgruppen.

Fallbeispiel: Einem 35-jähriger chronischer Alkoholiker mit einer langen Vorstrafenliste wird als Notfall ein portokavaler Stunt wegen Varizenblutung eingelegt. Er trinkt weiterhin Alkohol. Ein Jahr nach der Operation wird er innerhalb von drei Monaten zweimal wegen akuter Ösophagusvarizenblutung ins Krankenhaus eingeliefert.

Kommentar: Der Fall dieses Patienten stellt den Arzt vor zwei Probleme. Erstens besteht der begründete Verdacht, dass der Patient in nächster Zukunft erneut mit demselben gesundheitlichen Problem eingeliefert werden wird. Zweitens wird seine Krankheit durch ein individuelles Verhalten verursacht, das als sozial abweichend angesehen wird. Das erste Problem wird in Kapitel 4.4 unter dem Gesichtspunkt knapper vorhandener Mittel näher untersucht. Das den zweiten Punkt betreffende Problem wird in Kapitel 3.0.5 unter dem Aspekt der Lebensqualität näher beleuchtet. Es ist allgemein bekannt, dass einige die Gesundheit gefährdende Verhaltensmuster sozial eher akzeptiert werden als andere. Drogenmissbrauch wird in der Regel missbilligt, während exzessives Essen, zu schnelles Fahren, Fahren ohne Anlegen des Sicherheitsgurtes oder das Ausüben gefährlicher Sportarten toleriert oder sogar bewundert wird. Viele Krankheiten oder Verletzungen, die eine teure medizinische Behandlung erfordern, werden durch solche zwar mit Gesundheitsrisiken verbundenen aber sozial eher akzeptierten Verhaltensweisen verursacht. Wenn einzelne, sozial nicht akzeptierte Verhaltensweisen ausgegrenzt werden mit der Konsequenz, dass dadurch verursachte Erkrankungen oder Verletzungen nur unter Vorbehalt behandelt werden, so zeugt dies eher von sozialen Vorurteilen als von Logik.

Empfehlung: Im oben vorgestellten Fall sollten alle medizinisch indizierten, auch chirurgischen Maßnahmen ergriffen werden, um die Blutungen unter Kontrolle zu bringen und den Blutverlust auszugleichen. Das Verhalten des Patienten vor dem Auftreten seiner Krankheit ist kein ausreichender Rechtfertigungsgrund für die Weigerung der Ärzte, die ernsthafte Erkrankung zu behandeln. Die Vorgeschichte eines Patienten sollte in der Regel nicht in die medizinische Entscheidungsfindung einbezogen werden, es sei denn, sie ist medizinisch von Bedeutung. Die Verweigerung einer medizinischen Behandlung aufgrund der aktuellen Verhaltensweise des Patienten ist ethisch nur dann vertretbar, wenn dieses Verhalten das Erreichen medizinischer Ziele verhindert.

2.9.4 Verlassen des Krankenhauses auf Wunsch des Patienten und gegen ärztliche Empfehlung

Der Patient R.A. (vgl. Kap. 2.9.2) hätte das Krankenhaus verlassen können, bevor die Ärzte sich ein vollständiges Bild über die notwendige Behandlung gemacht haben. Die meisten Krankenhäuser verlangen das Unterschreiben einer Erklärung, wenn Patienten das Krankenhaus entgegen der Empfehlung der Ärzte auf eigenen Wunsch verlassen wollen. Da es das Recht eines jeden Patienten ist, das Krankenhaus auf eigenen Wunsch zu verlassen, kann er nicht zur Unterschrift gezwungen werden. Ein solches Dokument ist lediglich ein rechtlich anerkannter Beweis, dass der Patient aus eigenem Willen gegangen ist und dass er von den Ärzten über die Risiken seiner Entscheidung aufgeklärt und vor eventuellen Folgen gewarnt wurde. Zu den ethischen Pflichten des Arztes gehört es, diese Warnung so vorsichtig wie möglich zu formulieren.

2.9.5 Auflösung der Arzt-Patient-Beziehung durch den Arzt

Manchmal, wie z.B. im Fall des Patienten Cope (vgl. Kap. 2.9), dient der Arzt am besten dem Interesse des Patienten, indem er die Arzt-Patient-Beziehung auflöst und ihn bei der Suche nach einem anderen Arzt unterstützt. Das wichtigste Ziel des Arztes ist es, dem Patienten bei der Erhaltung und Wiederherstellung seiner Gesundheit zu helfen. Wenn dies jedoch, aus welchen Gründen auch immer, nicht möglich sein sollte, so beweist ein Arzt seine ethische Verantwortung in manchen Situationen am besten dadurch, dass er sich zurückzieht und den Patienten einem Kollegen vermittelt, der diesen unter den gegebenen Umständen eventuell mit mehr Erfolg behandeln kann.

Entscheidet sich ein Arzt für die Aufkündigung der Arzt-Patient-Beziehung, so fragt er sich manchmal, ob das eine Anklage wegen unterlassener Hilfeleistung nach sich ziehen könnte. Der strafrechtliche Tatbestand der unterlassenen Hilfeleistung kann dann gegeben sein, wenn der Arzt die medizinische Versorgung eines behandlungsbedürftigen Patienten ohne zeitlich ausreichende Vorankündigung abbricht oder wenn der Arzt nicht in angemessener Zeit oder nicht mit hinreichender Entschiedenheit eingreift (z.B. wenn er den Patienten im Krankenhaus nicht besucht oder die Schwere der Erkrankung nicht erkennt bzw. unterschätzt). Einer Anklage wegen unterlassener Hilfeleistung kann durch den Nachweis begegnet werden, dass der Patient rechtzeitig gewarnt wurde, damit er Vorkehrungen für die weitere ärztliche Versorgung treffen konnte. Es besteht keine gesetzliche Pflicht des Arztes sicherzustellen, dass der Patient auch nach dem eigenen Rückzug von einem anderen Kollegen medizinisch versorgt wird, er ist jedoch gesetzlich verpflichtet, dem neuen behandelnden Arzt die gesamte Krankenakte des Patienten zur Verfügung zu stellen. Wenn der Arzt beabsichtigt, die Arzt-Patient-Beziehung aufrecht zu erhalten, aber für eine bestimmte Zeit nicht verfügbar ist, besteht die gesetzliche Pflicht, eine Vertretung zu garantieren. Wird dieser Pflicht nicht Genüge getan, so kann dies als unterlassene Hilfeleistung ausgelegt werden.

Unter Einhaltung der oben genannten Bedingungen ist ein Arzt also berechtigt, sich von der medizinischen Behandlung eines Patienten zurückzuziehen, ohne gerichtlich dafür zur Verantwortung gezogen zu werden. Dennoch bleibt zu betonen, dass Ärzte bei solchen Entscheidungen nicht nur gesetzliche, sondern auch ethische Kriterien zugrunde legen sollten. Die ethische Tradition, der alle Ärzte verpflichtet sind, bedeutet, dass sie bei der medizinischen Versorgung behandlungsbedürftiger Patienten vor schwierige Aufgaben gestellt sind und häufig auch Risiken eingehen. Unbequeme Patienten, Provokationen oder persönliche Abneigung sind kein ausreichender Grund, sich dieser Pflicht zu entziehen. Dennoch hat diese Pflicht auch Grenzen. Wenn die Behandlung des Patienten ungerechtfertigt viel Zeit und Energie beansprucht, sodass der Arzt sich den anderen ihm anvertrauten Patienten nicht ausreichend widmen kann, wenn das Verhalten des Patienten die mögliche Erreichung medizinischer Ziele gefährdet oder wenn er andere Personen durch sein Verhalten in Gefahr bringt, besteht keine absolute Pflicht mehr, die Behandlung des Patienten aufrecht zu erhalten. Im Falle des Patienten R.A. sind diese Bedingungen gegeben.

2.10 Alternativmedizin

Viele Menschen entscheiden sich für Behandlungsverfahren, die sich nicht an der konventionellen wissenschaftlichen Schulmedizin orientieren. Hier werden körperliche und psychologische Verfahren sowie pflanzliche Heilmittel angewandt, die in der Regel wissenschaftlich nicht anerkannt sind oder deren Wirksamkeit klinisch nicht erprobt wurde. Die meistverbreiteten Verfahren dieser Art sind die Naturheilkunde, Homöopathie, Chiropraktik und die Akupunktur. Die Experten, die diese Verfahren anwenden, müssen staatlich anerkannt sein, und in einigen US-Bundesstaaten sind Homöopathen und Naturheilkundler als praktische Ärzte anerkannt. Eingeschlossen sind spirituelle Heilverfahren, physische Manipulation, spezifische Ernährungsprogramme, Imaginationstherapie, Entspannungstechniken, Massage und Vitamintherapien. Diese Methoden werden als Alternativ- oder Komplementärmedizin bezeichnet. Patienten, die sich in Behandlung bei einem konventionellen Mediziner befinden, greifen häufig auch auf das Angebot der Alternativmedizin zurück. Welche Pflichten hat der Arzt gegenüber solchen Patienten?

Adams KE, Cohen MH, Eisenberg D, Jonsen AR. Ethical considerations of complementary and alternative medical therapies in conventional medical settings. *Ann Intern Med* 2002;137:600–664.

Fallbeispiel: Ein 64 Jahre alter Mann wird von seinem Hausarzt gegen eine fortschreitende Arthrose behandelt. Während eines Arztbesuchs klagt der Patient über Schwindelanfälle, deren Ursachen auch nach sorgfältiger Diagnose nicht gefunden werden können. Im weiteren Gespräch stellt sich heraus, dass der Patient zur Linderung der Symptome seiner Arthritis „Kombucha-Tee" trinkt, der trotz seines Namens kein Pilzextrakt ist, sondern aus in gesüßtem Tee fermentierten Bakterien- und Hefekulturen besteht. Daraufhin fragt der Arzt, der Berichte über Krankheitsfälle im Zusammenhang mit diesem Tee gelesen hatte, nach, und der Patient gibt widerwillig zu, dass er zu einem „Naturheiler" gegangen sei, der ihm das Mittel verkauft habe.

McNaughton C, Eidsness LM. Ethics of alternative therapies. *S D J Med* 1995;48:209–211.

Kommentar: Die Mehrheit der Personen, die von alternativen Behandlungsverfahren Gebrauch machen (nach Schätzungen ca. ein Drittel der erwachsenen US-Bürger, das entspricht ungefähr 425 Mio. Behandlungsterminen pro Jahr, mehr als die Zahl der in der medizinischen Grundversorgung geschätzten Arztbesuche), tun dies ergänzend zu der von den niedergelassenen Ärzten geleisteten Versorgung, nicht als Ersatz für die konventionelle, schulmedizinische Behandlung, sondern eher als Ergänzung. Die Mehrheit dieser Patienten wiederum informiert den behandelnden Arzt nicht darüber, dass sie alternative Therapien anwendet. Oft begründen Patienten den Rückgriff auf alternative Verfahren damit, dass diese weniger beschwerlich oder kostspielig seien, oder damit, dass die traditionellen Methoden keine Linderung verschafften, z.B. bei chronischen Rücken- oder Kopfschmerzen, Schlafstörungen, Angst- und depressiven Zuständen. Die meisten der praktizierenden Ärzte wissen nur wenig über alternative Heilverfahren, streiten deren Wirksamkeit häufig ab oder belächeln sie als nutzlos.

Empfehlung:

- Schulmedizinisch orientierte Ärzte sollten ihre Patienten nicht durch abschätzige Bemerkungen davon abhalten, über die von ihnen gewählten alternativen Behandlungen offen zu sprechen, sondern dazu ermuntern. Die Patienten befürchten sonst nur, dass sie ihren Arzt gegen sich aufbringen oder sich vor ihm lächerlich machen könnten.
- Konventionelle Mediziner sollten sich um ein besseres Verständnis der Heilverfahren bemühen, von denen ihre Patienten Gebrauch machen und auch den daraus entstehenden Nutzen anerkennen. Die Risiken einiger weit verbreiteter Substanzen, wie z.B. Johanniskraut, sind bekannt und auch der Arzt sollte darüber informiert sein. Zurzeit werden viele dieser alternativen Therapien wissenschaftlich evaluiert und klinisch erprobt.

- Wenn ernsthaft erkrankte Patienten unter Vernachlässigung konventioneller Therapien, deren Wirksamkeit nachgewiesen ist, mit alternativen Heilverfahren behandelt werden oder wenn sie Therapien anwenden, deren toxische Wirkung bekannt ist, sollte der Arzt seine Patienten behutsam über die damit verbundenen Konsequenzen aufklären. Eine ungeschickte oder uninformierte Herangehensweise könnte den Patienten darin bestätigen, weiterhin auf die nicht empfohlenen alternativen Verfahren zu vertrauen. Er sollte hingegen davon überzeugt werden, der vom Arzt empfohlenen Behandlung nachzukommen.
- Im Falle von ernsthaften Erkrankungen, bei denen die Anwendung alternativer Therapien eine Heilung verhindern könnte oder mit großen Risiken verbunden ist, sollte der Arzt den Patienten um Erlaubnis bitten, sich mit dem Kollegen in Verbindung zu setzen, um nach Darlegung der Situation gemeinsam ein Behandlungsprogramm auszuarbeiten, das sowohl den Wünschen des Patienten als auch den ethischen Prinzipien der Alternativmedizin entspricht.
- Krankenhäuser sollten die Verbreitung alternativer Heilverfahren anerkennen und Leitlinien zur annehmbaren Zusammenarbeit zwischen Schul- und Alternativmedizin entwickeln.

3.0 Lebensqualität

Ein drittes Kriterium, das bei der Analyse eines Problems der klinischen Ethik zu berücksichtigen ist, betrifft die Lebensqualität des Patienten. Nach der Feststellung der medizinischen Indikationen und der Patientenpräferenzen sollte auch die Lebensqualität des Patienten in Betracht gezogen werden, und zwar sowohl die vor seiner aktuellen Erkrankung als auch diejenige, die im Falle einer Behandlung oder eines Behandlungsverzichts zu erwarten ist. In diesem Kapitel wird der komplexe Begriff Lebensqualität erklärt und die daraus resultierenden Folgerungen für die klinische Entscheidungsfindung analysiert. Darüber hinaus wird auf Besonderheiten und Einschränkungen hingewiesen, die bei der Erörterung des Begriffs im Zusammenhang mit der klinischen Behandlung zu beachten sind.

Das wichtigste Ziel medizinischer Behandlung ist die Verbesserung der Lebensqualität für alle Menschen, die medizinische Behandlung benötigen und wünschen. Die in Kapitel 1.0.2 aufgeführten speziellen Ziele medizinischer Behandlung, z.B. Schmerzlinderung und Verbesserung des funktionalen Zustandes, sind nur Einzelaspekte dieses grundlegenden medizinischen Ziels. Patienten unterziehen sich einer medizinischen Behandlung, weil sie unter bestimmten Krankheitssymptomen leiden, weil sie sich Sorgen über ihre Gesundheit machen oder weil ihre Lebensqualität durch Unfälle oder eine Erkrankung beeinträchtigt ist. Der Arzt antwortet darauf, indem er den Patienten untersucht, die Ergebnisse bewertet, eine Diagnose stellt, den Patienten behandelt, ihm Trost spendet und ihn aufklärt. All diese Handlungen haben die Verbesserung der Lebensqualität des Patienten zum Ziel.

In vielen klinischen Situationen kann eine solche Verbesserung der Lebensqualität einfach und schnell erreicht werden. Im Falle des Patienten Cure sind die Kopfschmerzen, der versteifte Nacken und das allgemeine Unwohlsein Symptome einer Meningitis. Durch die Verabreichung eines Antibiotikums kann die Infektion, die diese Symptome verursacht, beseitigt werden. Die durch die Infektion beeinträchtigte Lebensqualität des Patienten wird schnell wieder hergestellt. In anderen klinischen Situationen ist die Lebensqualität des Patienten durch eine ernsthafte Krankheit gefährdet, für die keine Behandlung zur Verfügung steht. In diesem Fall wird sich der Gesundheitszustand zunehmend verschlechtern. Medizinische Maßnahmen zielen darauf ab, die gesundheitliche Beeinträchtigung zu verringern und die normalen Funktionen so weit wie möglich wiederherzustellen. Im Falle der an MS leidenden Patientin Care wurde die stark beeinträchtigte Lebensqualität durch verschiedene medizinische und pflegerische Maßnahmen und eine nachfolgende Rehabilitation auf einem erträglichen Niveau gehalten. In anderen Fällen kann eine Krankheit zwar erfolgreich behandelt und so ihr Fortschreiten verzögert werden, jedoch wird dadurch gleichzeitig die Lebensqualität des Patienten beeinträchtigt. Der an insulinabhängigem Diabetes mellitus erkrankte Patient Cope wird sich einer Insulintherapie unterziehen und eine strenge Diät einhalten müssen, und die Patientin Comfort wird sich, will sie ihren Krebs besiegen, einer Mastektomie und mehrerer Chemo- und Strahlentherapien unterziehen müssen.

Für eine angemessene medizinische Behandlung ist die Beurteilung der Lebensqualität immer von grundlegender Bedeutung. Arzt und Patient müssen gemeinsam bestimmen, welches Niveau der Lebensqualität wünschenswert ist, wie es zu erreichen ist und welche Risiken und Nachteile damit verbunden sind. Anders als bei der Abwägung von relativ kurzfristig eintretenden Risiken und Nutzen einer medizinischen Maßnahme zielen Erwägungen, die die Lebensqualität des Patienten betreffen, auf die eher langfristigen Folgen der Entscheidung, eine indizierte medizinische Maßnahme durchzuführen oder darauf zu verzichten. Solche Erwägungen sollten bei der medizinischen Entscheidungsfindung immer als wesentlicher Teil einbezogen werden. In folgenden Situationen können ethische Probleme auftreten:

- wenn Arzt und Patient die Lebensqualität deutlich unterschiedlich einschätzen
- wenn der Patient nicht in der Lage ist, die von ihm gewünschte Lebensqualität zum Ausdruck zu bringen
- wenn die Verbesserung des eigentlich gesunden Körpers zu einem medizinischen Ziel erhoben wird
- wenn Lebensqualität bei der Rationierung von Pflegemaßnahmen als objektiver Standard zugrunde gelegt wird.

In diesem Kapitel werden die ersten drei Punkte näher erörtert, während der letzte Aspekt Thema des 4. Kapitels sein wird.

Beauchamp TL, Childress JF. The centrality of quality of life judgments. In: *Principles of Biomedical Ethics*. 5th ed. New York: Oxford University Press; 2001:136–139.

Beauchamp TL, Childress JF. The value and quality of life. In: *Principles of Biomedical Ethics*. 5th ed. New York: Oxford University Press; 2001:206–212.

3.0.1 Bedeutung der Lebensqualität

Trotz der großen Bedeutung der Lebensqualität in der klinischen Medizin ist dieser Begriff nicht einfach zu definieren. Hinter dem Begriff Lebensqualität steht immer ein Werturteil. Das in seiner Gesamtheit oder auch nur in Teilaspekten erfahrene eigene Leben wird mit den Adjektiven „gut“ oder „schlecht“, „besser“ oder „schlechter“ beurteilt. In den letzten Jahren hat man sich bemüht, Bewertungskriterien für Lebensqualität zu entwickeln, um den Erfolg einer medizinischen Behandlung zu messen. Diese Kriterien umfassen verschiedene physische Funktionen wie Beweglichkeit, Alltagskompetenz, Schmerz bzw. Schmerzlosigkeit, die Fähigkeit zur sozialen Interaktion und Kommunikation und geistige Leistungsfähigkeit. Anhand von Skalen kann der jeweilige Grad der Leistungsfähigkeit und Zufriedenheit mit diesen Lebensaspekten festgestellt werden. Durch Anwendung dieser Messkriterien wird versucht, eine objektive Einschätzung von Sachverhalten zu ermöglichen, die unbestreitbar äußerst subjektiven und persönlichen Bewertungen unterliegen. In mehreren Studien wurde darüber hinaus untersucht, wie Menschen die eigene Lebensqualität und die anderer Personen einschätzen. Auch wenn diese Bewertungskriterien vor dem Hintergrund empirischer Studien über die individuelle Einschätzung von Lebensqualität entwickelt wurden, so kann die Einschätzung des Einzelnen dennoch, manchmal sogar sehr stark, von dieser allgemeinen Bewertung abweichen. Empirische Studien zu diesem Thema sind nur schwer durchzuführen und ihre Anwendung ist daher eher begrenzt.

Beurteilungen der Lebensqualität sind nicht eindimensional, und sie sind weder rein subjektiv noch rein objektiv. So müssen persönliche und soziale Lebensumstände, die soziale Stellung und die individuelle Leistungsfähigkeit, die Krankheitssymptome und die Prognose sowie die subjektiven, die eigene Lebensqualität betreffenden Wertvorstellungen des einzelnen Patienten einbezogen werden. Folgende analytische Fragen sind dabei zu untersuchen:

- Wer beurteilt, der Betroffene selbst oder ein außen stehender Beobachter?
- Auf welchen Kriterien beruht die Beurteilung?

Und schließlich die entscheidende ethische Frage:

- Welche klinische Entscheidung ist unter Berufung auf eine Bewertung der Lebensqualität – wenn überhaupt – zu rechtfertigen?

Gelegentlich wird unterschieden zwischen Lebensqualität und Unantastbarkeit des Lebens. Mit dieser Unterscheidung ist eine Wertvorstellung verbunden, die das menschliche Leben als so wertvoll betrachtet, dass es um jeden Preis, unter allen Umständen und so lange wie möglich erhalten werden muss. Diese Vorstellung ist in einigen religiösen Traditionen tief verwurzelt. Es gibt dazu aber auch ein weltliches Gegenstück, dem man manchmal in der Medizin begegnet. Es nennt sich „Vitalismus" und bedeutet, dass organisches Leben erhalten werden muss, auch wenn die übrigen Funktionen des menschlichen Körpers erloschen sind. Die dem Begriff „Unantastbarkeit des Lebens" zugrunde liegende verbürgte Achtung des menschlichen Lebens ist unserer Überzeugung nach auch dann gewährleistet, wenn im Falle einer schwerwiegend verminderten Lebensqualität auf lebensverlängernde medizinische Maßnahmen verzichtet wird.

3.0.2 Einige notwendige Unterscheidungen

Es ist wichtig, zwischen zwei Verwendungsarten des Begriffs Lebensqualität zu unterscheiden. Ohne eine solche sorgfältige Unterscheidung ist eine eindeutige klinische Entscheidungsfindung nur schwer möglich.

- Der Begriff Lebensqualität kann als die individuelle Zufriedenheit definiert werden, die der Einzelne physisch, mental und in seinem Sozialleben empfindet bzw. zum Ausdruck bringt. Wir nennen das die persönliche Bewertung. Diese persönliche Beurteilung der eigenen Lebensqualität ist – wie bereits in Kapitel 2 dargestellt – ein wesentliches Element der Patientenpräferenz. In diesem Sinne sind ethische Fragestellungen, die sich auf die Lebensqualität beziehen, im Allgemeinen gleichzusetzen mit dem ethischen Grundsatz des Rechts einer Person auf Selbstbestimmung.

Fallbeispiel I: Ein 27-jähriger Turnlehrer ist aufgrund einer Verletzung des zervikalen Knochenmarks gelähmt und beurteilt seine Lage wie folgt: „Eigentlich ist mein Leben gar nicht so schlecht wie es aussieht. Ich habe mich mit meiner Lähmung abgefunden und die Kraft meines Geistes entdeckt."
Fallbeispiel II: Eine 68-jährige Künstlerin ist Diabetikerin. Sie wird erblinden und muss sich zahlreichen Amputationen unterziehen. Sie sagt: „Ich frage mich, ob ich ein Leben mit so niedriger Lebensqualität ertragen kann."

- Neben der persönlichen Bewertung gibt es auch die Beurteilung der Lebensqualität durch eine andere, nicht selbst betroffene Person, die die Erfahrungen der betroffenen Person miterlebt. Hier sprechen wir von einer Bewertung eines Beobachters. Eine Bewertung der Lebensqualität aus dieser Perspektive wirft viele ethische Fragen auf, die in diesem Kapitel angesprochen werden sollen.

Fallbeispiel III: Ein Elternteil erzählt von dem 29-jährigen Sohn, der geistig behindert ist und einen Intelligenzquotienten von 40 hat: „Er schien immer so glücklich zu sein, doch jetzt ist er so unruhig und schwierig geworden. Was ist das noch für eine Lebensqualität?"
Fallbeispiel IV: Eine 83-jährige Frau mit seniler Demenz ist bettlägerig und wird künstlich ernährt. Das Pflegepersonal sagt über die Patientin: „Sie hat eine niedrige Lebensqualität."

Kommentar: Die Einbeziehung der Lebensqualität in die klinische Entscheidungsfindung ist nicht nur selbstverständlich, sondern auch unabdingbar. Doch da dieser Begriff so verschiedenartig benutzt und ausgelegt werden kann, führt sein Gebrauch oft zu Verwirrung. Deswegen müssen folgende Unterscheidungen getroffen werden:

- Entweder die betroffene Person selbst (persönliche Bewertung) oder eine andere, nicht betroffene Person (Bewertung eines Beobachters) kann die Lebensqualität als niedrig beurteilen. Oft beurteilt ein Beobachter die Lebensqualität eines Menschen als niedrig, während der Betroffene selbst recht zufrieden mit seinem Leben ist. Wir Menschen sind sehr anpassungsfähig und deshalb in der Lage, das Beste aus den gegebenen Umständen zu machen. Der tetraplegisch gelähmte Sportlehrer mag durch seine Willenskraft motiviert sein, die blinde Künstlerin verfügt vielleicht über eine starke Vorstellungskraft, und der geistig behinderte junge Mann kann sich auch an den einfachen Dingen des Lebens erfreuen. Ist ein Patient in der Lage, seine eigene Lebensqualität zu bewerten und sich dementsprechend auch zu äußern, so sollten sich andere kein Urteil anmaßen, sondern den Patienten selbst befragen. Ist der Betroffene nicht mehr in der Lage, anderen seine persönliche Beurteilung mitzuteilen, so sollten Außenstehende besonders sorgfältig prüfen, ob die eigenen, persönlichen Wertvorstellungen auch auf die betroffene Person anwendbar sind.
- Niedrige Lebensqualität kann auch bedeuten, dass die Lebensbedingungen des Betroffenen unter dem Standard liegen, den der beobachtende Außenstehende für wünschenswert hält. In jedem Falle sind die Erfahrung und die Wahrnehmung unterschiedlich. Es können die Schmerzen sein, der Verlust motorischer Fähigkeiten, das Auftreten mehrerer behindernder Krankheiten, der Verlust des Gedächtnisses, mangelnde Motivation, am gesellschaftlichen Leben teilzunehmen, oder allgemeine Lebensunlust. Lebensqualität beinhaltet sehr viele unterschiedliche Aspekte.
- Die Bewertung der Lebensqualität ändert sich, wie das Leben selbst, mit der Zeit. Die Angst und Sorge der Künstlerin könnte auch das Resultat einer momentanen Depression sein, die aber wieder zurückgehen kann, sobald sie neue Zukunftsperspektiven gefunden hat. Der Sportlehrer hingegen könnte zu einem späteren Zeitpunkt in eine tiefe Depression fallen. Die pflegerischen und medizinischen Betreuer sollten deshalb ihre Bewertungskriterien sorgfältig prüfen, damit sie in einer möglichen Übergangssituation keine vorschnellen Entscheidungen treffen.
- Die Bewertung der Lebensqualität könnte auch auf Voreingenommenheit und Vorurteilen beruhen. Wenn man von einem geistig behinderten Patienten behauptet, er habe eine niedrige Lebensqualität, so könnte dies unsere kulturelle Ausrichtung auf Intelligenz und Leistungsfähigkeit widerspiegeln. Aufgrund von Vorurteilen neigen einige Menschen dazu, anderen Menschen aufgrund ihrer ethnischen Herkunft, ihrer sozialen Stellung oder sexuellen Neigung eine befriedigende Lebensqualität abzusprechen.
- Es ist auch möglich, dass bei der Bewertung der Lebensqualität nicht von der realen Situation des Patienten ausgegangen wird, sondern von den bestehenden sozioökonomischen Bedingungen, z.B. dem Fehlen von häuslicher Pflege oder von Rehabilitations- oder Sonderschuleinrichtungen.

Fallbeispiel: Der in der Einleitung erwähnte Dax Cowart glaubte zunächst, dass die durch die Explosion verursachten Behinderungen, also Blindheit, schwere Entstellungen und Verkrüppelungen, sein Leben unerträglich und nicht mehr lebenswert machen würden. Er wollte jedwede medizinische Behandlung ablehnen und hatte nur den Wunsch, sterben zu dürfen. Persönlich empfand er seine Lebensqualität als zu niedrig, um weiter leben zu wollen. Später, als er sich zunehmend auf geistige Aktivitäten einstellte und begann, wieder Musik zu genießen, als er seine Niedergeschlagenheit langsam zu überwinden begann, änderte sich seine frühere Einstellung. Er hielt Vorträge über seine eigene Geschichte und setzte sich für die Rechte von Patienten und Behinderten ein. Er studierte Jura und wurde als Anwalt zugelassen und übt diesen Beruf noch heute aus. Zwar hat er immer noch täglich mit den körperlichen und psychischen Belastungen aufgrund seiner Behinderung zu kämpfen, doch hat er mittlerweile einen Grad an Lebensqualität erreicht, den er sich vorher nie hätte vorstellen können. Viele, die den Videofilm „Please Let Me Die" sehen, in dem der furchtbare Zustand und die extreme Verzweiflung des Protagonisten gezeigt werden, sind überzeugt davon, dass seine Lebensqualität so beeinträchtigt ist, dass sein Leben als nicht mehr lebenswert zu bezeichnen ist. Dax selbst hätte zu der Zeit sicherlich zugestimmt. Doch jetzt sieht er sein Leben anders (obwohl er weiterhin der Meinung ist, dass man ihm das Recht auf Sterben nicht hätte verweigern dürfen). Im Gegensatz zu Dax beurteilten die ihn betreuenden Ärzte, Chirurgen und das Pflegepersonal, also die Beobachter, seine Lage weitaus optimistischer. Sie hatten bereits Patienten mit genauso schlimmen Verbrennungen gesehen, die dennoch wieder eine annehmbare Lebensqualität erlangt hatten. Deshalb neigten sie dazu, ihre Erfahrungen auf den Fall des Dax Cowart zu übertragen. Dieses Beispiel belegt erneut, dass bei der Beurteilung der Lebensqualität als Aspekt der klinischen Entscheidungsfindung immer größte Vorsicht und Sorgfalt geboten sind.

Confronting death: Who chooses? Who decides? A dialogue between Dax Cowart and Robert Burt. *Hastings Cent Rep* 1998; 28(1):14–28.

3.0.3 Standard des besten Interesses unter dem Aspekt der Lebensqualität

Im Zusammenhang mit der Rolle des Patientenvertreters (vgl. Kap. 2.7.2) wurde festgestellt, dass autorisierte Personen wie nahe Verwandte, gesetzlich bestellte Betreuer oder von den Patienten bevollmächtige Personen für den einwilligungsunfähigen Patienten Entscheidungen treffen können, dabei aber verpflichtet sind, vorher geäußerte oder bekannte Patientenpräferenzen zur Geltung zu bringen. Im Falle, dass diese Präferenzen nicht bekannt sein sollten, müssen sie im besten Interesse des Patienten handeln. Es ist oft schwierig, den aus der Rechtssprache stammenden Begriff „bestes Interesse“ zu definieren, wenn es sich um die medizinische Versorgung eines Patienten handelt. Im Wesentlichen bezieht er sich auf die Lebensqualität, die eine entscheidungsfähige, so genannte vernünftige Person sich wünschen würde. Der Begriff „vernünftige Person“ ist als Fiktion zwar hilfreich bei der Definition, welche Prioritäten die meisten Menschen in einer typischen Situation erwartungsgemäß setzen würden, als Bewertungsmaßstab jedoch sehr vage. An dieser Stelle sollten zwei Dinge geklärt werden. Erstens sollte das, was als das Interesse bzw. der Nutzen verstanden wird, so weit wie möglich der Sicht der Person entsprechen, für die letztendlich die Entscheidung getroffen wird. Das Interesse, das eine entscheidungsfähige, vernünftige und intelligente Person für sich festlegt, wäre möglicherweise für eine Person mit einer signifikant eingeschränkten Entscheidungs- und Einsichtsfähigkeit weit weniger evident. Dennoch haben auch Personen, deren Entscheidungs- und Einsichtsfähigkeit eingeschränkt ist, ein Interesse daran, Wertvorstellungen zur Geltung zu bringen, die ihren aktuell eingeschränkten Fähigkeiten entsprechen. Der Patientenvertreter sollte versuchen, die Realität der betroffenen Person mit deren Augen zu sehen. Zweitens, wenn nicht mehr nachvollzogen werden kann, wie ein in seiner Entscheidungsfähigkeit beeinträchtigter Patient seine Situation bewerten würde, so sollte das hier zur Diskussion stehende Interesse unter Berufung auf gesellschaftlich allgemein anerkannte Werte beurteilt und bestimmt werden. Doch sollten diese gesellschaftlich allgemein anerkannten Werte kritisch daraufhin hinterfragt werden, ob sich nicht eventuell Fehlinformationen, Vorurteile, Diskriminierungen und Klischees dahinter verbergen.

3.0.4 Voneinander abweichende Bewertungen der Lebensqualität

Die Beurteilung der Lebensqualität beruht auf äußerst subjektiven Kriterien. Deshalb werden verschiedene Beobachter bestimmte Lebensformen unterschiedlich bewerten. Das kann bei der Beurteilung der Lebensqualität zu Voreingenommenheit und sogar zu einer Diskriminierung führen und somit die klinische Versorgung eines Patienten negativ beeinflussen. In der klinischen Ethik stellen sich in dieser Beziehung vier Hauptprobleme:

- mangelndes Verständnis der persönlichen Wertvorstellungen des Patienten
- unterschiedliche Bewertung der Lebensqualität durch den behandelnden Arzt und den Patienten
- negative Auswirkungen auf die medizinische Versorgung des Patienten aufgrund von Voreingenommenheit und Diskriminierung
- Einbezug sozialer Werte als Bewertungskriterium für Lebensqualität.

Studien haben gezeigt, dass Ärzte die Lebensqualität ihrer Patienten durchwegs niedriger einstufen als die Patienten selbst. So wurden im Rahmen einer systematischen Untersuchung Ärzte und Patienten unabhängig voneinander befragt, wie sie ein Leben mit bestimmten chronischen Krankheiten wie Polyarthritis, koronarer Herzkrankheit, chronischer Lungenerkrankungen oder Krebs bewerten. Die Ärzte sahen ein Leben mit solchen Krankheiten als weniger erträglich an als die betroffenen Patienten selbst. Die Ärzte legten ihrer Bewertung hauptsächlich die medizinischen Aspekte der Krankheit selbst zugrunde, während die Patienten auch nicht direkt medizinische Aspekte wie zwischenmenschliche Beziehungen, Finanzen und soziale Verhältnisse in Betracht zogen. Darüber hinaus zeigten Studien, dass die Beurteilung der Lebensqualität durch den Arzt durchaus wichtige klinische Entscheidungen wie die der Reanimation beeinflussen kann.

Fallbeispiel: Der Allgemeinzustand eines an metastasierendem Darmkrebs leidenden 62-jährigen Patienten ist recht zufrieden stellend. Als sich sein Zustand verschlechtert, wird eine Urämie festgestellt, die auf eine obstruktive Nephropathie zurückzuführen ist. Der Patient zeigt auch Symptome einer Enzephalopathie. Der Arzt ist der Meinung, eine Urämie bedeute einen sanften Tod, während eine mit Metastasen verbundene Krebserkrankung im fortgeschrittenen Stadium mit viel Leiden und Schmerzen verbunden sei. Er empfiehlt deshalb, die Urämie nicht zu behandeln. Die Ehefrau des Patienten hingegen besteht auf einem chirurgischen Eingriff. Der Patient erholt sich und lebt zehn weitere Monate. Bis zwei Wochen vor seinen Tod ist seine Lebensqualität zufrieden stellend.

Kommentar: Wenn eine Krankheitssituation so unterschiedlich bzw. nahezu entgegengesetzt bewertet wird, können schwerwiegende Fehlentscheidungen in Bezug auf die angemessene Behandlung die Folge sein. Es ist unbedingt erforderlich, dass der Arzt das Thema Lebensqualität mit dem Patienten bespricht und versucht, so genau wie möglich festzustellen, welche Werte dem Patienten wichtig sind. Ärzte sollten bei der Erörterung solcher nur schwer zu erfassender Themen sehr verständnisvoll und behutsam mit dem Patienten umgehen. Die Dokumentation der persönlichen Lebenseinstellungen und Wertvorstellungen des Patienten können hierbei hilfreich sein.

3.0.5 Voreingenommenheit und Diskriminierung

Eine der wichtigen ethischen Errungenschaften der Medizin in der traditionellen westlichen Kultur ist der Grundsatz, dass jedem behandlungsbedürftigen Menschen unabhängig von seiner Rasse, Religion oder Nationalität eine medizinische Versorgung garantiert werden muss. Doch kann ein Arzt auch persönliche Überzeugungen und Wertvorstellungen haben, die zu von Vorurteilen geprägten Entscheidungen führen und sich bei der klinischen Entscheidungsfindung diskriminierend auswirken.

- Rassenvorurteile: Die Geschichte der US-amerikanischen Medizin ist überschattet von der Diskriminierung der Afroamerikaner und der amerikanischen Ureinwohner. Heute sind diese Vorurteile vielleicht nicht mehr so deutlich, richten jedoch immer noch Schaden an. Aus ethischer Sicht ist es wichtig, dass diese Vorurteile und Diskriminierungen erkannt und aus der klinischen Entscheidungsfindung verbannt werden.

Bioethics and race. *Hastings Cent Rep*;2001;31:5.

- Vorurteile gegenüber älteren und behinderten Menschen: Studien haben gezeigt, dass viele, vor allem jüngere Ärzte voreingenommen gegenüber älteren Patienten sind. Sie befassen sich nur ungern mit ihnen und verhalten sich ihnen gegenüber manchmal voreingenommen.

Fallbeispiel: Eine 92 Jahre alte Frau wird bewusstlos in die Notaufnahme gebracht. Sie zeigt keinerlei Reaktion, ihr Blutdruck ist extrem niedrig, sie ist dehydriert und hypoton. Im Lauf der Untersuchung werden zudem eine Harnwegsinfektion und pulmonale Infiltrate diagnostiziert – womöglich durch Aspiration verursacht. Der behandelnde Notfallarzt vermutet eine von den Harnwegen ausgehende Sepsis, ist sich jedoch aufgrund des Alters der Patientin nicht sicher, ob er mit einer Antibiotika-Therapie und der parenteralen Flüssigkeitszufuhr beginnen soll. Der leitende Arzt gibt Anweisungen zur Behandlung. Nachdem sich die Patientin wieder erholt hat, ist sie energisch und aktiv wie zuvor. Ihre Lebensqualität vor der Erkrankung war den behandelnden Ärzten nicht bekannt.

Kommentar: Die klinische Entscheidungsfindung sollte auf medizinischen Indikationen und den mutmaßlichen Patientenpräferenzen beruhen. Diskriminierung von Menschen aufgrund ihres Lebensalters ist ethisch nicht vertretbar. Auch wenn der gesellschaftliche Nutzen einer Person als wichtig erachtet wird, so kann das nicht als Kriterium für eine angemessene und faire Verteilung sozialer Fürsorge gelten. Das Lebensalter ist kein zuverlässiger Indikator für den „Nutzen" eines Menschen in der Gesellschaft. Gesellschaftlicher Nutzen zeigt sich durch viele verschiedene Beiträge, nicht nur durch wirtschaftlichen Nutzen. Darüber hinaus ist zu betonen, dass die sozialen Leistungen, von denen wir heute profitieren, auf den Vorleistungen eben dieser alten Menschen aufbauen.

- Vorurteile gegenüber anderen Lebensstilen: Studien haben gezeigt, dass Ärzte keineswegs weniger voreingenommen gegenüber gewissen Lebensstilen sind als andere Menschen. Vor allem wurde eine deutliche Abneigung und negative Haltung gegenüber Homosexuellen festgestellt. Eine Studie aus dem Jahre 1987 zeigt, dass überraschend viele Ärzte ihre Abneigung deutlich zeigen, sobald sich herausstellt, dass es sich um einen homosexuellen Patienten handelt, und daraufhin wenig Bereitschaft zeigen, sich mit dem Patienten zu befassen, geschweige denn, sich mit ihm zu unterhalten. Diese Voreingenommenheit kann sich ernsthaft auf die medizinische Versorgung HIV-positiver oder an AIDS erkrankter homosexueller Menschen auswirken. Auch wenn durch eine mittlerweile mehr als zehnjährige Erfahrung die Vorurteile vielleicht abgenommen haben, kann es immer noch Ärzte mit einer solchen diskriminierenden Einstellung geben.

- Geschlechterdiskriminierung: Vorurteile gegenüber dem anderen Geschlecht sind in nahezu allen Bereichen unserer Gesellschaft vorhanden, manchmal verdeckt, manchmal aber ganz offen. In der Gesundheitsversorgung kann nachgewiesen werden, dass männliche Ärzte den Gesundheitsbeschwerden von Frauen wenig Glauben schenken. Zudem werden frauenspezifischen Behandlungsmethoden nicht angemessen wissenschaftlich untersucht. Aufgrund von Vorurteilen wird auch oft die Intelligenz und Autonomie der Frau unterschätzt.

Tong R. An introduction to feminist approaches to bioethics: Unity in diversity. J *Clin Ethics* 1996;7(1):13–19.

Tong R. Feminist approaches to bioethics. J *Clin Ethics* 1996;7(4):315–319.

- Gesellschaftlicher Status: Die Bewertung der Lebensqualität sollte in erster Linie auf die persönlichen Charaktermerkmale und die Erfahrungen des Einzelnen ausgerichtet sein. Dennoch ist es möglich, dass die Bewertung davon beeinflusst wird, inwieweit die beeinträchtigte Lebensqualität einer Person deren Nutzen für die Gesellschaft vermindert. Ein solcher Maßstab mag in manchen Fällen gerechtfertigt sein, zumeist ist er jedoch inakzeptabel und ungerecht.

Empfehlung: Grundsätzlich ist die soziale Stellung eines Patienten kein für die Diagnose und medizinische Behandlung ausschlaggebendes Kriterium. Dem Patienten sollte nicht aufgrund seines gesellschaftlichen Stellenwertes eine Behandlung gewährt bzw. verweigert werden. Auch ein Arzt hat in Ausübung seines Berufes nicht das Recht, sich von solchen Bewertungen leiten zu lassen. Vorbestrafte Patienten, Drogen- oder Alkoholabhängige oder Patienten mit aggressivem Verhalten sollten ihren gesundheitlichen Bedürfnissen entsprechend behandelt werden und nicht nach ihrer Stellung in der Gesellschaft. Die sozialökonomische Lage eines Menschen ist dann relevant, wenn es sich um eine ganz spezifische Behandlung, z.B. eine Organtransplantation, handelt. Voraussetzung für die Durchführung einer Transplantation ist, dass der Patient willens ist, sich den nötigen Nachbehandlungen zu unterziehen und deren strenge Befolgung gewährleisten kann. Gelegentlich kann es dennoch vorkommen, dass der soziale Status in spezifischen Einzelfällen von Bedeutung ist (s. Kap. 4.4.2).

3.0.6 Der Patient mit sozial abweichendem Verhalten

In Kapitel 2.9 wurde von schwierigen Patienten gesprochen, deren Verhalten den Erfolg der medizinischen Behandlung gefährdet. Der Patient Cope ist alkoholabhängig, unkooperativ und aggressiv, ein anderer Patient ist vielleicht drogenabhängig und ein dritter möglicherweise Gewohnheitsverbrecher. Das medizinische Behandlungs- und Pflegeteam mag den Umgang mit solchen Patienten als lästig, unangenehm, unerträglich und sogar abstoßend empfinden. Diese Reaktion kann sich negativ auf die klinische Entscheidung und somit auf die Qualität der Behandlung auswirken. Das Krankenhauspersonal sollte deshalb verhindern, dass diese negative Haltung eine diskriminierende Behandlung der betroffenen Patienten zur Folge hat.

Fallbeispiel: Der Patient C.D. ist ein obdachloser Alkoholiker, der auf Baustellen schläft. Er ist extrem schmutzig, unflätig, aufbrausend und wird manchmal gewalttätig. Häufig wird er zur medizinischen Behandlung von Lungenentzündung, Frostbrand und Delirium tremens ins Krankenhaus eingeliefert. Einer der behandelnden Ärzte nennt ihn trotz der Zurechtweisung des Chefarztes fortwährend Kanalratte („Gomer the Gopher"), oder bemerkt abschätzig: „Eigentlich gehört der in eine geschlossene Anstalt." Innerhalb eines Monats wird der Patient zum dritten Mal mit Blutungen aufgrund von Ösophagus-Varizen in die Notaufnahme gebracht. Der Assistenzarzt bemerkt abfällig „Auf eine so hohe Lebensqualität wie die von dieser Ratte können wir eigentlich verzichten."

Kommentar: Sicherlich ist die Lebensqualität des Patienten C.D. nach den in unserer Gesellschaft allgemein geltenden kulturellen Maßstäben sehr niedrig und unakzeptabel, doch ist dies nicht relevant für die klinische Entscheidungsfindung. Die Tatsache, dass das Verhalten des Patienten in gewissem Maße eine Belastung für die Ärzte und das Pflegepersonal und auch für die Gesellschaft darstellt, kann allerdings in bestimmten Situationen für die klinische Entscheidungsfindung schon von Bedeutung sein. Dieses Problem wird in Kapitel 4 näher betrachtet.

3.0.7 Entwicklungsrückstand

Menschen, deren Lebensqualität aufgrund eines Entwicklungsrückstands eingeschränkt ist, sind häufig auch Opfer von Diskriminierung. Den meisten Menschen stehen eine Vielzahl von Möglichkeiten zur Selbstverwirklichung, zur sozialen Kommunikation und Interaktion und zur Erreichung intellektueller Leistungen und persönlicher Ziele zur Verfügung. Im Vergleich dazu erscheint uns das Leben von Menschen mit einem Entwicklungsrückstand als eingeschränkt und limitiert. Man könnte also sagen, dass die Qualität ihres Lebens vermindert ist. Ist dies von Bedeutung bei der Entscheidung über die medizinische Behandlung dieser Menschen?

Fallbeispiel: Der 67-jährige Patient A.T. mit einem starken Entwicklungsrückstand lebt seit seinem ersten Lebensjahr in einem Pflegeheim. Sein geistiger Entwicklungsstand entspricht dem eines dreijährigen Kindes und sein Intelligenzquotient liegt bei 10. Er erkrankt an akuter myeloischer Leukämie. Einer der ihn betreuenden Pfleger meint, „Seine Lebensqualität ist so gering. Warum sollten wir versuchen, sein Leben zu verlängern?"

Kommentar: Dieses Fallbeispiel erinnert an ein exemplarisches Gerichtsurteil. Im Fall des 67-jährigen Joseph Saikewicz, eines Patienten mit starkem Entwicklungsrückstand, bestätigte der Oberste Gerichtshof des Staates Massachusetts die Entscheidung, den Patienten keiner Chemotherapie zu unterziehen. Zur Begründung bezog sich das Gericht jedoch nicht auf die durch die Entwicklungsbehinderung beeinträchtigte Lebensqualität des Patienten, sondern auf die Lebensqualität, die Joseph Saikewicz durch die indizierte Behandlung „wahrscheinlich erleben" würde. In Anbetracht der Tatsache, dass die Chemotherapie aller Wahrscheinlichkeit nach starke Schmerzen und Desorientierung zur Folge haben würde, kam das Gericht zu dem Schluss, dass „der Patient nur Angst erleben würde, da ihm die Verständnisfähigkeit fehlt, aus der andere Patienten ihre Stärke beziehen". Diese Unterscheidung ist aus ethischer Sicht von grundlegender Bedeutung. Die Entscheidung, einem Menschen medizinische Behandlung vorzuenthalten, da er zu einer sozialen Gruppe gehört, die unter dem Aspekt der gesellschaftlichen Leistungs- und Produktivitätsnormen in ihrem Leben sehr eingeschränkt ist, kann in ethischer Hinsicht als sehr gefährlich angesehen werden. Bei solchen Entscheidungen überwiegt die Beurteilung der Belastung, die der Mensch für die Gesellschaft darstellt; die Belastung, der der Betroffene selbst ausgesetzt ist, findet dabei weniger Berücksichtigung. Die Gefahr, im Bereich der medizinischen Versorgung Menschen nach ihrer Zugehörigkeit zu bestimmten sozialen Gruppen zu beurteilen, kann aufs Glatteis führen. Ein solches Handeln kann den unaufhaltsamen Prozess in Gang setzen, dass immer mehr Menschen als „unerwünscht" betrachtet und ausgegrenzt werden, da sie „für sich selbst und für andere eine Last" darstellen.

3.0 P Bewertungskriterien der Lebensqualität von Kindern und Kleinkindern

Es gibt zwei wesentliche Unterschiede zwischen der Bewertung der Lebensqualität von Kindern und Kleinkindern und der von Erwachsenen. Auf der einen Seite ist ein Erwachsener in der Lage, seine Vorstellungen und Wünsche in Bezug auf sein zukünftiges Leben und seinen Gesundheitszustand auszudrücken. Sollte ein erwachsener Mensch nicht mehr in der Lage sein, seinen Willen und seine Wünsche anderen mitzuteilen, so gibt uns sein bisher gelebtes Leben oft Aufschluss darüber, wie er künftige

Situationen bewerten und sich ihnen anpassen würde. In der Pädiatrie hingegen geht es um die Lebensqualität von heranwachsenden Menschen, deren Wünsche noch nicht bekannt sind und deren Leben erst beginnt. Ähnlich wie der Arzt im Falle von erwachsenen Patienten schätzt auch der Kinderarzt die Lebensqualität seiner kleinen Patienten tendenziell niedriger ein als die Betroffenen selbst oder in diesem Fall die Eltern.

Special Issue. Imperiled Newborns. *Hastings Cent Rep* 1987;17.
Special Issue. Neonatal Ethics. *J Clin Ethics* 2001;12(3).

Fallbeispiel I: Peter, ein 12 Jahre alter Junge, kommt mit Down-Syndrom und einem seit der Geburt diagnostizierten angeborenen Herzfehler zur Welt. Bis zu seinem zwölften Lebensjahr raten die Ärzte von einer Operation ab. Sein Intelligenzquotient liegt für den eines Menschen mit Down-Syndrom recht hoch. Er ist jetzt Pfadfinder, treibt Sport und zeigt an einer Sonderschule durchschnittliche Leistungen. Durch eine Operation könnte er ein normales Lebensalter erreichen. Doch seine Eltern willigen nicht in den Eingriff ein, da sie der Meinung sind, sein Leben sei nach ihrem Tode für ihn unerträglich.
Fallbeispiel II: Ein Säugling kommt mit einem durch eine Chromosomen-Untersuchung bestätigten Down-Syndrom zur Welt, des weiteren wird ein Duodenalverschluss festgestellt, der umgehend operiert werden müsste. Doch seine Eltern lehnen den Eingriff mit der Begründung ab, es sei wohl besser für das Baby zu sterben als das Leben eines Behinderten führen zu müssen.

Kommentar: In den beiden oben genannten Fallbeispielen wird deutlich, wie gefährlich es sein kann, wenn die Bewertung der Lebensqualität als Grundlage der Entscheidung über das Für und Wider einer medizinischen Behandlung herangezogen wird. Im ersten Fall ziehen die Eltern die in ferner Zukunft liegende Lebensqualität ihres Sohnes zur Begründung des Behandlungsverzichts heran, und lassen völlig außer Acht, mit welchem Erfolg Peter heute schon sein nach unseren Maßstäben eingeschränktes Leben meistert. Die Lebenserfahrung ihres Sohnes fließt in keiner Weise in ihre Entscheidung ein, obwohl sie gleichzeitig über das Leben ihres Kindes bestimmen. Ohne diesen chirurgischen Eingriff wird er nur noch für kurze Zeit weiter leben und aufgrund von schwerer Herzinsuffizienz und pulmonaler Hypertonie langsam immer schwächer werden.

Im zweiten Fall basiert das Urteil auf der allgemeinen abwertenden Haltung gegenüber eingeschränkter Intelligenz, Leistung, Produktivität und Unabhängigkeit. Auch wenn diese sozialen Werte einen sehr hohen Stellenwert in unserer Kultur haben, so sind sie keineswegs die einzigen menschlichen Werte. Sie sind darüber hinaus auch nicht von so großer Bedeutung, dass sie für jene, die sie eben nur zu einem gewissen Grad zu erreichen in der Lage sind, gleich den Tod bedeuten müssen.

Empfehlung: Medizinische Maßnahmen, die auf die Minderung physischer Behinderungen abzielen, sind im ethischen Sinne vor allem dann eine Pflicht, wenn lediglich eine entwicklungsbedingte Störung wie das Down-Syndrom als Kontraindikation angeführt wird. Komplexere Krankheitsbilder wie gravierende Herz-Missbildungen, können als gerechtfertigte Kontraindikationen angesehen werden, aber nur in dem Falle, dass sie auch für ein normal entwickeltes Kind als solche gelten würden.

3.0.1 P Standard des besten Interesses für Kinder

Kinder haben kein vergangenes Leben, auf das man, wenn man für sie entscheiden muss, zurückgreifen könnte, um ihre Präferenzen in Erfahrung zu bringen. Bei Entscheidungen eines Patientenvertreters anstelle des Patienten hat deshalb bei Kindern das Prinzip des mutmaßlichen Patientenwillens keine Gültigkeit. Alle Entscheidungen für Kinder und Minderjährige müssen nach dem Prinzip des besten Interesses getroffen werden (vgl. Kap. 3.0.3).

Fallbeispiel I: Monica kommt zum voraus berechneten Zeitpunkt zur Welt. Bei ihrer Geburt wird eine ausgeweitete thorakolumbare Myelomeningozele mit Austritt von zerebrospinaler Flüssigkeit festgestellt, neben einer extremen Kyphose wird auch eine Mikrozephalie diagnostiziert. Eine Computertomographie des Kopfes ergibt eine zerebrale Fehlentwicklung und eine Erweiterung der Ventrikel mit einem Durchmesser der Hirnrinde von weniger als 5 mm. Monicas Eltern, über die Situation aufgeklärt, sprechen sich gegen einen medizinischen Eingriff aus. Sie möchten, dass Monica zu Hause stirbt.
Fallbeispiel II: Ein Säugling, der bereits in der 32. Schwangerschaftswoche mit einem Gewicht von 1.100 g zur Welt kommt, wird erfolgreich gegen eine mittelschwere Form einer Hyaline-Membranen-Krankheit behandelt. Er ist zwei Tage alt, als der Abfall des Hämatokrit-Wertes und ein erhöhtes indirektes Bilirubin auf eine verborgene Blutungsquelle schließen lassen. Eine Ultraschalluntersuchung des Gehirns bestätigt eine Ventrikel-Blutung dritten Grades. Nachdem die Eltern des Kindes über die möglichen Risiken einer geistigen Behinderung informiert werden, veranlassen sie die Einstellung der künstlichen Beatmung.
Fallbeispiel III: Der zwei Tage alte John wird mit Prostaglandin-Hemmern behandelt. Eine Echokardiographie bestätigt als Ursache des schwachen Pulsschlags den Verdacht auf eine Hypoplasie des linken Herzens. Zur Kontrolle der Atemschwierigkeiten wird er intubiert, künstlich beatmet und ruhig gestellt. Die Behandlung hat Erfolg und Johns Zustand stabilisiert sich. Die Neonatologen sind zufrieden. Gemeinsam mit den Eltern diskutieren sie die bestehenden Möglichkeiten. Das junge Paar, beides Menschen mit hohem Bildungsstand, drückt den Wunsch aus, John solle so normal wie möglich leben können, erklärt aber auch, dass es Sorge habe, dass er, um dies zu erreichen, leiden müsse.

Kommentar: Im ersten Fallbeispiel lautet die Diagnose schwere Missbildung der Wirbelsäule und der unteren Gliedmaßen, verbunden mit Blasen- und Darminkontinenz sowie die hohe Wahrscheinlichkeit einer gravierenden geistigen Behinderung. Zahlreiche orthopädische Operationen während der frühen Kindheit wären notwendig, und es würde aller Wahrscheinlichkeit nach immer wieder zu Entzündungen des Blasenkatheters und des peritonealen Ventrikelshunts kommen. Monica wäre nie zu sozialer Kommunikation und Interaktion fähig. Die gravierenden, zudem stark schmerzenden körperlichen Behinderungen können zusammen mit der ausgeprägten geistigen Behinderung mit Sicherheit als eine für keinen Menschen wünschenswerte Lebensqualität bewertet werden.

Im zweiten Fall besteht die hohe Wahrscheinlichkeit einer Behinderung, auch wenn das Ausmaß nicht vorhersehbar ist. Darüber hinaus kann eine chronische Unterfunktion der Lunge zurückbleiben. Aus ethischer Sicht liegt der Unterschied zwischen Fallbeispiel I und II darin, dass für Monica die sichere Prognose besteht, ein Leben lang körperlichen Schmerzen ausgesetzt zu sein, ohne jemals den Trost des Mitgefühls anderer empfinden und die eigene Situation verstehen zu können, während im Falle Johns keine genaue Aussage über eine geistige und körperliche Behinderung gemacht werden kann. Eine Lebensqualität, wie sie in Fallbeispiel I klar vorhersehbar ist, wäre mit Sicherheit für keinen Menschen wünschenswert. Im Fallbeispiel II besteht diese Sicherheit nicht. Im zweiten Fall findet deshalb das Kriterium, bei der Entscheidung über eine medizinische Behandlung im besten Interesse des Kindes zu handeln, eher Anwendung als im ersten Fall.

In Fallbeispiel III bestehen nur drei medizinische Behandlungsalternativen. Da ein Mensch mit einer Hypoplasie des linken Herzens nicht überleben kann, wäre es denkbar, dass sich die Eltern dazu entscheiden, John sterben zu lassen. Sie könnten jedoch auch in eine mehrstufige Operation zur Wiederherstellung der Herzfunktion, das so genannte Norwood-Verfahren einwilligen. Nach diesem Verfahren werden in den ersten drei Lebensjahren drei Operationen durchgeführt, und Statistiken belegen, dass derzeit etwa zwei Drittel der Kinder eine Überlebenschance von bis zu fünf Jahren haben. Gleichzeitig jedoch leiden viele dieser Kinder an ausgeprägten, aufgrund von Komplikationen während der Operationen oder des Krankenhausaufenthalts auftretenden Entwicklungsbehinderungen. Eine letzte Möglichkeit ist eine Herztransplantation. Da jedoch aufgrund des Mangels an Spenderorganen lange Wartelisten bestehen, kommt diese Alternative wohl eher nicht in Betracht.

Empfehlung: Unserer Meinung nach ist der Verzicht auf lebensverlängernde Maßnahmen im Fall des Babys Monica (Fallbeispiel I) ethisch vertretbar, nicht aber im zweiten Fallbeispiel. Die in den Vereinigten Staaten auf Bundesebene festgelegten Richtlinien (Federal Baby Doe Rules) bestimmen, dass lebensverlängernde Maßnahmen nicht zwingend notwendig sind, „wenn die Durchführung solcher Maßnahmen für das Überleben des Kindes praktisch aussichtslos und die Maßnahmen selbst unter den gegebenen Umständen menschenunwürdig wären" (vgl. Art. 14888). Im Fall des Babys John dagegen (Fallbeispiel III) liegt es im Ermessen der Eltern, in die Operation einzuwilligen oder nicht. Wir meinen, dass die Eltern vernünftig handeln, wenn sie sich gegen die Norwood-Operation entscheiden. Das Leiden und die Behinderungen, dem das Kind mit diesem Eingriff ausgesetzt wird und die begrenzten Überlebenschancen bzw. Aussichten auf ein gesundes Leben rechtfertigen einen Verzicht auf diese medizinische Maßnahme. Gleichzeitig wäre auch die Entscheidung, die Operation durchzuführen, ethisch gerechtfertigt durch den Wunsch der Eltern, ihr Kind vor dem sicheren Tode zu bewahren. Die Pflicht, Schmerzen und Leiden zu lindern und Behinderungen zu vermindern, hat den gleichen Stellenwert wie die Pflicht, gefährdetes Leben zu retten.

3.1 Enhancement der Lebensqualität

Im Lauf ihrer Geschichte hat die Medizin stets dadurch zur Lebensqualität beigetragen, dass sie Menschen geholfen hat, ihre Gesundheit zu erhalten, sie wiederherzustellen und die Auswirkungen von Krankheiten zu mildern. Heute nun werden medizinische Fertigkeiten und Verfahren entwickelt, die den eigentlich gesunden menschlichen Körper verbessern sollen. Kosmetische Eingriffe sind die Antwort auf den Wunsch, das äußere Erscheinungsbild zu verschönern, die Verabreichung von Wachstumshormonen bewirkt das Wachstum kleinwüchsiger Menschen und Steroide steigern die sportliche Leistung. Die Gentechnik besitzt das Potenzial, sowohl die physische als auch die geistige Leistungsfähigkeit zu verbessern. Inwiefern lässt sich dies mit den Zielen der Medizin vereinbaren? Entstehen daraus irgendwelche spezifisch ethischen Probleme für den Kliniker? In aktuellen Diskussionen zu diesem Thema wurde oft eine Unterscheidung getroffen zwischen Behandlung und Enhancement. Medizinische Behandlung hat das Ziel, den Menschen mit Eigenschaften auszustatten, die ihnen fehlen, die aber in der Gesellschaft als normal angesehen werden, wie das Erreichen einer durchschnittlichen Körpergröße oder die Vergrößerung sehr kleiner Brüste auf die Durchschnittsgröße. Nach allgemeiner Auffassung geht diese Art von Therapie am ehesten konform mit den traditionellen Zielen der Medizin. Durch Enhancement hingegen werden bereits normale Fähigkeiten über das normale Maß hinaus verstärkt. Da hier die Bedeutung des Wortes „normal" zweideutig ist, ist es schwierig, eine genaue Unterscheidung zwischen diesen beiden medizinischen Fähigkeiten zu treffen. Ein medizinischer Eingriff entspricht jedoch dann der herkömmlichen medizinischen Vorgehensweise am meisten, wenn ein nachweisbares Defizit, z.B. der Mangel an Wachstumshormonen, behandelt wird. Durch Enhancement hingegen wird nicht ein diagnostiziertes physiologisches oder physisches Defizit behandelt, sondern auf den Wunsch des Patienten nach Verbesserung seiner Konstitution eingegangen (oder manchmal auf den der Patientenvertreter, z.B. der Eltern, die die Verabreichung von Wachstumshormonen für ihr Kind fordern, dessen Kleinwüchsigkeit genetisch und nicht durch ein Wachstumshormon-Defizit bedingt ist). Ein Patient kann aus vielen Gründen auf eine solche Maßnahme zurückgreifen, er mag etwa den Wunsch haben, sich einen Vorteil gegenüber Konkurrenten zu verschaffen, sein Selbstvertrauen und Selbstwertgefühl zu stärken, oder aber die eigene Position innerhalb seiner sozialen Bezugsgruppe zu festigen.

Diese Formen der Optimierung werfen Fragen nach ihrer medizinischen Einordnung auf. Für solche Maßnahmen fehlen häufig medizinische Indikationen, und falls solche vorliegen, sind sie meist äußerst dürftig. Obwohl als Rechtfertigung der Patientenwille und die Verbesserung der Lebensqualität herangezogen werden, sind sie in bestimmten Kontexten grenzwertig. Sie können die ungleiche Verteilung von Ressourcen implizieren (Vorteile gegenüber Konkurrenten kann sich nur der verschaffen, der es sich leisten kann) oder die Unterstützung zweifelhafter kultureller Normen (idealisierter Körper), ebenso die Beeinflussung gesellschaftlicher Aktivitäten (unfairer Wettbewerb im Sport) oder die Förderung einer falschen Identität und eines falschen Selbstwertgefühls. Vor allem aber besteht die Gefahr, dass die Medizin als lukratives Business mit dem einzigen Ziel der Bereicherung der Ärzte missbraucht wird. Obwohl also viele Verfahren wie Schönheitsoperationen oder die Verschreibung von Sildenafil (Viagra) Teil der herkömmlichen Medizin geworden sind, sollten sich Ärzte bewusst sein, dass Therapien dieser Art häufig nur in begrenztem Maße zu den traditionellen Zielbereichen der Medizin gehören und darüber hinaus negative persönliche und soziale Auswirkungen haben können. Unserer Auffassung nach sollte sich die Entscheidung für medizinische Eingriffe nicht nur nach den Wünschen und der Lebensqualität des Patienten richten, sondern in erster Linie danach, was aufgrund eines nachweisbaren gesundheitlichen Defizits medizinisch notwendig und indiziert ist.

Special Section: In Pursuit of Perfect People: The Ethics of Enhancement. Camb Q *Health Ethics* 2000;9(3).

Special Supplement. Is Better Always Good? The Enhancement Project. *Hastings Cent Rep* 1998;28(1).

Parens E, ed. Enhancing Human Traits: *Conceptual Complexity and Ethical Implications.* Washington, DC: Georgetown University Press; 1998.

3.1.1 Demenz und Lebensqualität

Wenn ein Mensch an der Alzheimer-Krankheit oder einer anderen Form von Demenz leidet, so ist das sowohl für ihn als auch für die Angehörigen ein tragischer Einschnitt. Die durch dieses Krankheitsbild verminderte Lebensqualität betrifft nicht nur den Patienten selbst, sondern auch seine Familie, Freunde und das Betreuungspersonal. Sie stellt auch den behandelnden Arzt vor komplexe Probleme. Einige davon sind potenziell ethischer Natur, wie etwa die wahrheitsgemäße Aufklärung des Patienten über seine Lage, das Auferlegen von Einschränkungen wie Fahrverbot, die Notwendigkeit einer Veränderung der Wohnsituation und vor allem die Entscheidung über die medizinische Behandlung am Lebensende. In den letzten Jahren haben neue Erkenntnisse über diese Krankheit und verbesserte Behandlungsmethoden in vieler Hinsicht eine Erleichterung gebracht. Im Allgemeinen sollte gegenüber demenzkranken Patienten von dem ethischen Grundsatz ausgegangen werden, dass restriktive, das Leben des Patienten einschränkende Maßnahmen nur ergriffen werden sollten, wenn sie der Sicherheit und dem persönlichen Wohlbefinden des Patienten dienen. Doch können auch andere ethische Probleme auftreten.

Fallbeispiel: Der Patient R.P., ein selbstständiger Möbeltischler, gilt als sympathischer, umgänglicher und herzlicher Mensch. Im Alter von 66 Jahren zeigen sich die ersten Symptome einer Alzheimer-Erkrankung. Er ist extrem vergesslich und verwirrt und bekommt häufig Wutanfälle, die sich vor allem gegen seine 40-jährige Ehefrau richten. Aufgrund verschiedener von seinem Arzt durchgeführter Untersuchungen werden andere Ursachen ausgeschlossen. Die im Familienbetrieb arbeitenden Söhne sehen sich genötigt, ihren Vater von der Arbeit und dem Betreten der Werkstatt abzuhalten, was wiederum erneute Wutanfälle zur Folge hat. Über eine Webseite erfährt die Familie von dem Medikament Donepezil (Aricept) zur Steigerung der geistigen Leistungsfähigkeit, dessen Wirksamkeit auch nachweisbar ist. Sie bitten den Arzt um Verschreibung des Arzneimittels.

Kommentar: Obwohl die Behandlung von Alzheimer-Patienten in ethischer Hinsicht sehr problematisch ist, besteht doch im Allgemeinen die größte Schwierigkeit darin, die Würde, Unabhängigkeit und Selbstachtung und das Selbstwertgefühl des Betroffenen nicht zu verletzen und seine Einbindung in sein gewohntes familiäres und soziales Umfeld aufrechtzuerhalten. Diese Faktoren werden jedoch häufig selbst von wohlwollenden Ärzten völlig außer Acht gelassen, vor allem bei der Entscheidung, ob und in welchem Maße bestimmte Lebensgewohnheiten des Patienten eingeschränkt werden sollen. Das führt häufig zu einer Verschlimmerung der Symptome der Demenzerkrankung. (Es ist nachgewiesen, dass solche Einschränkungen den körperlichen und psychischen Abbauprozess beschleunigen und den vermehrten Einsatz von Beruhigungsmitteln nötig machen). Heutzutage steht eine Vielzahl von Verfahren zur Verfügung, die es ermöglichen, die Würde selbst ernsthaft erkrankter Demenz-Patienten zu respektieren und somit auch ihre Lebensqualität zu verbessern. Schon ein wohl bedachter Ratschlag von Seiten eines sachkundigen Arztes kann oft helfen. Die häufig mit einer Alzheimer-Erkrankung verbundenen Begleiterscheinungen, wie Depressionen, Wahnvorstellungen und Psychosen, können wirksam medikamentös behandelt werden. Doch bleibt zu betonen, dass sich die Entwicklung von Medikamenten, die den Gedächtnisschwund hinauszögern bzw. bereits verlorene Gehirnkapazitäten wieder herstellen, noch in den Anfängen befindet.

Empfehlung: Im Fall des Herrn R.P. könnte die Einnahme von Donepezil durchaus eine positive Wirkung haben, da es gerade im Anfangsstadium der Krankheit besonders effektiv zu sein scheint. Langfristig kann dieses Medikament, dessen Wirkung von relativer kurzer Dauer ist, das Fortschreiten der Demenz jedoch nicht aufhalten. Deshalb sollten sich der betreuende Arzt und die Familie ernsthaft überlegen, ob die vorübergehende und nur leichte Verbesserung des geistigen Zustandes wirklich auch eine Verbesserung der Lebensqualität bedeutet. Sobald die Wirkung nachlässt, wird die Demenzkrankheit fortschreiten und der Patient die leidvollen Erfahrungen des allmählichen Gedächtnisverlustes erneut durchleben müssen. Die bekannten Nebenwirkungen dieses Arzneimitteltyps (Cholinesterase-Hemmer) wie Übelkeit, Durchfall und Schlaflosigkeit stellen besonders für demente Menschen eine große Belastung dar. Somit ist davon auszugehen, dass sich diese Behandlung, die medizinisch durchaus indiziert sein kann und auch von den Patientenvertretern gewünscht wird, letztendlich negativ auf die allgemeine Lebensqualität des Patienten auswirkt. Empfehlenswert wären in diesem Fall eher verhaltenstherapeutische Maßnahmen für den Patienten selber sowie eine umfassende Beratung der Angehörigen über das richtige Verhalten im Umgang mit dem Patienten. Eine medikamentöse Behandlung für Alzheimer-Kranke ist zwar viel versprechend, kann vorerst jedoch nur begrenzt eingesetzt werden.
Special Section: The Ethics of Alzheimer's Disease. *J Clin Ethics* 1998;9(1).

3.1.2 Rehabilitation

Die Rehabilitationstherapie zielt auf die Verbesserung der Lebensqualität des Patienten ab, indem dessen motorische Fähigkeiten und Arbeitsfähigkeit wieder hergestellt werden und er sein Leben führen kann, ohne auf die Hilfe anderer angewiesen zu sein. Vorrangiges Ziel ist die Autonomie des Patienten, und dieses Ziel wird von den Präferenzen und Wertvorstellungen des Patienten definiert, wobei seine Kooperation entscheidend für den Behandlungserfolg ist. Aus dieser Notwendigkeit entstehen spezifische ethische Probleme, etwa wenn die Patientenpräferenzen und die diesen zugrunde liegende Bewertung der Lebensqualität mit der medizinischen Expertise und den Wertvorstellungen des Physiotherapeuten in Konflikt geraten.

Fallbeispiel: Dem in Kapitel 3.0.2 erwähnten Sportlehrer wird eine Rehabilitationstherapie empfohlen. Anfangs lehnt er diese ab und begründet seine Weigerung mit den Worten: „Ich bin ein Krüppel, und meine Lebensqualität ist so niedrig, dass sie nicht verbessert werden kann." Das ihn betreuende Physiotherapeutenteam beurteilt seine Möglichkeiten jedoch positiver. Sie fordern ihn auf, sich offen mit diesem Thema auseinander zu setzen und stellen ihm einige kurzfristig erreichbare Ziele in Aussicht.

Kommentar: Dieser Fall erinnert an die in Kapitel 2 diskutierten Problemstellungen, denn auch hier ergibt sich das Problem durch den Widerspruch mit dem geäußerten Patientenwillen. Für den Physiotherapeuten ist bei der Entscheidungsfindung, ob den Patientenpräferenzen Rechnung getragen soll, die Lebensqualität von zentraler Bedeutung. In der Rehabilitationsmedizin wird großer Wert auf den erzieherischen Rahmen der Therapie gelegt. Der Patient lernt Fertigkeiten, gleichzeitig aber auch, mit den Einschränkungen, die seine Behinderung mit sich bringt, zu leben. Ähnlich verhält es sich mit der ethischen Problematik hinsichtlich der angemessenen Therapie, denn vor der Entscheidungsfindung muss der Patient zunächst umfassend aufgeklärt werden. Mit anderen Worten, der Arzt versucht, dem Patienten dabei zu helfen, das Problem unter Berücksichtigung aller Teilaspekte zu verstehen.

Special Issue. Ethical and Policy Issues in Rehabilitation Medicine. *Hastings Cent Rep*1987;17.

3.1.3 Linderung von Schmerzen und Leiden: Schmerztherapie und Palliativmedizin

Die Linderung von Schmerzen durch Medikation, Operation und Rehabilitation gehört zu den Zielen der Medizin. Doch oft ist der Schmerz nur ein Bestandteil des psychologischen, sozialen und mentalen Phänomens, das wir normalerweise Leiden nennen. Wird nur der physiologische Schmerz medikamentös oder operativ behandelt und dem psychologischen, sozialen und mentalen Aspekt nicht die gleiche Aufmerksamkeit geschenkt, so hat die beabsichtigte Schmerzlinderung unter Umständen nur geringen Erfolg. Selbst wenn eine Linderung der Schmerzen im physiologischen Sinne erreicht wird, können trotzdem andere wichtige ethische Pflichten vernachlässigt werden, z.B. die Pflicht, den Patienten dabei zu unterstützen, sich mit dem bevorstehenden Tod und den daraus für andere entstehenden Auswirkungen auseinanderzusetzen. Ärzte sollten sich dieser Problematik bewusst sein und bei entsprechenden Experten Rat und Unterstützung suchen. Die Anwesenheit eines geistlichen Beistands ist für den Patienten, seine Familie und den behandelnden Arzt oft von sehr großem Wert. In der Palliativmedizin stellen sich häufig zwei Probleme: das Empfinden von Schmerzen ohne ersichtliche physische Ursache und die Schmerztherapie für den sterbenden Patienten.

3.1.4 Behandlung chronischer Schmerzen

Häufig klagen Patienten über Schmerzen, ohne dass eine organische bzw. physische Ursache festgestellt werden kann. Die Behandlung solcher Patienten kann äußerst schwierig sein.

Fallbeispiel: Der 42-jährige Patient T.W. ist Versicherungsvertreter. Er sucht seinen Arzt auf, da er unter starken Schmerzen leidet, die, wie er sagt, seit einigen Monaten in ihm „hoch kriechen". Inzwischen strahlen diese Schmerzen unaufhörlich von den Schultern und der oberen Rückenpartie bis hinunter zur unteren Rückenpartie und den unteren Gliedmaßen aus. Das Stehen, egal wie lange, bereitet ihm unerträgliche Schmerzen. Der behandelnde Arzt untersucht den Patienten gründlich, doch bildgebende Verfahren liefern keinen Befund. Der Arzt überweist ihn zu einem Neurologen, doch auch dessen Untersuchungen zeitigen kein Ergebnis. Dem Patienten werden verschiedene Medikamente verschrieben, die jedoch keine Linderung der Schmerzen bewirken. Die Schmerzen stellen mittlerweile eine Behinderung für den Patienten dar. Schließlich sagt der Arzt ihm offen: „Wir können nichts finden. Ihre Schmerzen sind seelisch bedingt, das bedeutet, sie kommen vom Kopf und nicht vom Körper. Sie sollten eigentlich einen Psychiater aufsuchen."

Kommentar: Chronische Schmerzen sind oft ein medizinisch schwer lösbares Problem, da die spezifische organische Ursache häufig nicht erkennbar ist. Es ergibt sich daraus aber auch ein ethisches Problem, da Ärzte, sobald sie eine seelische Ursache der Beschwerden vermuten, dazu neigen, den Patienten als „Psychosomatiker" aus der Behandlung zu entlassen. Patienten verstehen eine wie im obigen Fallbeispiel zitierte ärztliche Empfehlung oft als Vorwurf, sie bildeten sich die Schmerzen nur ein. Doch selbst wenn der Schmerz tatsächlich zu einem großen Teil seelischer Natur ist, so wird er dennoch als realer Schmerz empfunden. Anstatt den Patienten mit einer solchen Bemerkung aus der Behandlung zu entlassen, sollte der Arzt für die Linderung der Symptome sorgen und Experten für Schmerz- und Physiotherapie beratend hinzuziehen. Psychologische Betreuung kann als begleitende Maßnahme zur besseren Schmerzbewältigung empfohlen werden, sollte jedoch niemals eine angemessene medizinische Betreuung ersetzen. Sollte der Patient eine Krankschreibung für den Arbeitgeber verlangen, so kann der Arzt, der alle notwendigen medizinischen Maßnahmen eingeleitet hat, nach bestem Wissen und Gewissen bestätigen, dass der Patient unter starken beeinträchtigenden Schmerzen leidet, auch wenn dies nicht allen für eine Krankschreibung notwendigen medizinischen Kriterien entspricht.

3.1.5 Patienten im Endstadium einer tödlichen Krankheit

Die Lebensqualität von Patienten in einer terminalen Krankheitsphase wird durch Maßnahmen der Palliativmedizin einschließlich einer fachgerechten Anwendung schmerzlindernder Medikamente verbessert. Leider beherrschen nur wenige Ärzte dieses Spezialgebiet der Medizin. Die medizinische Fachwelt ist sich dieses Mangels mittlerweile bewusst und hat viel versprechende Schritte zur Beseitigung dieses Missstandes eingeleitet. Dazu zählen zahlreiche Forschungsprojekte zur Schmerz- und Leidensforschung sowie gezielte Lehr- und Trainingsprogramme für niedergelassene Ärzte und Krankenhausmediziner, aber auch das Entstehen neuer diesbezüglicher Fachgebiete einschließlich der Schmerz- und Palliativmedizin. Spezialisierte Hospiz-Versorgung bietet umfassende palliativmedizinische Betreuung und sollte für Patienten in der terminalen Krankheitsphase auf alle Fälle in Betracht gezogen werden.

Bei Patienten im fortgeschrittenen Stadium einer tödlichen Krankheit sollte nicht allein aufgrund der Unkenntnis des behandelnden Arztes oder aus unbegründeter Angst vor einer Medikamentenabhängigkeit auf der Fortführung einer unwirksamen Schmerzbehandlung bestanden werden. Die ärztlichen Zulassungsbehörden in allen US-Bundesstaaten sind sehr vorsichtig, was den ärztlichen Amtsmissbrauch zur Verschreibung von Medikamenten betrifft. Dies führt manchmal dazu, dass durch diese Übervorsichtigkeit eine angemessene Schmerzbehandlung verhindert wird. Die lokalen ärztlichen Berufsverbände sollten aber gemeinsam mit akademischen Forschungsinstitutionen versuchen, die ärztlichen Zulassungsbehörden von der Notwendigkeit einer ausgewogenen Politik in dieser Sache zu überzeugen.

Eine angemessene und wirksame Behandlung zur Schmerzlinderung hat jedoch auch Nebenwirkungen, nämlich die Sedierung des Patienten bis hin zu einer Ausschaltung des Bewusstseins und in der Folge die Verhinderung der Kommunikation des Patienten mit Angehörigen und Freunden. Dies kann äußerst belastend für den Kranken selbst und dessen Angehörige sein und bringt den Arzt und das Pflegepersonal in eine ethische Konfliktsituation. In solchen Situationen kann auch keines der ethischen Prinzipien zu einer Lösung des Problems beitragen. Hier bleibt nichts anderes zu tun, als mit der gebotenen Sensibilität auf die Bedürfnisse des Patienten einzugehen und in dessen bestem Interesse zu handeln, um dank einer angemessenen Schmerzbehandlung so gut wie möglich das gesetzte Ziel zu erreichen, d.h. eine maximale Schmerzlinderung mit so wenig Bewusstseinstrübung und Einschränkung der Kommunikationsfähigkeit wie möglich. Es versteht sich von selbst, dass die Präferenzen des Patienten, sollte er in der Lage sein, diese zu äußern, respektiert werden müssen.

Werden zur Schmerzlinderung Opiate eingesetzt, besteht die Gefahr einer zum Tode führenden Atemdepression (obwohl diese Nebenwirkung selten auftritt). Dennoch ist die Linderung von Schmerzen eines der Hauptziele der Medizin und wird von den betroffenen Patienten sehr stark gewünscht. Häufig ist es äußerst schwierig, die Schmerztherapie so zu dosieren, dass die positive Wirkung der maximalen Schmerzlinderung und die negative Wirkung der Atemdepression ausgeglichen werden können. Ist in einer solchen Situation die Aufrechterhaltung der Atmungsfunktion wichtiger als die Schmerzlinderung? Linderung von Schmerzen und Aufrechterhaltung lebenswichtiger Körperfunktionen sind beides zentrale Ziele der Medizin. Wenn das medizinische Ziel der Lebensverlängerung jedoch nicht mehr erreicht werden kann, wird die Schmerzlinderung zum obersten Ziel, das während der dem Patienten noch verbleibenden Lebenszeit verfolgt werden muss. Wie bei den meisten Arzneimitteln sind auch mit der Verabreichung schmerzlindernder Medikamente Risiken verbunden, doch angesichts des unmittelbar bevorstehenden Todes ist sicherlich eine höhere, in anderen Situationen nicht tolerierbare Dosierung vernünftig. Zur Bewertung dieses klinischen Problems wird häufig auf ein ethisches Prinzip zurückgegriffen, das auch das Prinzip des doppelten Effekts genannt wird.

3.1.6 Das Prinzip des doppelten Effekts der Schmerzlinderung

Das Prinzip des doppelten Effekts geht von Situationen aus, in denen Menschen eine Entscheidung treffen müssen, die unlösbar miteinander verbundene erwünschte und unerwünschte Wirkungen zur Folge haben. Einer dieser Effekte wird mit dem Einsatz eines Mittels beabsichtigt und ist ethisch vertretbar (die Schmerzlinderung), während der andere durch das Mittel verursachte, aber nicht beabsichtigte Effekt ethisch nicht vertretbar ist (das damit verbundene Risiko einer Atemdepression). Die Befürworter dieses Prinzips betonen, dass eine ethisch gerechtfertigte Behandlung auch dann erlaubt ist, wenn sie unvermeidbar einen ethisch nicht erwünschten Effekt nach sich zieht, vorausgesetzt, dass folgende Bedingungen erfüllt sind:

1) Die Maßnahme selbst ist ethisch nützlich oder zumindest ethisch neutral, weder nützlich noch schädlich (in diesem Fall geht es um die Verabreichung eines Medikaments, eine in moralischer Hinsicht nicht relevante Handlung).
2) Das wirkende Mittel selbst wird verabreicht, um die erwünschte positive, nicht aber die negative Wirkung zu erzielen, auch wenn die negativen Effekte voraussehbar sind (in diesem Falle ist der beabsichtigte Zweck die Schmerzlinderung, nicht die Beeinträchtigung der Atemfunktion).
3) Die ethisch anzweifelbare Wirkung darf nicht das Mittel zur Erreichung des moralisch vertretbaren Zwecks sein (in diesem Fall ist die Beeinträchtigung der Atemfunktion nicht das Mittel zur Erreichung einer Schmerzlinderung).

In der klinischen Praxis stellt Bedingung 2) das schwierigste Problem dar, denn sehr häufig verfolgt der Arzt eine doppelte Absicht, die Linderung der Schmerzen und die Beschleunigung des Sterbeprozesses. Wenn davon ausgegangen werden kann, dass die verabreichte Dosis klinisch vernünftig ist und dass nur die zur optimalen Schmerzlinderung unbedingt notwendige Menge verabreicht wird, hat der Zweck der Schmerzlinderung Priorität, und die Maßnahme ist ethisch vertretbar. Übersteigt jedoch die verabreichte Menge die klinisch notwendige Dosis, so erscheint das Ziel der Beschleunigung des Sterbeprozesses vorrangig. Bei dem Einsatz von Morphinderivaten besteht auch im Falle einer angemessenen Dosierung (d.h. einer zur Schmerzlinderung ausreichenden

Dosis) die Gefahr einer Atemdepression. Diese Nebenwirkung ist jedoch unbeabsichtigt, denn gäbe es ein anderes, wirksames Mittel zur Schmerzlinderung, das diese Nebenwirkung nicht verursacht, so würde dieses natürlich vorgezogen werden. Wenn die Beschleunigung des Sterbeprozesses als Ziel in den Vordergrund rückt, so muss dies als ethisch nicht vertretbar abgelehnt werden. Die von der römisch-katholischen Kirche vertretenen ethischen Prinzipien berufen sich auf diese Argumente, um eine klinisch angemessene Schmerztherapie zu rechtfertigen, die zur Linderung der Schmerzen eingesetzt wird, jedoch auch die unbeabsichtigte, aber vorhersehbare Nebenwirkung einer Verkürzung des Lebens zur Folge hat.

Beauchamp TL, Childress JF. Intended effects vs. merely foreseen effects. In: *Principles of Bioethical Ethics*. 5th ed. New York: Oxford University Press; 2001:128–132.

Fallbeispiel I: Die Patientin Comfort leidet an einem Brustkarzinom mit Metastasierung in die Lungen und Knochen. Sie verlangt immer höhere Dosen narkotisierender Schmerzmittel zur Linderung der starken Schmerzen. Die Lungenfunktion ist stark beeinträchtigt, und bei Schmerzfreiheit liegt der Po_2-Wert bei 45 mm Hg und der Pco_2-Wert bei 55 mm Hg. Die Patientin erhält zu diesem Zeitpunkt alle 4 Stunden zwei Retard-Tabletten mit 15 mg Morphin. Der behandelnde Arzt zögert mit der geforderten Erhöhung der Dosis, da er unter der schon gegebenen Atemdepression befürchtet, mit einer erneuten Erhöhung den Tod der Patientin herbeizuführen. Dennoch verschreibt er eine alle 2 Stunden oral verabreichte Dosis von 30 mg Morphin.

Fallbeispiel II: Eine 65-jährige Patientin befindet sich aufgrund eines aggressiven, metastasierenden Ösophaguskarzinoms und starker Unterernährung in der terminalen Krankheitsphase. Hinzu kommt eine durch eine undichte Gastrostomiesonde verursachte Peritonitis. Der Versuch, durch einen chirurgischen Eingriff die undichte Stelle zu beheben, ist erfolglos, die Peritonitis verschlimmert sich und die Kranke leidet unter starken Schmerzen im Bauchbereich. Die Patientin selbst und ihre Angehörigen entscheiden sich für eine intravenöse Gabe von Morphin zur Schmerzkontrolle. Das Morphin wird so dosiert, dass die Schmerzen erträglich werden, die Patientin jedoch weiterhin in der Lage ist, mit den Angehörigen zu kommunizieren. Die Atemfunktion der Patientin ist jetzt beeinträchtigt und sie fällt wiederholt in einen Dämmerzustand. Sechs Tage nach Beginn der Morphintherapie ist die Patientin nicht mehr ansprechbar. Der Ehemann fragt, ob das Unabwendbare nicht beschleunigt werden könne. Der behandelnde Arzt erhöht die Morphin-Dosis auf 20 mg pro Stunde. Die Patientin fällt ins Koma und stirbt 12 Stunden später.

Kommentar: Die Morphin-Dosis wird so eingestellt, dass eine maximale Schmerzlinderung gewährleistet ist, obwohl dem behandelnden Arzt bewusst ist, dass damit ein erhöhtes Risiko von Atemdepression verbunden ist. Im ersten Fallbeispiel wird die

Dosierung auf einem Schmerzfreiheit garantierenden Niveau gehalten. Dies ist eine angemessene Anwendung des ethischen Prinzips des doppelten Effekts. Im zweiten Fallbeispiel jedoch wird die ursprünglich ethisch vernünftige Dosierung so weit erhöht, dass die Herbeiführung des Todes nicht nur in Kauf genommen wurde, sondern beabsichtigt war. In diesem Fall stellt sich die Problematik der aktiven Sterbehilfe, die ausführlich im Kapitel 3.3.3 diskutiert wird.

3.2 Objektive Kriterien zur Beurteilung der Lebensqualität

Der Bewertung der persönlichen Lebensqualität oder der anderer Personen liegen immer subjektive Kriterien zugrunde, die beeinflusst sind von den persönlichen Überzeugungen, Werten, Vorlieben und Abneigungen des Beurteilenden. Es stellt sich also die Frage, ob es überhaupt objektive Kriterien gibt, an denen diesbezügliche Werturteile gemessen werden oder denen alle Beteiligten zustimmen können. In philosophischer Hinsicht ist dies eine sehr komplexe Fragestellung, auf die es im Zusammenhang mit der klinischen Entscheidungsfindung unserer Ansicht nach keine eindeutige Antwort gibt. Dennoch glauben wir, dass die im Folgenden beschriebenen Kriterien weitgehend konsensfähig sind:

1) **Eingeschränkte Lebensqualität** ist eine angemessene objektive Beschreibung der Situation, in der die physische oder psychische Gesundheit einer Person insofern ernsthaft beeinträchtigt ist, als deren funktionale Fähigkeiten von den normalerweise bei Menschen vorliegenden Standards abweichen. Zu einem solchen Urteil über die eigene Lebensqualität können sowohl die betroffene Person selbst als auch andere, den betroffenen Menschen beobachtende Personen kommen. Allerdings kann, wie schon im vorhergehenden Kapitel angemerkt, das Urteil des Beobachters von dem des Betroffenen abweichen. Der an Diabetes und zahlreichen anderen gesundheitlichen Beeinträchtigungen leidende Patient Cope betrachtet sein Leben als lebenswert, während Außenstehende zu einem anderen Urteil kommen.
2) **Minimale Lebensqualität** ist eine angemessene objektive Beschreibung der Situation, in der der Patient selbst oder ein Beobachter (z.B. der Arzt oder ein Angehöriger) feststellt, dass sich der allgemeine physische Gesundheitszustand zunehmend verschlechtert, die Kommunikationsfähigkeit stark eingeschränkt ist und der Patient unter Schmerzen leidet.

Fallbeispiel: Ein schwer demenzkranker 85-Jähriger ist aufgrund einer schweren Arthritis ans Bett gefesselt. Er leidet an Atemschwäche und durch Wundliegen verursachten chronischen Dekubitus. Infolgedessen wird er künstlich ernährt, aufgrund seiner Inkontinenz muss er Windeln tragen und zur Schmerzlinderung wird er mit Morphiumpräparaten versorgt.

3) Eine **unter dem Minimalniveau liegende Lebensqualität** ist eine angemessene Beschreibung derjenigen Situation, in der die körperlichen Funktionen des Patienten äußerst geschwächt und Wahrnehmungs- und Kommunikationsfähigkeit irreversibel erloschen sind. Es wäre auch denkbar, einem solchen Zustand, in dem die betroffene Person vermutlich nicht mehr über die Fähigkeit zur Bewertung desselben verfügt, überhaupt jegliche Lebensqualität abzusprechen. Diese Zustandsbeschreibung kann auf Wachkoma-Patienten (PVS, persistierender vegetativer Status) zutreffen (vgl. Kap. 3.2.2).

Kommentar: Wir gehen davon aus, dass nur sehr wenige Personen die unter 2) und 3) beschriebenen Lebensbedingungen als gut bezeichnen würden und dass sich Patienten, befänden sie sich in einem solchen Zustand, gegen diese Lebensqualität entscheiden würden, vorausgesetzt, sie könnten sich entscheiden. Viele Menschen würden bei der Vorstellung, dass ihnen eine solche Zukunft bevorsteht, sagen „Lieber würde ich sterben". Allerdings sollte diese Annahme mit Vorsicht betrachtet werden, denn oft urteilen Menschen ganz anders, wenn sie sich eine zukünftige Situation nur vorstellen, als wenn sie sich wirklich in dieser Lage befinden. Es sei noch einmal betont, dass wir hier nur von dem extremen Fall ausgehen, in dem eine Person dauerhaft die Fähigkeit verloren hat, mit der Außenwelt und mit anderen Menschen zu kommunizieren. Darüber hinaus sollte eine medizinische Entscheidung, die zum Tode des Patienten führen würde, nicht auf dieser Annahme allein basieren. Die in den Kapiteln 1, 2 und 4 dargelegten Bedingungen müssen bei der Entscheidung über eine angemessene medizinische Behandlung ebenfalls berücksichtigt und abgewogen werden (vgl. Kap. 3.2.4).

3.2.1 Minimale Lebensqualität

Für Patienten, deren Zustand die Kriterien einer minimalen Lebensqualität erfüllt, könnten lebenserhaltende Maßnahmen indiziert sein. Die ethische Fragestellung wäre in diesem Fall, ob es bei der gegebenen Lebensqualität gerechtfertigt ist, den Patienten am Leben zu erhalten. Die Entscheidung, auf lebenserhaltende Maßnahmen unter Berufung auf die gegebene (minimale) Lebensqualität zu verzichten, sollte mit größter Sorgfalt und Vorsicht getroffen werden.

Fallbeispiel I: Der 84-jährige Patient B.R. lebt in einem Altenheim. Fünf Jahre vorher war bei ihm eine Alzheimer-Erkrankung diagnostiziert worden. Er ist auf den Rollstuhl angewiesen, reagiert auf menschliche Zuwendung wenig adäquat, befindet sich jedoch häufig in einem Zustand nervöser Erregung. Er ist nicht in der Lage, Präferenzen über seine medizinische und pflegerische Versorgung auszudrücken und hat dies auch vorher nicht getan. Sein allgemeiner körperlicher Zustand kann als gesund bezeichnet werden. Es ist schwierig, den Patienten zu füttern, denn er verweigert das Essen und spuckt es aus. In den vorhergehenden Monaten wurde er wiederholt aufgrund einer Aspirationspneumonie mit Antibiotika und Flüssigkeitszufuhr behandelt. In der Nacht leidet der Patient unter quälendem Husten und keuchender Atmung. Seine Körpertemperatur steigt auf 37,8°C. Der behandelnde Arzt diagnostiziert eine Aspirationspneumonie. Sollte der Patient erneut behandelt werden?

Fallbeispiel II: Die Patientin A.W. ist 34 Jahre alt, verheiratet und hat drei Kinder. Seit Jahren leidet sie unter Sklerodermie und ischämischer Ulzeration an Fingern und Zehen. Sie wird wegen Nierenversagens ins Krankenhaus eingeliefert. Der rechte große Zeh und mehrere Finger der linken Hand sind gangränös. Einige Tage später gibt die Patientin ihre Einwilligung zur Amputation des rechten Fußes sowie des Daumens und Zeigefingers der linken Hand. Sie befindet sich abwechselnd in Zuständen geistiger Umnachtung und Verwirrung. Dann bekommt sie zusätzlich eine Lungenentzündung und muss künstlich beatmet werden. Als sich auch die Nierenfunktion verschlechtert, wird der Beginn einer Dialysebehandlung in Betracht gezogen. Der zuständige Arzt bemerkt: „Wie kann sich jemand wünschen, mit einer so unakzeptablen Lebensqualität zu leben?“ Soll die künstliche Beatmung aufrechterhalten werden? Soll mit der Dialysebehandlung begonnen werden?

Kommentar: Die Einschätzung der Lebensqualität des Patienten B.R. beruht auf dem Urteil der Beobachter, die das geringe Niveau seiner geistigen und physischen Aktivität zugrunde legen. Die subjektiven Erfahrungen und Gefühle des Patienten sind nicht bekannt. Der Patient wird immer wieder unter den Aspirationssymptomen leiden. Eine künstliche Ernährung wird aufgrund der häufigen Erregungszustände des Patienten auf Schwierigkeiten stoßen. Der Einbezug der Lebensqualität ist hier durchaus wichtig, aber nur insofern, als dass dabei auf einen objektiven Zustand Bezug genommen wird, genauer gesagt, auf die Unfähigkeit, die motorischen Aktivitäten zu kontrollieren und auf die pflegerischen Maßnahmen adäquat zu reagieren. Das Lebensalter des Patienten alleine ist kein Grund, auf eine Behandlung zu verzichten. Dies ist nur insofern von Bedeutung, als ein Zusammenhang zwischen dem Lebensalter des Patienten und der aufgrund des physischen Zustands immer schlechter werdenden Prognose besteht. Wenn wiederholt gesundheitliche Probleme auftreten, macht dieser objektive Zustand die Erreichung medizinischer Ziele zunehmend unmöglich. In diesem Fall ist es wichtig, sowohl das Konzept der mutmaßlichen Aussichtslosigkeit als auch das der Lebensqualität in die Entscheidung einzubeziehen.

Im Fallbeispiel II drängt sich dem Beobachter angesichts der schwerwiegenden gesundheitlichen Defizite der Patientin und der schwierigen Rehabilitation die folgende Einschätzung geradezu auf: „Niemand würde so leben wollen!“ Das kann jedoch zu diesem Zeitpunkt von der Patientin selbst nicht bestätigt werden. Die Patientin hat zwar vielfältige gesundheitliche Probleme, aber nur der Verlust der Gliedmaßen ist irreversibel, alle anderen sind potenziell behebbar. Darüber hinaus hat sie selbst der Amputation zugestimmt, was bedeutet, dass sie durchaus bereit ist, mit diesen Defiziten zu leben. Schließlich können die behandelnden Ärzte aufgrund der lebensfrohen Persönlichkeit der Patientin vor dem chirurgischen Eingriff davon ausgehen, dass sie die Belastung der Rehabilitationsmaßnahmen durchstehen und auch mit dem darauf folgenden Leben fertig werden wird.

Empfehlungen: Wir sind der Meinung, dass es im Falle des Patienten B.R. ethisch durchaus vertretbar ist, auf eine Behandlung der Lungenentzündung zu verzichten, die sich angesichts des schon mehrfachen Auftretens zu wiederholen droht. Deshalb ist es ethisch vertretbar, dass man zulässt, dass diese Krankheit zu dem wird, was einst „der Freund der alten Menschen" genannt wurde. Es besteht keinerlei Verpflichtung, medizinische Maßnahmen wie eine Gastrostomie oder Magensondenernährung zu ergreifen, die für den Patienten eine schwerwiegende Einschränkung und die Verletzung seiner Würde bedeuten sowie das Infektionsrisiko erhöhen würden. Dagegen besteht die ethische Verpflichtung, die Behandlung der Patientin A.W. fortzuführen, da wichtige medizinische Ziele noch erreicht werden können. Darüber hinaus kann angenommen werden, dass sie sich für die Fortführung der Behandlung entscheiden würde, obwohl sie zu diesem Zeitpunkt ihre persönlichen Präferenzen nicht mehr ausdrücken kann.

3.2.2 Lebensqualität unter dem Minimalstandard

Die Bewertung der Lebensqualität wird häufig dann im ethischen Sinne schwierig, wenn darüber entschieden werden muss, ob lebenserhaltende Maßnahmen bei Patienten, die nicht mehr in der Lage sind, ihre persönlichen Präferenzen zum Ausdruck zu bringen oder deren Äußerungen kaum mehr wahrnehmbar oder nicht mehr verständlich sind, abgebrochen oder fortgeführt werden sollen. Darüber hinaus kann der Arzt zu dem Schluss kommen, dass der Patient im Falle des Erfolgs der medizinischen Maßnahmen zwar überlebt, aber nur um den Preis gravierender Defizite seiner physischen und mentalen Fähigkeiten. In diesem Falle stellt sich die Frage, „Lohnt es sich überhaupt, ein solches Lebens zu führen" In diesem Sinne scheint die Frage nach der Lebensqualität gleichwertig zu sein mit der Frage, ob nicht der Tod besser sei als ein Leben mit einer „Lebensqualität unter dem Minimalstandard". Auch wenn diese Frage in philosophischer Hinsicht schwer zu beantworten ist, erfordert der Handlungsdruck in der klinischen Praxis eine pragmatische Lösung. Im folgenden Abschnitt werden einige auf diese spezifischen Fälle zugeschnittene klinische Entscheidungsfindungen zur Diskussion gestellt.

Weir, R. Abating Treatment with Critically Ill Patients. New York: Oxford University Press; 1989.

Fallbeispiel: Die an MS leidende Patientin Care lebt zu Hause. Sie erleidet als Folge einer gram-negativen Lungenentzündung und einer Septikämie einen Atemstillstand. Nach ihrer sofortigen Einlieferung ins Krankenhaus wird sie künstlich beatmet. Auch nach zwei Wochen hat die Patientin das Bewusstsein noch nicht wiedererlangt. Der hinzugezogene Neurologe stellt fest, dass alle Anzeichen eines apallischen Syndroms (PVS) vorliegen. Während des gesamten Behandlungsverlaufs hatte die Patientin niemals eindeutige Präferenzen über ihre Zukunft geäußert. Soll die künstliche Beatmung fortgesetzt werden?

Kommentar:

- Die Patientin Care ist nach dem Hirntodkriterium noch nicht tot, d.h. noch sind nicht alle zerebralen Funktionen irreversibel ausgefallen. Hirnstamm- und Atmungsfunktionen sowie Herzschlag sind noch feststellbar. Deshalb kann sie rechtlich nicht für tot erklärt werden (vgl. Kap. 1.5).
- Die Diagnose eines apallischen Syndroms ist dadurch definiert, dass der Patient „seine bewusste Wahrnehmungs- und Empfindungsfähigkeit irreversibel verloren hat, während der Schlaf-Wach-Rhythmus erhalten bleibt, ebenso wie andere autonome Funktionen des Hypothalamus und Hirnstamms. Das apallische Syndrom kann nach einer akuten, schweren, beidseitigen zerebralen Läsion auftreten, aber auch eine fortgeschrittene Demenzerkrankung kann im Spätstadium graduell in ein apallisches Syndrom übergehen." Untersuchungen zeigen, dass – eine sorgfältige Diagnose vorausgesetzt – nahezu keine Fälle vorliegen, in denen das Bewusstsein wiedererlangt werden konnte. Die meisten dieser Patienten benötigen keine künstliche Beatmung, müssen jedoch künstlich ernährt werden. Da bei PVS-Patienten einige Reflexe aktiv bleiben, können sie manchmal noch die Augen bewegen, Schluckreflexe sowie eine gewisse Mimik (Grimassieren) zeigen und die Pupillen an einen eventuellen Lichteinfall anpassen. Diese Reaktionen verleiten den Beobachter trotz der klinischen Fakten oft zu überhöhten oder sogar falschen Hoffnungen auf ein mögliches Wiedererlangen des Bewusstseins. Medizinische Maßnahmen können in diesen Fällen über eine bloße organische Lebenserhaltung hinaus keinen weiteren Nutzen bringen.
- Alle Funktionen, die es dem Menschen normalerweise erlauben, mit seiner Umwelt zu interagieren, sind nicht mehr vorhanden, und auch alle kognitiven und sensorischen Fähigkeiten sind – nach bestem Wissen des Beobachters – stark beeinträchtigt oder defizitär. Die Wiederherstellung dieser Funktionen ist höchst unwahrscheinlich.
- Das apallische Syndrom darf auf keinen Fall mit dem so genannten Locked-in-Syndrom verwechselt werden, bei dem eine Verletzung des Mittelhirns zu einer Lähmung der efferenten, die Motorik und Kommunikationsfähigkeit steuernden Ner-

venbahnen führt, das Bewusstsein jedoch intakt bleibt. Hier ist ein Neurologe zu einer Differentialdiagnose heranzuziehen.

Aswal S, Cranford R. Medical aspects of the persistent vegetative state – a correction. The Multi-Society Task Force on PVS. N Engl J Med 1995;333(2):130.

Kommentar: Im Gegensatz zu dem in Kapitel 1.1.2 dargestellten Fall, in dem der Tod der Patientin unmittelbar zu erwarten ist, liegen in diesem Fall ganz andere Bedingungen vor. Hier ist der Abbruch der künstlichen Beatmung dadurch gerechtfertigt, dass die Fortsetzung medizinischer Behandlung zur Erreichung medizinischer Ziele als aussichtslos anzusehen ist. Im vorliegenden Fall ist die Patientin Care weder tot noch liegt sie im Sterben. Ihre MS ist noch nicht so weit fortgeschritten, dass von einem terminalen Krankheitsstadium gesprochen werden könnte. Zu diesem Zeitpunkt könnte sie noch einige Jahre weiterleben. Selbst wenn die Lungenentzündung erfolgreich behandelt wird und sie nicht mehr künstlich beatmet werden muss, ist weder die zugrunde liegende Erkrankung geheilt, noch werden ihre Gehirnfunktionen wieder soweit hergestellt sein, dass sie mit ihrer Umwelt kommunizieren könnte. Ihr durch künstliche Beatmung erhaltenes Leben wird (soweit bekannt) ausschließlich aus vegetativen Reaktionen bestehen. Andererseits wäre es möglich, dass die Patientin nach Abbruch der künstlichen Beatmung wieder selbstständig atmet und unter den Bedingungen des apallischen Syndroms weiter lebt. Ein solches Leben erscheint den Ärzten und den Angehörigen als ein Leben unterhalb des Minimalstandards, also ein Leben ohne Lebensqualität. Sie hoffen, dass die Patientin Care nach Abbruch der künstlichen Beatmung schnell stirbt.

Empfehlungen: Unserer Meinung nach ist es in diesem Fall ethisch zu rechtfertigen, die künstliche Beatmung und alle anderen lebenserhaltenden Maßnahmen abzubrechen. Diese Entscheidung ist aus den folgenden Gründen gerechtfertigt:

- Wenn alle kognitiven und kommunikativen Funktionen erloschen sind, hat die betroffene Person „keine Interessen mehr", das bedeutet, nichts, was der Patient erlebt, hat Einfluss auf sein oder ihr Wohlbefinden, auch ist die betroffene Person nicht in der Lage, das Geschehen in ihrem Umfeld wahrzunehmen. Wenn also kein individuelles Interesse mehr besteht, besteht auch keine Verpflichtung mehr zu lebenserhaltenden Maßnahmen.
- Keine anderen medizinischen Ziele als die Aufrechterhaltung des organischen Lebens werden oder können erreicht werden. Wir sind der Überzeugung, dass das Ziel der organischen Lebenserhaltung kein für sich bestehendes und von den anderen unabhängiges Ziel sein kann.
- Da keine anderen medizinischen Ziele erreicht werden können, kann auch kein weiterer Nutzen für den Patienten erzielt werden.
- Es ist nicht bekannt, ob eine Fortsetzung der Aufrechterhaltung der organischen Lebensfunktionen dem Willen der Patientin entspricht.

All diese Faktoren zusammengenommen rechtfertigen die Schlussfolgerung, dass die behandelnden Ärzte ethisch nicht verpflichtet sind, die lebenserhaltenden Maßnahmen fortzusetzen. Wenn kein medizinischer Nutzen erzielt und keine medizinischen Ziele erreicht werden können, besteht auch keine Verpflichtung zur Durchführung medizinischer Maßnahmen.

Fallbeispiel (Fortsetzung): Für die Patientin Care wird die Diagnose eines apallischen Syndroms gestellt. Sie wird nicht künstlich beatmet. Nun wird sie anurisch, und ein Nierenversagen wird festgestellt. Sollte die Patientin einer Dialysebehandlung unterzogen werden?

Kommentar: In diesem Fall handelt es sich um die Entscheidung, ob eine Behandlung überhaupt eingeleitet werden soll und nicht darum, eine bereits eingeleitete medizinische Maßnahme abzubrechen. Viele medizinische Maßnahmen werden eingeleitet, weil für die Durchführung ausreichende Gründe vorliegen und die Erreichung medizinischer Ziele für möglich gehalten wird. Können diese Ziele nicht mehr erreicht werden und sind weitere wichtige Fakten gegeben, wie das Fehlen der Patientenpräferenzen und eine Lebensqualität unter dem Minimalstandard, ist ein Abbruch dieser Maßnahmen denkbar. Einige Kliniker sehen einen ethischen Unterschied zwischen der Entscheidung, eine Behandlung zu beginnen und der, eine schon begonnene medizinische Maßnahme abzubrechen, und halten ersteres für legitimer als letzteres. Hier können psychologische oder emotionale Gründe eine Rolle spielen. Manche Ärzte empfinden es als problematischer, eine bereits eingeleitete Behandlung abzubrechen als eine neue zu beginnen. Die Einleitung einer Behandlung erweckt neue Hoffnungen und überdeckt die der klinischen Medizin innewohnende Unsicherheit. Wenn der Patient trotz aller ärztlichen Anstrengungen seiner Krankheit erliegt, so hat der Arzt doch alles in seiner Macht stehende getan. Wenn der Arzt die Entscheidung trifft, eine Behandlung auszusetzen oder abzubrechen, könnte er sich (im kausalen Sinne) für das daraus folgende Geschehen verantwortlich fühlen, obwohl er (im ethischen und rechtlichen Sinn) weder für den weiteren Verlauf der Krankheit noch für den Tod der Patientin aufgrund der Krankheit Verantwortung trägt. Wenn nach dem Verzicht auf aggressive therapeutische Maßnahmen neue medizinische Probleme wie Infektionen oder Nierenversagen auftreten, sind Ärzte häufig versucht, durch Einleiten medizinischer Maßnahmen die neu aufgetretenen Symptome zu bekämpfen. Dies ist natürlich irrational, es sei denn, mit dieser Maßnahme wird ein anderes, der aktuellen Lage entsprechendes Ziel verfolgt, z.B. das der Leidensverminderung.

Empfehlungen: Was die Patientin Care betrifft, so ist in beiden beschriebenen Fällen ein Behandlungsverzicht gerechtfertigt. Allgemein wird in der Medizinethik die Position vertreten, dass die Unterscheidung zwischen Abbruch und Beginn einer medizinischen Maßnahme weder ethisch noch rechtlich von Bedeutung ist, eine Auslegung, die auch durch viele Gerichtsurteile bestätigt wird. Wir vertreten die Position, dass kein signifikanter Unterschied zwischen dem Abbruch und dem Einleiten besteht, wenn die grundlegenden Überlegungen in Bezug auf medizinische Indikationen, Patientenpräferenzen und Lebensqualität in die Entscheidungsfindung einbezogen werden.

3.2.3 Nahrungs- und Flüssigkeitszufuhr

Der Patientin Care werden intravenös Flüssigkeit und Nährstoffe zugeführt. Ist der Abbruch dieser Maßnahme nach der PVS-Diagnose ethisch vertretbar? Der Bewusstseinszustand des Patienten B.R. hat sich dramatisch verschlechtert, er hat eine Fetalposition eingenommen und reagiert weder auf verbale Ansprache noch auf Berührung. Soll er mittels einer Magensonde ernährt werden? In beiden Fällen würde ohne den Einsatz künstlicher Nahrungs- und Flüssigkeitszufuhr der Tod eintreten. Unterscheidet sich die künstliche Nahrungs- und Flüssigkeitszufuhr von der künstlichen Beatmung bzw. von der Verabreichung von Medikamenten, und wenn, besteht dadurch eine besondere Verpflichtung, diese Maßnahmen einzusetzen?

Beauchamp TL, Childress JF. Sustenance technologies vs. medical technologies. In: Principles of Biomedical Ethics. 5th ed. New York: Oxford University Press; 2001, 202–206.

Kommentar: In der umfangreichen Debatte über dieses Thema vertreten einige Autoren die Meinung, Ernährung sei ein menschliches Grundbedürfnis und habe eine so starke symbolische Bedeutung für die medizinische Versorgung, dass sie als „Basisversorgung" zu betrachten sei und niemals unterlassen werden dürfe. Darüber hinaus wird betont, die Unterlassung dieser Maßnahmen führe unweigerlich zum Tod des Patienten. Die Vertreter dieser Position stellen auch die Frage nach den sozialen Implikationen eines Verhaltens, das gerade den Schwächsten und Hilflosesten die grundlegendste menschliche Zuwendung vorenthält. Andere Ethikexperten führen an, kein Mensch wünsche sich, die Bürde eines verlängerten Lebens mit Schmerzen, starken Beschwerden, Unbeweglichkeit und eingeschränkter oder erloschener Wahrnehmungs- und Kommunikationsfähigkeit zu ertragen. Ein so stark belastetes Leben habe somit seinen Nutzen verloren und deshalb bestehe keine Verpflichtung mehr, dieses Lebens durch außergewöhnliche medizinische Maßnahmen zu erhalten. Darüber hinaus sei die Möglichkeit in Betracht zu ziehen, dass die künstliche Nahrungs- und Flüssigkeitszufuhr negative Folgen für den sterbenden Patienten haben könnte, z.B. durch die mit neuem Leiden verbundene Überwässerung. Schließlich bestehe im Allgemeinen Übereinstimmung darüber, dass schon stark geschwächte Patienten, die nicht mehr mit Nahrung und Flüssigkeit versorgt werden, die belastenden und schmerzhaften Symptome des Verhungerns und Verdurstens nicht mehr empfinden. Unter folgenden Voraussetzungen kann die Unterlassung der künstlichen Nahrungszufuhr gerechtfertigt sein:

- wenn kein anderes wichtiges medizinisches Ziel außer dem der Aufrechterhaltung des organischen Lebens erreichbar ist

- wenn die Wahrnehmungs- und Kommunikationsfähigkeiten des Patienten so stark eingeschränkt sind, dass der Patient weder sofort noch in der Zukunft seinen Willen ausdrücken kann
- wenn der Patient vor Eintreten dieser Situation keine Präferenzen bezüglich lebenserhaltender Maßnahmen geäußert hat
- wenn sichergestellt ist, dass der Patient nicht leidet und keine Schmerzen spürt.

Angesichts der divergierenden Meinungen kommen wir zu dem Urteil, dass beide Positionen ethisch zu rechtfertigen sind. Dennoch sind wir der Meinung, dass die ethische Angemessenheit aller medizinischen Maßnahmen, also auch der Nahrungs- und Flüssigkeitszufuhr, nach dem Prinzip der Verhältnismäßigkeit entschieden werden muss, d.h. auf der Basis der Bewertung von Schaden und Nutzen für den Patienten (vgl. Kap. 3.2.4).

Empfehlungen: Im Falle der Patientin Care ist es ethisch zu rechtfertigen, die Nahrungs- und Flüssigkeitszufuhr zu unterlassen. Sie befindet sich im apallischen Zustand und aller Wahrscheinlichkeit nach ist ihre Wahrnehmungs- und Erlebensfähigkeit erloschen. Sie wird nicht unter den schmerzhaften Symptomen des Verhungerns und Verdurstens leiden.

Der Fall des Patienten B.R. ist weniger eindeutig. Hier könnten einige Kommentatoren betonen, dass sich der Patient zwar in einem stark fortgeschrittenen Demenzstadium befindet, jedoch noch über eine gewisse Wahrnehmungs- und Erlebensfähigkeit verfügt. Sein ständiges Klagen und seine große Unruhe zeigen, dass er Beschwerden hat und sich unwohl fühlt. Sollte das Absetzen der Nahrungs- und Flüssigkeitszufuhr sein Unwohlsein verstärken, dürfte diese Maßnahme nicht durchgeführt werden. Allerdings ist es unwahrscheinlich, dass ein so hinfälliger Patient in einem fortgeschrittenen desolaten Zustand nach dem Absetzen der künstlichen Nahrungs- und Flüssigkeitszufuhr starke Schmerzen und Beschwerden empfinden wird, es ist vielmehr zu erwarten, dass der Tod relativ schnell eintreten wird. Deshalb sind wir der Meinung, dass es ethisch vertretbar ist, auf die künstliche Ernährung zu verzichten. Es sollten jedoch alle pflegerischen Maßnahmen ergriffen werden, um dem Patienten B.R. das Sterben so erträglich wie möglich zu machen.

3.2.4 Das ethische Prinzip der Verhältnismäßigkeit der medizinischen Versorgung

In der traditionellen Ethik-Debatte, die sich mit der Frage des Verzichts bzw. Abbruchs lebenserhaltender Maßnahmen beschäftigt, wird Wert auf die genaue Unterscheidung zwischen bestimmten Handlungen gelegt, etwa zwischen aktiven und passiven Maßnahmen, zwischen medizinischer Basisversorgung und außergewöhnlicher Behandlung, zwischen dem Unterlassen und dem Anwenden einer Behandlung oder zwischen dem Verzicht auf eine Maßnahme und ihrem Abbruch. Immer wieder hört man in klinischen Zusammenhängen Bemerkungen wie „Es mag vertretbar sein, eine Behandlung zu unterlassen, aber wenn sie erst einmal eingeleitet wurde, können wir sie nicht mehr abbrechen", oder „Ist das Abschalten der künstlichen Beatmung aktiv oder passiv?" Die Mehrheit der Ethik-Experten hält solche Unterscheidungen für missverständlich und verwirrend. Sie sind lediglich Allgemeinplätze, die manchmal sogar unzutreffende Argumente wiedergeben, sicherlich sind sie keine gültigen Rechtfertigungsgründe. Häufig ersetzen diese Unterscheidungen leider die sorgfältige Überprüfung und kritische Analyse der herrschenden Bedingungen. Wir empfehlen, sich bei diesbezüglichen Entscheidungen nicht auf diese gängigen Unterscheidungen zu berufen.

Beauchamp TL, Childress JF. *Principles of Biomedical Ethics*. 5th ed. New York: Oxford University Press; 2001,119–136.

Anstelle dieser gängigen Unterscheidungen befürworten viele Ethik-Experten in jüngster Zeit das **Prinzip der Verhältnismäßigkeit**. Nach diesem Prinzip ist die Einleitung oder Fortführung einer medizinischen Behandlung dann ethisch verpflichtend, wenn sie aller Wahrscheinlichkeit nach dem Patienten mehr Nutzen bringt als Schaden bzw. Belastung. Dieses Prinzip ist eine neuere Interpretation der oben zitierten Unterscheidung zwischen „zur medizinischen Basisversorgung zählenden" und „außergewöhnlichen" Maßnahmen, bei der die ursprüngliche, auf die römisch katholische Moraltheologie zurückgehende Bedeutung dieser Differenzierung in den Hintergrund getreten war. Heutzutage sind damit die Komplexität und der Schwierigkeitsgrad des Behandlungsverfahrens, die Seltenheit, mit der es angewandt wird oder sein experimenteller Charakter gemeint, während es ursprünglich das Verhältnis zwischen dem erwarteten Nutzen und Vorteil der Behandlung und den damit verbundenen Belastungen und Nachteilen bedeutete.

Das Prinzip der Verhältnismäßigkeit bringt also dieses traditionelle Konzept zum Ausdruck. Will man prüfen, ob die ethische Pflicht besteht, eine medizinische Maßnahme zu empfehlen oder durchzuführen, so müssen der zu erwartende Nutzen gegen die damit verbundenen Risiken und Belastungen abgewogen werden. Eine solche Prüfung scheint auch angebracht, wenn das durch die Unterlassung oder den Abbruch einer Behandlung eingegangene Risiko der Tod des Patienten ist (was von dem Patienten selbst häufig sogar als Nutzen gesehen wird). Obwohl die Nutzen-Schaden-Abwägung einer jeden medizinischen Entscheidungsfindung zugrunde liegt, ist es notwendig zu betonen, dass nach dem Prinzip der Verhältnismäßigkeit eine solche Abwägung auch dann von Bedeutung ist, wenn diese Entscheidung den Tod des Patienten zur Folge haben könnte. Bei Entscheidungen über Leben und Tod wurden solche Überlegungen traditionell ausgeschlossen und immer von der absoluten Pflicht zur Lebenserhaltung ausgegangen. Das Prinzip der Verhältnismäßigkeit hingegen geht davon aus, dass eine solche absolute Pflicht nicht besteht. Lebenserhaltung wird nur dann zur bindenden ethischen Pflicht, wenn das so erhaltene Leben von dem Patienten eher als Nutzen denn als Belastung bewertet werden kann.

Das Prinzip der Verhältnismäßigkeit findet ebenfalls in Bezug auf die Patientenpräferenzen Anwendung. Patienten haben ein Recht darauf, selbst zu bestimmen, was sie als Nutzen oder als Belastung ansehen. Darüber hinaus sollte auch der Arzt bei der klinischen Entscheidungsfindung und Indikation von dem Prinzip der Verhältnismäßigkeit ausgehen und erst selber das Verhältnis zwischen Nutzen und Belastung abklären, bevor er dem Patienten oder dessen Vertreter eine seiner Meinung nach angemessene Behandlung empfiehlt oder von einer nicht angemessenen Behandlung abrät. Die größten Probleme treten dann auf, wenn sich Patientenvertreter auf das Prinzip der Verhältnismäßigkeit berufen, um anstelle von irreversibel entscheidungsunfähigen Personen, für die keine mündliche oder schriftliche Vorausverfügung besteht, zu entscheiden.

3.2.5 Rechtsfolgen eines Verzichts auf lebenserhaltende Maßnahmen

Wenn unter Berufung auf die Lebensqualität entschieden wird, auf eine medizinische Maßnahme zu verzichten oder sie nicht fortzusetzen, und dadurch der Tod des Patienten eintritt, hat das rechtliche Konsequenzen zur Folge. In den hier beschriebenen Fallbeispielen hätte der Patient vielleicht durch künstliche Beatmung, Dialyse oder andere Verfahren für kurze Zeit am Leben gehalten werden können. Aber gerade die Tatsache, dass dem erhaltenen Leben jede „Qualität" fehlt, führt zu der Entscheidung, die Behandlung abzubrechen oder auf sie zu verzichten. Die in Kapitel 1 diskutierten Fälle betrafen Personen, deren Tod unmittelbar bevorstand, und bei denen durch die Fortsetzung der Behandlung wahrscheinlich keines der medizinischen Ziele hätte erreicht werden können. In Kapitel 2 wurden Fälle behandelt, in denen entscheidungsfähige Patienten selbst die Behandlung abgelehnt hatten. Diese Falltypen haben in der Regel keine rechtlichen Probleme zur Folge, es sei denn, ein Angehöriger oder ein anderer Mediziner beanstandet die Feststellung der medizinischen Aussichtslosigkeit, oder aber die Präferenzen des Patienten wurden nicht respektiert.

Fälle, bei denen die Lebensqualität die zentrale Begründung für den Behandlungsverzicht darstellt, sind rechtlich gesehen entschieden problematischer. Einer Person, deren Leben hätte aufrechterhalten werden können, wird es erlaubt zu sterben. Rechtstheoretisch könnte das als Tötungsdelikt ausgelegt werden (obwohl die traditionelle Definition sicherlich keinen der durch die moderne Medizintechnik herbeigeführten Fälle vor Augen hatte). Die Ärzte könnten wegen Mordes oder strafrechtlich relevanter Fahrlässigkeit angeklagt oder der Mittäterschaft bei der rechtswidrigen Entscheidung anderer beschuldigt werden, wenn sie dem von Dritten entschiedenen Verzicht auf lebenserhaltende Maßnahmen zustimmen bzw. keine Einwände dagegen erheben. Die Gerichtsentscheidungen in dieser Art von Rechtsfällen sind in Kapitel 3.2.6 zusammengefasst.

Wir sind der Meinung, dass Ärzte – wie in jüngster Zeit auch bestätigt – im Rahmen der bestehenden Gesetze handeln, wenn sie empfehlen, lebenserhaltende Maßahmen zu unterlassen bzw. abzubrechen, es sei denn, dies ist aufgrund spezifischer, in bestimmten bundesstaatlichen Rechtsprechungen geltender Gesetze verboten. Allerdings müssen die folgenden Bedingungen erfüllt sein:

- Es kann mit praktischer Sicherheit davon ausgegangen werden, dass mit der Fortsetzung der medizinischen Behandlung keine anderen medizinischen Ziele mehr erreicht werden können als die bloße Aufrechterhaltung des organischen Lebens
- die Präferenzen des Patienten sind unbekannt bzw. er ist nicht mehr in der Lage, sie auszudrücken
- die Lebensqualität des Patienten liegt eindeutig unter dem Minimalstandard
- die Angehörigen geben ihre Zustimmung.

Wir sind trotz der weiterhin bestehenden rechtlichen Unklarheiten dieser Überzeugung, zumal auch in den meisten der bisher bekannten Grundsatzurteile festgestellt wurde, dass es rechtlich zulässig ist, dem Patienten das Sterben zu erlauben, allerdings nur, wenn die oben genannten Bedingungen erfüllt sind. Darüber hinaus empfehlen wir die Einrichtung medizinischer Versorgungseinrichtungen und eines kompetenten Prüfungsausschusses für Problemfälle dieser Art (vgl. Kap. 4.11). Zudem scheint es uns angebracht, dass die zuständige interne Rechtsabteilung unter Anwendung der vor Ort geltenden Rechtslage klare Richtlinien für das medizinische Personal erarbeitet.

3.2.6 Das Recht auf die Ablehnung lebenserhaltender Maßnahmen in der Rechtsprechung

Im Folgenden werden die wichtigsten Rechtsentscheidungen in Bezug auf die oben genannten Fälle zusammengefasst. Angesichts der bestehenden Rechtskomplexität beschränken wir uns hier nur auf die wichtigsten Streitfälle mit den Namen der Beteiligten, unter dem sie Verbreitung finden. Bei Bedarf können so der Wortlaut der Urteilsbegründungen sowie eine ausführliche Darstellung in der einschlägigen Literatur nachgelesen werden.

Meisel A. The Right to Die. New York: Wiley; 1998, with annual supplements.
Current Opinions with Annotations of the Ethical and Judicial Council Of the American Medical Association. Chicago: AMA, issued annually.

Die unser Thema betreffenden Gerichtsfälle sind in zwei Kategorien zu unterteilen:

- Fälle, in denen entscheidungsfähige Patienten einen Abbruch der medizinischen Behandlung auf eigenen Wunsch fordern, und
- Fälle, in denen entscheidungsunfähige Patienten, deren Vertreter oder Bevollmächtigte einen Behandlungsabbruch wünschen.

Entscheidungsfähige Patienten: Ein Appellationsgericht in Kalifornien entschied im Jahre 1984, dass das in der kalifornischen Verfassung verbürgte Freiheitsrecht (right of privacy) auch das Recht eines entscheidungsfähigen Patienten einschließt, jedwede medizinische Behandlung zu verweigern, einschließlich solcher Maßnahmen, deren Abbruch den Sterbeprozess beschleunigt (Bartling v Superior Court, 1984). Der Fall betraf einen 70 Jahre alten Patienten, der an multiplen chronischen Erkrankungen, unter anderem an einem bösartigen Lungentumor und -emphysem, litt. Er forderte den Abbruch der künstlichen Beatmung, das Krankenhaus lehnte seine Forderung ab, da befürchtet wurde, er würde nach Abschaltung der Maschine sterben. Das Gericht pflichtete dem Patienten bei. Darüber hinaus stellte das Gericht fest, das Recht auf den Abbruch lebenserhaltender Maßnahmen gelte nicht nur für entscheidungsfähige Patienten, sondern auch für Koma-Patienten im terminalen Krankheitsstadium.

Im Jahre 1990 entschied der Oberste Gerichtshof der Vereinigten Staaten, entscheidungsfähige Patienten hätten ein verfassungsmäßig geschütztes Recht auf die Verweigerung medizinischer Maßnahmen. Damit wurde die Rechtsauslegung des Appellationsgerichts in Kalifornien trotz unterschiedlicher Urteilsbegründung (Cruzan v Missouri Dep't of Health, 1990) zum im gesamten US-amerikanischen Bundesgebiet geltenden Grundsatzurteil. Der Oberste Bundesgerichtshof berief sich in seiner Begründung auf das in dem 14. Änderungsgesetz zur Verfassung verbriefte Freiheitsrecht, während das kalifornische Gericht das hier diskutierte Patientenrecht aus der das right of privacy betreffenden Klausel der kalifornischen Verfassung ableitete. Unabhängig von der Rechtsquelle kamen beide Gerichte zu demselben Schluss, zur Anerkennung des verbürgten Rechts eines entscheidungsfähigen Patienten auf Ablehnung einer medizinischen Maßnahme. Dennoch betonte das Gericht, in bestimmten Fällen könne das Interesse des Staates, das menschliche Leben zu schützen und folgerichtig Suizid zu verhindern, sowie die Rechte Dritter und die Integrität des ärztlichen Berufsstands zu schützen, stärker zu gewichten sein als das Interesse des Patienten. Zur Missachtung des Willens entscheidungsfähiger Patienten zugunsten der Schutzpflicht des Staates kommt es jedoch nur äußerst selten. Einige Juristen vertreten die Position, das Recht eines entscheidungsfähigen Patienten auf Ablehnung lebenserhaltender Maßnahmen sei „nahezu absolut". Gerichte dagegen haben in ihrer Auslegung einen Behandlungsabbruch nur dann für zulässig erklärt, wenn der betroffene Patient durch Krankheit oder Verletzungen im extremen Maße behindert war.

Entscheidungsunfähige Patienten: Die zweite Kategorie betrifft Patienten, die entweder aufgrund eines komatösen Zustands, einer geistigen Behinderung oder anderer Beeinträchtigungen entscheidungsunfähig sind. Im ersten Grundsatzurteil (In the Matter of Quinlan 1976) entschied der Oberste Gerichtshof des Staates New Jersey, dass das right of privacy eines Patienten auch dessen Recht einschließe, Maßnahmen, die lediglich das organische Leben verlängern, in diesem Falle die künstliche Beatmung, abzulehnen, wenn die Wiedererlangung des „Bewusstseins und der Verständnisfähigkeit" unwahrscheinlich sei. Die Kläger, die Eltern einer jungen Frau im Wachkoma (PVS-Patientin), beantragten eine gerichtliche Anordnung zur Abschaltung des Beatmungsgeräts, das ihre Tochter am Leben erhielt. Das Gericht entschied, dass der Patientenvertreter das Entscheidungsrecht anstelle des Patienten selbst ausüben kann, und dass die Feststellung von Seiten eines Arztes in Übereinstimmung mit dem Ethik-Komitee seines Krankenhauses, eine Wiedererlangung „des Bewusstseins und der Verständnisfähigkeit" sei aussichtslos, den behandelnden Arzt und das Krankenhaus vor einer zivil- und strafrechtlichen Haftung aufgrund des Abbruchs lebenserhaltender Maßnahmen schützt.

Diese Auslegung, die dem entscheidungsunfähigen Patienten dasselbe Recht auf Ablehnung einer medizinischen Behandlung zuerkennt wie dem entscheidungsfähigen Patienten, wurde bis Mitte der achtziger Jahre von den meisten Gerichten bestätigt. Die Entscheidung im Cruzan-Fall (Cruzan v Missouri Dep't of Health), die erste Entscheidung des Obersten Gerichtshofs der Vereinigten Staaten in den das Recht auf Sterben verhandelnden Rechtsfällen („right to die" cases), brachte Klarheit in die diesbezügliche Rechtsdoktrin. Die Eltern von Nancy Cruzan, ebenfalls eine PVS-Patientin, riefen das Gericht an, um eine gerichtliche Anordnung zur Absetzung der künstlichen Ernährung und Flüssigkeitssubstitution zu erwirken. Sie hatten gegen eine Entscheidung des Obersten Gerichtshofs in Missouri Berufung eingelegt, der diese Anordnung mit der Begründung abgelehnt hatte, die Kläger hätten nicht nachweisen können, dass ein Verzicht auf diese Maßnahme auch Nancys Wunsch gewesen wäre. Das Gericht hatte grundsätzlich festgestellt, dass die künstliche Ernährung und Flüssigkeitssubstitution ebenso wie die künstliche Beatmung medizinische Maßnahmen sind, die auf Wunsch des Patienten unterlassen werden können. Im Falle von entscheidungsunfähigen Patienten entschied das Gericht, dass die Bundesstaaten eigene Standards für die Beweiskräftigkeit festsetzen können, wenn es darum geht nachzuweisen, ob die entscheidungsunfähige Patientin auch im Falle ihrer Entscheidungsfähigkeit auf diese Behandlung verzichtet hätte. Das Gericht in Missouri legte in diesem Fall den engen Standard „einer eindeutigen und überzeugenden Beweisführung" zugrunde, der auch von einem Gericht des Staates New York in einem ähnlichen Fall (In the Matter of O'Connor, 1988) angewandt wurde. Es ist jedoch nicht klar, ob zur Erfüllung dieses Standards eine Vorausverfügung vorliegen muss – wie in Missouri gefordert – oder ob eine mündliche Äußerung der Patientenpräferenzen ausreicht, wie dies ein Gericht in New York entschieden hat (In the Application of Eichner, 1979). In diesem Fall stellte das Gericht fest, dass im Falle eines entscheidungsunfähigen Patienten zur Rechtfertigung des Abbruchs der künstlichen Beatmung der Nachweis ausreicht, dass er sich zur Zeit seiner Entscheidungsfähigkeit über die künstliche Beatmung geäußert hat. Alle anderen US-Bundesstaaten haben weniger strenge Standards zur Beweissicherheit, obwohl der Cruzan-Fall belegt, dass es im Ermessen der Gerichte liegt, strengere Maßstäbe der Beweissicherheit anzuwenden.

Von eindeutig komplexerer Natur sind Gerichtsentscheidungen in Fällen, die entscheidungsunfähige Patienten betreffen, deren Präferenzen nicht ermittelbar sind. Solche Fälle liegen vor, wenn Personen nie entscheidungsfähig waren, da sie z.B. von Geburt an unter einem starken Entwicklungsrückstand leiden, oder wenn sich Menschen zum Zeitpunkt ihrer Entscheidungsfähigkeit niemals über eventuelle Behandlungspräferenzen geäußert haben. Man kann von zwei unterschiedlichen Entscheidungstyplogien der Gerichte ausgehen. In einigen Gerichtsentscheidungen wird den Patientenvertretern das Recht zugestanden, unter Einbeziehung der „persönlichen Wertvorstellungen des Patienten" für den Betroffenen Entscheidungen zu fällen (In the Matter of Jobes, N.J., 1987). In diesen Fällen ist der Patientenvertreter mit einer ethisch sehr schwierigen Situation konfrontiert, da er versucht sein könnte, sich während des Entscheidungsprozesses von seinen eigenen Werten beeinflussen zu lassen. Zurzeit werden in den Vereinigten Staaten mit Ausnahme von zwei Bundesstaaten die Entscheidungen naher Angehöriger und in 12 Staaten sogar die naher Freunde als Patientenvertreter akzeptiert.

National Conference of State Legislators. State Initiatives in Health Care: Policy Guide for State Legislators. June, 1998.

Ein zweiter Entscheidungstyp in der Rechtsprechung in Fällen, in denen die Patientenpräferenzen unbekannt und nicht mehr ermittelbar sind, ist die Anwendung des „best interest" Standards: die medizinische Maßnahme darf nur dann unterlassen oder abgebrochen werden, wenn dies zum Nutzen des Patienten geschieht und dessen Wohle dient (vgl. Kap. 3.0.3). In einem dieser Rechtsfälle entschied der Oberste Gerichtshof des US-Bundesstaats Wisconsin, dass es niemals im Interesse eines entscheidungsunfähigen Patienten liegen könne, ihm lebenserhaltende Maßnahmen, einschließlich der künstlichen Nahrungs- und Flüssigkeitszufuhr, vorzuenthalten, es sei denn, der Patient befände sich entweder im PVS, oder er habe eine Vorausverfügung erteilt oder eine eindeutige Willensbekundung hinterlassen (In the Matter of Edna Spahn, Wisc. 1997). Dieser Fall hat jedoch keinen Einfluss auf die allgemeine Rechtsprechung genommen.

In der Regel ist ein Eingreifen der Gerichte in solchen Fällen nicht erforderlich, denn wenn sowohl Ärzte als auch Angehörige dem Verzicht auf eine medizinische Maßnahme zustimmen, neigen einige Gerichte dazu, den Behandlungsverzicht ohne spezifische Anordnung zuzulassen. In einer Gerichtsentscheidung in Pennsylvania wurde festgestellt, dass keine gerichtliche Anordnung notwendig sei, wenn ein naher Angehöriger des entscheidungsunfähigen Patienten den Abbruch oder die Unterlassung lebenserhaltender Maßnahmen fordert, unter der Voraussetzung, dass die Diagnose eines apallischen Syndroms von zwei Ärzten gestellt sei (In re Fiori, Penn. 1996).

3.2 P Lebenserhaltende Maßnahmen bei Kindern

Die Entscheidung, auf lebenserhaltende Maßnahmen zu verzichten, ist bei Kindern besonders problematisch. In der Regel sind kleine Kinder noch nicht in der Lage, ihre Präferenzen in Bezug auf lebenserhaltende Maßnahmen zu formulieren. Gewöhnlich liegt die Entscheidungsgewalt über die medizinische Behandlung bei den Eltern, solange diese im besten Interesse des Kindes handeln. Doch ist es nicht immer einfach festzustellen, welche Maßnahmen dem besten Interesse des Kindes dienen. Eltern haben ein grundsätzliches Recht, ihre Kinder nach ihren eigenen Wertvorstellungen aufzuziehen, und dieses Recht gilt in der Regel auch für Entscheidungen über die medizinische Behandlung. Bei der Bestimmung, welche Behandlung dem besten Interesse des Kindes entspricht, muss der erwartete Nutzen der empfohlenen Behandlung gegen das elterliche Recht, in Übereinstimmung mit den familiären Wertvorstellungen über die medizinische Behandlung des Kindes zu entscheiden, abgewogen werden. Da Kinder zu den schwächsten Gruppen unserer Gesellschaft gehören, sind Ärzte verpflichtet, streng nach dem ethischen Prinzip der Schadensvermeidung zu handeln, d.h. es sollten Eingriffe vermieden werden, die dem Patienten unnötigen Schaden zufügen. Die Pflicht, einen Patienten im Kindesalter zu schützen, ist entschieden stärker als bei erwachsenen Patienten. Deshalb sind einige Eingriffe, die bei erwachsenen Patienten ethisch durchaus vertretbar sind, bei Kindern ethisch nicht erlaubt. Bei der Entscheidung, ob auf die künstliche Nahrungs- und Flüssigkeitszufuhr verzichtet werden soll, ist das Alter eines Patienten in ethischer Hinsicht besonders wichtig. Ein Verzicht auf die Stillung von Hunger und Durst bei Kindern kommt dem Abbruch der künstlichen Beatmung bei erwachsenen Patienten gleich, was – wie schon festgestellt – ethisch nur vertretbar ist, wenn es dem besten Interesse des Patienten dient. Eine solche Maßnahme entspricht bei Kindern jedoch nicht deren bestem Interesse, da Ärzte das Stillen von Hunger und Durst als medizinische Basisversorgung ansehen. Dies trifft in besonderem Maße zu, wenn das Kind noch mit der Flasche gefüttert oder gestillt werden muss. Der Verzicht auf Nahrungs- und Flüssigkeitszufuhr ist bei Kindern ethisch nur in sehr seltenen Fällen vertretbar, wenn eine Genesung nicht mehr zu erwarten ist und erkennbar ist, dass das Kind nicht unter den Symptomen des Verhungerns und Verdurstens leidet. Aus rechtlicher Sicht untersagen die so genannten Baby-Doe-Regelungen den Abbruch von Nahrungs- und Flüssigkeitszufuhr in bestimmten Fällen, z.B. bei Kleinkindern, die seit ihrer Geburt stationär behandelt werden müssen. In den sehr seltenen Fällen, in denen entschieden wird, bei einem Kind auf eine Nahrungs- und Flüssigkeitszufuhr zu verzichten, sollte dem behandelnden Arzt, dessen ethische und persönliche Wertvorstellungen mit dieser Entscheidung in Konflikt geraten, Gelegenheit gegeben werden, sich von der weiteren Behandlung zurückzuziehen.

3.3 Sterbehilfe und Beihilfe zum Suizid

Menschen können zu dem Schluss kommen, dass ihre Lebensqualität so gering ist, dass sie ihr Leben nicht mehr als lebenswert empfinden. Die Gründe für eine solche Bewertung des eigenen Lebens können verschiedener Natur sein, häufig sind es unerträgliche Schmerzen und Leiden oder die Erkenntnis eines zunehmend zum Siechtum führenden Krankheitsverlaufs. Es kann auch vorkommen, dass sich die Betroffenen nicht mit dem Verlust eines Ehepartners oder Freundes abfinden können oder dass sie davon überzeugt sind, ihr Leben sei für andere eine Bürde. Häufig handelt es sich bei diesen Personen um Menschen, die sich in der terminalen Krankheitsphase befinden und medizinisch behandelt werden müssen. Es ist möglich, dass diese Patienten von den behandelnden Ärzten verlangen, schnell und schmerzlos ihren Tod herbeizuführen. Wenn diese Patienten nicht mehr in der Lage sind, ihren Sterbewunsch anderen gegenüber zu äußern, so kann ihr Leiden Beobachtern wie Angehörigen, Freunden oder den medizinischen Betreuern als so unerträglich erscheinen, dass sie aus Mitgefühl den Tod der ihnen nahe stehenden Personen herbeiführen, um deren Leiden zu beenden. Zur Beschreibung dieser beiden Situationen wird in der Regel der Begriff Euthanasie oder Sterbehilfe benutzt.

Beauchamp TL, Childress JF. Nonmaleficence. In: *Principles of Biomedical Ethics*. 5th ed. New York: Oxford University Press; 2001.

Special Section: Physician-Aided Death: The Escalating Debate. Camb & Healthcare Ethics 1996,5(1).

Das Wort Euthanasie, das wörtlich „schöner Tod" bedeutet, wurde in unterschiedlichen Zusammenhängen benutzt, dies hat zu beträchtlicher Verwirrung geführt. Lange Zeit war dieser Begriff ein Synonym für „Töten aus Barmherzigkeit", d.h. den Tod eines leidenden Menschen bewusst herbeiführen, um ihn von seinem Leiden zu befreien. Benutzt man diesen Begriff mit größerer Vorsicht, so sollte bei der aktiven Euthanasie zwischen der „willentlichen Tötung auf Verlangen", der „Tötung ohne Verlangen oder Einwilligung" und der „Tötung gegen den Willen" unterschieden werden. Der Begriff „willentliche Tötung" trifft auf Tatbestände zu, bei denen der Patient frei verantwortlich und willentlich seinen Tod verlangt. Tötung ohne Einwilligung bezeichnet einen Tatbestand, bei dem der Patient zur Zeit der Handlung entscheidungsunfähig ist und vorher keinen Sterbewunsch geäußert hat. Tötung gegen den Willen beschreibt den Tatbestand, bei dem Patienten gegen ihren erklärten Willen getötet werden. Obwohl eine solche Definition in gewissem Maße zur Begriffsklärung beiträgt, schafft auch sie noch Verwirrung. In den letzten Jahren ist sowohl die Tötung gegen den Willen als auch die Tötung ohne Verlangen, d.h. die Herbeiführung des Todes ohne den erklärten Sterbewunsch des Patienten, durchgängig als verwerflich verurteilt worden. Die Debatte konzentriert sich heute auf den Begriff „willentliche Tötung auf Verlangen".

Heute wird die willentliche Tötung auf Verlangen als Sterbehilfe bezeichnet und bezieht sich auf den Fall, dass ein Patient den Arzt bittet, ihm ein zum Tode führendes Medikament zu verabreichen. Im Gegensatz dazu beschreibt „medizinisch assistierter Suizid“ einen Tod, den eine entscheidungsfähige Person willentlich wählt und auch verursacht, indem sie eigenhändig eine Substanz einnimmt, die ihr der Arzt verschrieben hat, die von ihm aber nicht verabreicht wird. Da in beiden Fällen der Wunsch und Wille des Patienten im Mittelpunkt der Entscheidung steht, hätte dieses Thema auch in Kapitel 2 im Zusammenhang mit den Patientenpräferenzen diskutiert werden können. Da aber solche spezifischen Patientenpräferenzen sowohl bei ethischen als auch bei rechtlichen Fragestellungen an eine verminderte Lebensqualität gebunden sind, haben wir uns entschieden, das Problem an dieser Stelle zu erörtern.

Fallbeispiel I: Die Patientin Care leidet an fortgeschrittener MS. Sie ist blind, bettlägerig und offenbar ständig von Schmerzen gepeinigt. Vorher hat sie keinerlei Präferenzen über ihre medizinische Versorgung am Lebensende geäußert. Der Ehemann bittet den Arzt, ihr Leiden durch die Herbeiführung des Todes zu beenden. Der Arzt verabreicht zuerst ein starkes Beruhigungsmittel und darauf eine starke Bolusinjektion von 120 mmol Kaliumchlorid.
Fallbeispiel II: Die Patientin Comfort liegt aufgrund ihrer fortgeschrittenen Krebserkrankung im Sterben. Sie leidet trotz der Verabreichung hoher Morphingaben an unerträglichen Schmerzen, die von metastasierenden Knochentumoren verursacht werden. Sie ist bei Bewusstsein und fleht den Arzt an, sie „für immer einschlafen zu lassen“. Der Arzt verabreicht ihr eine intravenöse Dosis von 200 mg Morphinsulfat.
Fallbeispiel III: Die Patientin Comfort befindet sich in demselben Zustand wie in Fallbeispiel II. Hier jedoch bittet sie den Arzt um Verschreibung einer zur Beendigung ihres Lebens ausreichenden Barbituratdosis und darum, ihren Lebenspartner und sie selbst über die angemessene Dosis und Einnahmeform zu beraten. Außerdem bittet sie um die Anwesenheit des Arztes, wenn sie selbst die verschriebenen Mittel einnimmt, um ihr Leben willentlich zu beenden.

Kommentar: In allen angeführten Beispielen stellt der Arzt ein Mittel bereit, das schnell und endgültig den zum Weiterleben notwendigen organischen Prozess unterbricht. Diese Tatsache unterscheidet die oben genannten Fälle von den in den Kapiteln 1.1.3, 2.5 und 3.1.6 erläuterten Beispielen. Hier hatte der Arzt medizinische Maßnahmen zur Unterstützung aussetzender vitaler Funktionen abgebrochen bzw. auf deren Einsatz verzichtet, und zwar aus Gründen der Aussichtslosigkeit oder einer stark verminderten Lebensqualität des Patienten oder auch deshalb, weil der Patient selbst einen Abbruch gewünscht hatte. In den Fallbeispielen I und II handelt es sich um aktive direkte Sterbehilfe, denn der Arzt tötet durch seine persönliche Handlung. Im ersten Fall liegt eine Tötung ohne Verlangen vor, während wir es im zweiten Fall mit der willentlichen

Tötung auf Verlangen zu tun haben. Die Verabreichung des Morphins kann hier nicht mit dem Prinzip des doppelten Effekts gerechtfertigt werden. In beiden Fällen ist das Handeln des Arztes nach den in allen US-amerikanischen Rechtsprechungen gültigen Normen eindeutig rechtswidrig. Im dritten Beispiel handelt es sich um einen Fall von medizinisch assistiertem Suizid.

3.3.1 Medizinisch assistierter Suizid

Bis heute war nicht eindeutig geklärt, wie die Beihilfe des Arztes bei der Beschleunigung des Todes eines Patienten zu definieren ist. Man ging davon aus, dass der Arzt ein tödliches Mittel entweder verschreibt oder selbst verabreicht. In der Absicht, zu einer rechtlichen Definition der Mithilfe des Arztes zu gelangen, wurde in den letzten Jahren dessen Rolle genauer definiert. Die Verabreichung eines tödlichen Mittels ist als Tötungsdelikt anzusehen. Dagegen wird die Verschreibung von Medikamenten, die der Patient aus freien Stücken einnimmt, nicht als direkte Beihilfe des Arztes ausgelegt. Die Entscheidung, das Leben zu beenden, wird vom Patienten selbst getroffen und auch von ihm freiverantwortlich ausgeführt. Damit begeht der Patient Selbstmord, was keine rechtswidrige Handlung an sich darstellt (vgl. Kap. 3.4.2). Befürworter dieser Position fordern, dass die Mithilfe des Arztes zur Selbsttötung, einschließlich der Bereitstellung suizidtauglicher Mittel, eindeutig aus den Rechtsvorschriften, die die Beihilfe zum Suizid verbieten, ausgeschlossen werden sollte. Dies gehört nach Meinung derjenigen, die diese Position unterstützen, zur Pflicht des Arztes, das Leiden und die Schmerzen des Patienten zu lindern. Diese Position wird in den letzten Jahren von immer mehr Fachleuten vertreten.

3.3.2 Medizinisch assistierter Suizid aus ethischer Sicht

In der öffentlichen Meinung, unter den im Gesundheitsbereich tätigen Personen und den Experten der Medizinethik gibt es in Bezug auf das Thema des medizinisch assistierten Suizids noch keinen Grundkonsens. Die Gegner des medizinisch assistierten Suizids führen die folgenden Argumente an:

- Das Verbot, einen Menschen willentlich zu töten, gehört mit Ausnahme des Motivs der Notwehr oder des Schutzes anderen Lebens zu den grundlegenden Prinzipien der jüdisch-christlichen Tradition. In der laizistischen Ethik hat dieses Prinzip eine ebenso strenge Auslegung erfahren. Eine traditionelle Maxime der westlichen Rechtstradition geht davon aus, dass auch die Zustimmung des Opfers niemanden von der Schuld des Tötens freispricht.
- In der medizinischen Ethik wurde traditionell die Erhaltung des Lebens und die Verbesserung der Lebensqualität betont und die willentliche Tötung strikt abgelehnt.

Im hippokratischen Eid heißt es dementsprechend: „Ich werde niemandem, nicht einmal auf ausdrückliches Verlangen, ein tödliches Medikament geben, und ich werde auch keinen entsprechenden Rat erteilen." Die ärztlichen Berufsvereinigungen bestätigen diese Tradition. So wurde auf einer Tagung des US-amerikanischen Ärztebundes festgestellt: „Aktive Sterbehilfe (...) ist nicht Teil der ärztlichen Praxis, ganz gleich, ob sie mit oder ohne Zustimmung des Patienten geschieht", und dem fügt eine andere ärztliche Berufsvereinigung (das American College of Physicians) hinzu, „... selbst wenn ein solches Handeln als rechtlich zulässig erklärt würde, verstößt es gegen die ethischen Prinzipien des ärztlichen Berufsethos".

AMA Council on Ethical and Judicial Affairs, *Current Opinions*, 1989.

American College of Physicians Ethical Manual, 2nd ed. Philadelphia: American College of Physicians; 1989.

- Die Befürwortung des medizinisch assistierten Suizids würde einen Einbruch in das ärztliche Berufsethos bedeuten, das getragen ist von der Pflicht, dem Wohl des Patienten zu dienen und dessen Gesundheit zu fördern, und der ganze Berufsstand geriete in Gefahr, in der Öffentlichkeit ernsthaft in Verruf zu geraten. Auch könnte das Vertrauen der Patienten zu den Ärzten schwer erschüttert werden, wenn der Arzt bei der Herbeiführung des Todes eines Schwerkranken Beihilfe leistet, selbst wenn es auf dessen Verlangen geschieht. Das auf Vertrauen basierende Arzt-Patient-Verhältnis würde langsam unterminiert werden, wenn eine solche Praxis zunehmend toleriert würde.
- Das Verlangen, den Tod zu beschleunigen, wird häufig geäußert, wenn die Beschwerden und das Leiden eine unerträgliche Belastung für den Betroffenen darstellen. Doch können diese durch eine fachgerechte Schmerztherapie und andere palliative Maßnahmen, wie sie in der Hospizversorgung möglich sind, durchaus auf ein erträgliches Maß reduziert werden, wodurch ein menschenwürdiges Sterben ermöglicht wird.
- Auch wenn die Tolerierung des medizinisch assistierten Suizids zunächst nur auf das willentliche Verlangen durch den Patienten begrenzt bliebe, könnte diese Akzeptanz schleichend auch auf Fälle ohne das explizite Verlangen des Patienten ausgeweitet werden, von denen vermutet wird, sie „hätten sicher danach verlangt", wären sie nur dazu in der Lage gewesen. Ähnlich könnte die Legalisierung eines beschleunigten Todes auf Behinderte und Schwerkranke, die meinen, ihr Zustand sei für andere eine Bürde, einen subtilen Druck ausüben. Selbst wenn der beschleunigte Tod auf Verlangen des leidenden Patienten als barmherzig und dessen Wohl dienlich erscheinen mag, so kann eine ethische Rechtfertigung dieser Handlung die Gefahr bedenklicher sozialer Konsequenzen beinhalten. Das „Euthanasie"-Programm, das – anfänglich mit Unterstützung vieler „gut gesinnter" Ärzte – in der ersten Hälfte des 20. Jahrhunderts in Deutschland durchgeführt wurde, war zunächst

nur auf unheilbar Kranke ausgerichtet, artete dann jedoch in einen Genozid aus. Ein solcher Dammbrucheffekt ist immer zu befürchten: Das Tolerieren einer fragwürdigen Praxis mit der Begründung, sie richte keinen Schaden an, wird Schritt für Schritt zur Tolerierung tatsächlich schädigender Praktiken führen, weil sich die Menschen nach und nach an die mit der fragwürdigen Praxis einhergehenden Werte gewöhnen oder weil die Begründung logisch auf andere Zusammenhänge übertragen wird.

Die Befürworter des medizinisch assistierten Suizids führen dagegen die folgenden Argumente an:

- Die allgemein beschworene Unterscheidung zwischen aktiver und passiver Sterbehilfe, zwischen Handeln und Unterlassen, ist unaufrichtig, denn der Abbruch einer Behandlung und die direkte Herbeiführung des Todes sind moralisch gleichzustellen. Deshalb ist der Grundsatz vorzuziehen, dass eine Handlung erlaubt ist, wenn auch die andere zulässig ist.
- Freiverantwortliche Individuen haben das moralische Recht, über ihr Leben zu verfügen. Deshalb sollten ihnen die Mittel, ihr Leben zu beenden, nicht vorenthalten werden, ebenso wenig wie der Beistand derjenigen, die in der Lage sind, dies so schmerzlos und wirksam wie möglich zu tun.
- Kein Mensch sollte gezwungen werden, die Belastungen durch Schmerzen und Leiden zu ertragen, und diejenigen, die dieses Leiden auf Verlangen des Betroffenen beenden, handeln ethisch, aus Mitgefühl und aus Achtung der Selbstbestimmung.
- Oft sind die Belastungen durch Schmerzen und Behinderung auch das Ergebnis einer lebensverlängernden medizinischen Behandlung. Diejenigen, die dieses Resultat herbeigeführt haben, haben auch die Pflicht, den Wunsch des Patienten zu respektieren, wenn er das unerwünschte Resultat nicht mehr ertragen will.
- Die Maxime des Hippokratischen Eids ist insofern überholt, als damals einfach niemand vorhersehen konnte, dass die Medizin den Tod so lange würde hinauszögern und das Sterben so würde verlängern können, wie das heute der Fall ist. Diese Maxime sollte so ausgelegt werden, wie sie vom Weltärztebund im Genfer Ärztegelöbnis formuliert ist „Ich werde jedem Menschenleben (...) Ehrfurcht entgegenbringen (...)".
- Aus einflussreichen Kreisen des medizinischen Berufsstandes, die im Allgemeinen aktive Sterbehilfe ablehnen, wurde in der letzten Zeit vorsichtig geäußerte Unterstützung laut.

Kommentar: Die eben zusammengefassten Argumente für und gegen den medizinisch assistierten Suizid werden von Gegnern und Befürwortern ins Feld geführt. In den 90er Jahren wurden sowohl in der Gesetzgebung als auch in der Rechtsprechung Anstrengungen unternommen, den „medizinisch assistierten Suizid" zu legalisieren. Drei US-Bundesstaaten (Washington, Kalifornien und Oregon) riefen die Wahlberechtigten zu den Urnen, um darüber abzustimmen, ob die Beihilfe von Ärzten bei der Herbeiführung des Todes von entscheidungsfähigen Menschen im terminalen Krankheitsstadium auf deren Verlangen legalisiert werden sollte. In den Staaten Washington und Kalifornien wurde dieser Vorschlag mit knapper Mehrheit abgelehnt, während in Oregon der Vorschlag, „medizinisch assistierten Suizid" unter den oben genannten Bedingungen zu erlauben, mit knapper Mehrheit angenommen wurde. Der Oberste Gerichtshof der Vereinigten Staaten hat festgestellt, dass – obwohl der assistierte Suizid von keinem verfassungsmäßig verbürgten Recht geschützt ist – die Gesetzgebung einzelner Bundesstaaten vorsehen kann, denselben zuzulassen (Washington v Glucksberg and Vacco v Quill, 1997). So ist es Ärzten im Staat Oregon, dem einzigen Staat, der medizinisch assistierten Suizid für zulässig erklärte, zwar erlaubt, entscheidungsfähigen Patienten im terminalen Krankheitsstadium eine tödliche Medikamentendosis zu verschreiben, aber nicht, dieselbe selbst zu verabreichen. Das Gesetz verlangt eine zweiwöchige Wartefrist zwischen Bitte und Verschreibung, während psychiatrische Beratung nur dann gefordert wird, wenn der Arzt den Verdacht äußert, der betroffene Patient leide an einer mentalen Erkrankung. Dennoch musste der Staat Oregon seitdem diverse Rechtsstreitigkeiten austragen. Erst kürzlich beanstandete der US-amerikanische Generalstaatsanwalt, Oregon verletze das amerikanische Bundesgesetz zur Arzneimittelkontrolle.

Auch wenn der assistierte Suizid legalisiert wäre, müssen Ärzte entscheiden, ob sie es mit ihrem Gewissen vereinbaren können, einem Patienten bei der Beendigung seines Lebens zu helfen. Der medizinisch assistierte Suizid bedarf einer sehr komplexen und schwierigen Entscheidungsfindung darüber, wie Einwilligungsfähigkeit und terminales Krankheitsstadium zu definieren sind und ob alle Mittel zur Schmerz- und Leidenslinderung ausgeschöpft wurden. Wenn die Legalisierung auf entscheidungsfähige und terminal kranke Patienten beschränkt bleibt, so stellen sich die Fragen, was mit Patienten geschieht, die sich in demselben Leidenszustand befinden, aber nicht in der Lage sind, das tödliche Mittel zu verlangen oder ohne Hilfe einzunehmen, und was mit den Menschen zu tun ist, die sich zwar nicht im terminalen Krankheitsstadium befinden, die aber aufgrund einer degenerativen Erkrankung ihr fortschreitendes Siechtum und einen langsamen Todesprozess vorhersehen können.

Auf das Verlangen nach medizinisch assistiertem Suizid sollte auf die folgende Art und Weise reagiert werden:

- Ein Arzt, der von den Argumenten gegen den medizinisch assistierten Suizid überzeugt ist, muss dem Patienten mitteilen, dass er dem Verlangen aus Gewissensgründen nicht nachkommen kann, sollte aber auch seine Bereitschaft zeigen, das Problem umfassend mit dem Patienten zu erörtern, in der Hoffnung, eine beidseitig akzeptierbare Lösung zu finden. Sollte der Patient auf seinem Verlangen bestehen, so kann sich der Arzt aus der Behandlung zurückziehen oder sich nur noch auf palliative Maßnahmen beschränken.
- Ein Arzt, der von den Argumenten für den medizinisch assistierten Suizid überzeugt ist, muss sich bewusst sein, dass die Beihilfe zur Selbsttötung rechtswidrig ist (zum

Zeitpunkt des Erscheinens dieses Buches stellte nur der US-Bundesstaat Oregon eine Ausnahme dar). In verschiedenen bundesstaatlichen Rechtsprechungen unterscheiden sich die Gesetze und Verfahren in Bezug auf dieses Problem nur geringfügig, doch im Allgemeinen konstituiert der medizinisch assistierte Suizid einen Straftatbestand. Ein Arzt mag bereit sein, strafrechtlich zur Verantwortung gezogen zu werden, doch sollte er sich dieser Konsequenzen voll bewusst sein.

- Wenn ein Arzt sich entscheidet, dieses Risiko einzugehen, sollte er sorgfältig prüfen, ob der Patient entscheidungsfähig ist und sich auch wirklich im Endstadium einer tödlichen Krankheit befindet. Es ist empfehlenswert, sich hier von kompetenten Experten beraten zu lassen.
- Der Arzt sollte mit dem Patienten einfühlsam und behutsam über das Problem sprechen und die Gründe seines Sterbewunsches erforschen. In diesem Zusammenhang sollten der medizinische Zustand des Patienten und eventuelle Behandlungsmöglichkeiten, Alternativen zur Selbsttötung und fachgerechte Palliativversorgung, Schmerzlinderung und soziale Zuwendung, Wertvorstellungen und Gewohnheiten erörtert werden. Solche Gespräche sollten frühzeitig beginnen und andere Personen wie Ehe- bzw. Lebenspartner, Kinder, nahe Freunde, religiöse Bezugspersonen oder Ethikexperten mit einbeziehen.

3.3.2 P Sterbehilfe bei Kindern

Keines der Argumente für die Zulässigkeit des medizinisch assistierten Suizids hat Geltung für Kinder und Kleinkinder, denn diese Begründungen hätten den freiverantwortlichen und ausdrücklichen Wunsch des Patienten zur Voraussetzung. Dagegen könnte ein Verzicht auf lebenserhaltende oder -verlängernde Maßnahmen ethisch gerechtfertigt sein. Wenn diese Entscheidung getroffen wird, ist es möglich, dass das Kind oder Kleinkind für die Zeit, in der es weiterlebt, Schmerz und Leiden empfinden wird. Hier könnte die Frage aufkommen, ob es ethisch vertretbar, wenn nicht sogar ethische Pflicht ist, das Leben des Kindes sofort und direkt zu beenden, anstatt es einem langsamen und schmerzhaften Tod auszusetzen. Einige Autoren sehen in dieser Argumentation eine zwingende Logik. In der Praxis jedoch ist dies mehr als problematisch. Der wichtigste zur Rechtfertigung der Sterbehilfe angeführte Grund, nämlich die freiverantwortliche und willentliche Zustimmung, ist bei Kindern nicht gegeben. Darüber hinaus besteht in der Folge einer solchen Tolerierung die Gefahr des Missbrauchs. Erschwerend kommt hinzu, dass das Töten von Kindern bei den meisten Menschen instinktiv auf Ablehnung stößt. Mit einer fachgerechten und effektiven Schmerztherapie und angemessener palliativer Versorgung und Pflege könnte das Leiden in hohem Maße gelindert und erträglicher gemacht werden.

3.3.3 Sedierung von Patienten in der terminalen Krankheitsphase

In den letzten Jahren wurde der Begriff „terminale Sedierung" in die Debatte über die angemessene medizinische Versorgung terminal kranker Patienten eingeführt. Diese Form der indirekten Sterbehilfe bedeutet die gezielte Dämpfung des Patienten bis hin zur Bewusstseinsausschaltung mit dem Ziel der Linderung der gravierenden körperlichen Symptome wie Schmerzen, Atemnot, Erstickungsanfälle, Angst oder Deliriumszustände während des Sterbeprozesses, aber auch den Verzicht auf lebenserhaltende Maßnahmen wie künstliche Beatmung, Dialyse, künstliche Ernährung und Flüssigkeitszufuhr. Es wird keine tödliche Dosis von Opiaten oder Muskelrelaxanzien verabreicht. Der Patient stirbt an Dehydration oder Atem- bzw. Herzstillstand. Dieses Verfahren kann der Patient selbst oder aber im Falle der Entscheidungsunfähigkeit sein Vertreter verlangen. Befürworter dieser Form indirekter Sterbehilfe halten die terminale Sedierung für eine ethisch und rechtlich zulässige Alternative zur direkten Sterbehilfe, da sie eine Verbindung von Palliativversorgung und Behandlungsverzicht darstelle. Gegner halten dagegen, diese Praxis sei ethisch nicht vertretbar, da das grundlegende Prinzip des doppelten Effekts nicht erfüllt sei, dem gemäß der mögliche Tod zwar vorherzusehen ist und in Kauf genommen wird, aber mit der Maßnahme selbst nicht beabsichtigt ist. Die der so genannten terminalen Sedierung zugrunde liegende Absicht dagegen ist, den Patienten mit dem Ziel der Schmerz- und Symptomlinderung in den Zustand der Bewusstlosigkeit zu versetzen, sodass er nicht mehr in der Lage ist, Nahrung und Flüssigkeit aufzunehmen, und der Tod schnell und unabwendbar eintritt.

Kommentar: Wir sind der Meinung, dass die terminale Sedierung einerseits eine Form der Sterbehilfe darstellt, da sie den Tod des Patienten direkt beabsichtigt, andererseits aber nicht mit der Sterbehilfe gleichzusetzen ist, da eine unabhängige und gerechtfertigte Entscheidung für den Verzicht auf lebenserhaltende Maßnahmen getroffen wurde und die zur Sedierung verabreichten Mittel nicht direkt den Tod verursachen. Dennoch bleibt die terminale Sedierung eine umstrittene Praxis. Wenn sich Patienten, Angehörige und Ärzte für die terminale Sedierung entscheiden, sollte ihnen bewusst sein, dass es zu einem Missbrauch kommen kann, in dem Sinne, dass Patienten, die sich nicht im irreversibel terminalen Krankheitsstadium befinden oder deren klinische Versorgung Schwierigkeiten bereitet, „in den ewigen Schlaf versetzt" werden.

Fallbeispiel: Eine an einer metastasierenden Krebserkrankung leidende ältere Frau wird zur Behandlung einer Lungenentzündung ins Krankenhaus eingeliefert. Der Dienst habende Arzt der Aufnahmestation bietet den Angehörigen eine terminale Sedierung an. Zu Beginn einer klinischen Behandlung wird ein solches Angebot vermutlich als eine äußerst unsensible und ethisch absolut nicht vertretbare Empfehlung angesehen, während eine dementsprechende Option nach einer sorgfältigen Untersuchung und medizinischen Versorgung, die den in Kapitel 3.2.2 dargelegten Kriterien entspricht, durchaus in Betracht gezogen werden könnte.

3.3.4 Rechtliche Implikationen der Sterbehilfe

Wenn ein Mensch den Tod eines anderen Menschen vorsätzlich herbeiführt, so ist dies, ebenso wie die Beihilfe zur Herbeiführung des Todes einer anderen Person, eine strafbare Handlung, es sei denn, die Tötung ist gerechtfertigt oder entschuldigt. Obwohl Suizid an sich nicht strafbar ist, ist die Beihilfe zum Selbstmord in fast allen US-Bundesstaaten rechtswidrig. Deshalb kann ein Arzt, der ein tödliches Mittel verabreicht oder bereitstellt, wegen eines Tötungsdelikts oder der Beihilfe zur Selbsttötung strafrechtlich zur Verantwortung gezogen werden. Die oben diskutierten Entscheidungen, terminal kranken Patienten das Sterben zu ermöglichen, sind ebenfalls Beispiele für die Herbeiführung des Todes einer anderen Person. Die klinische Entscheidung, dass die Weiterführung einer medizinischen Behandlung außer der Verlängerung des organischen Lebens keinen therapeutischen Nutzen mehr bringt, enthebt den Arzt jedoch der gesetzlichen Pflicht, mit weiteren medizinischen Maßnahmen einzugreifen. Ähnlich hat auch der entscheidungsfähige Patient das Recht, lebenserhaltende Maßnahme abzulehnen. Der Nachweis dieser Bedingungen konstituiert eindeutige und anerkannte Verteidigungsgründe im Falle von straf- und zivilrechtlichen Klagen. Die Entscheidung, dem Leben des Patienten durch ein tödliches Mittel ein Ende zu setzen, ist weder im Falle des unmittelbar und irreversibel bevorstehenden Todes noch durch die Feststellung der Aussichtslosigkeit der medizinischen Maßnahme im Rahmen der klinischen Entscheidungsfindung zu rechtfertigen. Eine solche Entscheidung mögen Personen treffen, die nicht den medizinischen Berufen angehören, und das tödliche Mittel kann dann ein Schuss sein, ein elektrischer Schlag oder Gift. Die „barmherzige" Absicht des Täters ist kein rechtlich anerkannter Verteidigungsgrund. Zurzeit gilt auch das Verlangen des Opfers nicht als Verteidigungsgrund, selbst wenn dessen Entscheidungsfähigkeit und dessen freiverantwortlicher Entschluss nachgewiesen sind. Jeder, der einen Menschen tötet, auch wenn dies unter den oben genannten Bedingungen geschieht, kann strafrechtlich zur Verantwortung gezogen werden. Arzt und Laie sind gleichermaßen dem Gesetz gegenüber verantwortlich.

3.4 Suizid

Suizid heißt, sich selbst das Leben zu nehmen. Es kann mit Sicherheit davon ausgegangen werden, dass ein versuchter Selbstmord oder das Verlangen nach Hilfe zur Selbsttötung zum Teil aus der Überzeugung entsteht, eine selbst minimale Lebensqualität sei nicht mehr gegeben. Unter ethischen Gesichtspunkten betrachtet, hätte diese Fragestellung auch in Kapitel 2 erörtert werden können. Doch dieses Problem stellt sich dem Arzt häufig in der terminalen Phase einer Krankheit, am Lebensende des Patienten und in einem Moment, in dem die Lebensqualität extrem vermindert ist, oder aber in der Notaufnahme, wenn Patientenpräferenzen nur noch indirekt ermittelbar sind. Deshalb haben wir es vorgezogen, diese Problemstellung an dieser Stelle zu behandeln.

3.4.1 Medizinische Behandlung bei Suizidverdacht

Gerade in der Notaufnahme treten Fälle mit dem Verdacht auf Selbstmordversuch besonders häufig auf. Selbst wenn sich diese Annahme aufgrund der Krankengeschichte oder der Indikationen im Aufnahmeformular bestätigen sollte, ist es gängige Praxis, alle zur Wiederbelebung notwendigen medizinischen Maßnahmen zu ergreifen, wenn nach medizinischen Kriterien eine realistische Aussicht auf Lebensrettung besteht.

Fallbeispiel: Die 24 Jahre alte Patientin D.W. wird mit tief aufgeschnittenen Pulsadern und Medikamentenvergiftung in die Notaufnahme eingeliefert. Sie ist bewusstlos. Schon vor diesem Vorfall war sie mehrere Male aus demselben Grund in die Notaufnahme gebracht worden, und es ist bekannt, dass sie unter Depressionen leidet. Bei ihrer letzten Einlieferung hatte sie schreiend verlangt, die Ärzte sollten sie endlich sterben lassen.

Empfehlung: Die Patientin D.W. sollte behandelt werden. Die in der Notaufnahme gängige Praxis, die Tatsache eines Selbstmordversuchs nicht in die medizinischen Indikationen einzubeziehen, ist in ethischer Hinsicht angemessen, auch wenn damit die Patientenautonomie nicht respektiert wird. Folgende Überlegungen sind diesbezüglich von Bedeutung:

- In der Selbstmordprävention wird von der begründeten These ausgegangen, dass ein Selbstmordversuch sehr oft eher ein „Hilfeschrei“ ist als die unwiederbringliche Entscheidung, seinem Leben ein Ende zu setzen. Die Tatsache, dass Menschen nach einem Selbstmordversuch in die Notaufnahme eingeliefert werden, lässt häufig darauf schließen, dass die Motivation nicht eindeutig war. Viele Selbstmordversuche sind eher halbherzig. Manchmal ist ein Selbstmordversuch kein Akt menschlicher Selbstbestimmung, sondern Ergebnis einer aufgrund einer psychischen oder körperlichen Erkrankung oder aufgrund eines emotional nicht lösbar erscheinenden Konflikts eingeschränkten Lebensfähigkeit.
- Selbstmordversuche werden häufig unternommen, wenn die betroffene Person unter psycho-pathologischen Erkrankungen leidet, die entweder behandelbar oder deren soziale Ursachen nur vorübergehend sind. Ärzte sind ethisch verpflichtet, die Selbstmordtendenzen oder -absichten der Patienten, die in ihre Praxis kommen, zu erkennen und persönlich deren Behandlung zu übernehmen oder sie zu einem Facharzt zu überweisen.

3.4.2 Suizid und Behandlungsverzicht

In bestimmten Situationen stellen sich Ärzte die Frage, ob der Verzicht des Patienten auf eine medizinische Maßnahme als Selbstmord gewertet werden kann. Wenn das so wäre, würde sich der Arzt vielleicht gezwungen fühlen, diesen Suizid zu verhindern oder keine Mithilfe zu leisten. Es bestehen signifikante Unterschiede zwischen Suizid und dem Verzicht auf medizinische Behandlung. Im Folgenden werden diese Unterschiede anhand von Beispielen erläutert.

- Bei einem Behandlungsverzicht nimmt sich die Person nicht aktiv das Leben, sondern sie erlaubt anderen nicht, ihr Leben zu erhalten. Menschen, die den Gedanken an Selbstmord verdammen, könnten sagen: „Ich will mich nicht selber umbringen. Ich will nur, dass man mich sterben lässt."
- Bei einem Behandlungsverzicht wird der Tod durch das Fortschreiten einer tödlichen Krankheit herbeigeführt, die medizinisch nicht mehr behandelt wird. Bei einem Selbstmord ist die direkte Ursache des Todes eine eigenhändig begangene tödliche Handlung. Durch die Ablehnung der lebenserhaltenden Behandlung setzt der Patient die Todesursache nicht in Gang. Die Ablehnung des Patienten ermächtigt den Arzt, weitere Therapiemaßnahmen zu unterlassen. Die tödliche Krankheit selbst ist die Todesursache.
- Auch wenn sowohl der Suizid als auch der Behandlungsverzicht den Tod des Betroffenen zur Folge haben, bestehen in ethischer Hinsicht signifikante Unterschiede in Bezug auf Intention, Umstände, Beweggründe und Wünsche des Betroffenen.
- Die römisch-katholische Kirche, die die Selbsttötung grundsätzlich verdammt, erlaubt ihren Gläubigen jedoch, auch unter Inkaufnahme des Todes auf eine medizinische Behandlung zu verzichten, wenn wenig Hoffnung auf einen Erfolg der Behandlung besteht und wenn diese belastend und mit Schmerzen und Leiden verbunden oder („außergewöhnlich") kostenintensiv ist.
- In der Rechtsprechung und der Gesetzgebung wird heute immer mehr zwischen rechtmäßigem Behandlungsverzicht und Suizid unterschieden. Die meisten Gesetze, die das Recht auf einen natürlichen Tod (Natural Death Acts) regeln, stellen ausdrücklich fest, dass der Tod, insofern er durch eine von diesen Regelungen autorisierte Entscheidung herbeigeführt wurde, nicht als Selbstmord betrachtet werden kann und damit keinen Grund darstellt, die Auszahlung einer Lebensversicherung zu verweigern.

3.4.3 Der rechtliche Status des Suizids

Im angloamerikanischen, auf dem common law gegründeten Rechtssystem war Selbstmord in der Vergangenheit eine Straftat, doch alle mit dem Suizid verbundenen rechtlichen Sanktionen (die früher auch die Beschlagnahmung des Vermögens des Selbstmörders beinhalteten) wurden in der ersten Hälfte des 20. Jahrhunderts aufgehoben. Aus diesen Gründen ist Selbstmord nicht mehr rechtswidrig, obwohl viele Gesetze noch die Verhinderung des Suizids vorsehen. Auch sind in den meisten bundesstaatlichen Rechtsprechungen weiterhin Sanktionen gegen Hilfeleistung und Beihilfe zum Selbstmord vorgesehen. Dies findet Anwendung auf alle Personen, die bei dem Tod eines Menschen oder dem medizinisch assistierten Suizid nach geltendem Recht Hilfe und Beihilfe leisten. Nur im US-Bundesstaat Oregon ist seit dem Jahre 2002 die Mithilfe des Arztes beim Tod eines Patienten erlaubt, wird aber auf die Verschreibung einer tödlichen Dosis eines Medikaments begrenzt.

4.0 Kontextgebundene Faktoren

Dieses Kapitel untersucht das vierte Themengebiet, das in der klinischen Ethik für die sachgerechte Beschreibung und Lösung eines Falles wesentlich ist: die sozialen, rechtlichen, wirtschaftlichen und institutionellen Rahmenbedingungen, in die die medizinische Versorgung eingebunden ist. Diese Rahmenbedingungen bilden den Kontext eines jeden in der medizinischen Versorgung auftretenden Falles, sodass wir dieses Themengebiet als kontextgebundene Faktoren bezeichnen. Ärzte und Patienten haben unterschiedliche Verantwortlichkeiten und Pflichten gegenüber ihrem weiteren Umfeld. Sie haben Familien, leben in sozialen und politischen Gemeinschaften und sind bei Institutionen der Gesundheitsversorgung angestellt oder haben Dienstleistungsverträge mit ihnen abgeschlossen.

Die Arzt-Patient-Beziehung ist heute in einen institutionellen und wirtschaftlichen Rahmen eingebunden, der komplexer ist als je zuvor. Nur gelegentlich existiert die traditionelle privatwirtschaftliche Beziehung, in der der Patient einen niedergelassenen Arzt wählt, diesen konsultiert und die Gebühr für Versorgungsleistungen auf eigene Kosten begleicht. Heute ist die medizinische Versorgung in ein Geflecht vielfältiger Beziehungen eingebunden. Der Arzt steht nicht nur in einer Beziehung zu seinen Patienten und deren Familien, sondern auch zu anderen Ärzten, Krankenschwestern und Krankenpflegern, zu untereinander verbundenen Leistungserbringern, Verwaltungsabteilungen der Gesundheitsversorgung, Kostenträgern, berufsständischen Organisationen, zentralen US-Behörden sowie Behörden der Bundesstaaten. Auf ähnliche Weise stehen Patienten in Beziehungen zu der eigenen Familie und Freunden, Angehörigen anderer Gesundheits- und Heilberufe, Institutionen der Gesundheitsversorgung und diversen Kostenträgern. Die Arzt-Patient-Beziehung unterliegt darüber hinaus dem wechselnden Einfluss gesellschaftlicher und berufsständischer Normen und gesetzlicher Vorgaben, ist aber auch durch gesundheitspolitische Richtlinien des Gesetzgebers und der Institutionen sowie durch die Ausrichtung der Forschung und der Lehre, aber auch durch wirtschaftliche Überlegungen, religiöse Wertvorstellungen und andere Faktoren bestimmt. Welchen Stellenwert hat diese vielfache Verantwortung des Arztes für die Beziehung zwischen Arzt und Patient?

Weitere Faktoren können komplizierend hinzu kommen, beispielsweise Veränderungen in der Organisation und Finanzierung des Gesundheitswesens, Gesetze über den Zugang zur medizinischen Versorgung sowie durch die computergestützte elektronische

Erhebung, Speicherung und Verwaltung medizinischer Daten entstehende Probleme. Kontextgebundene Faktoren wie Kosten und die Umstrukturierung des Gesundheitswesens haben zu Interessenkonflikten bei den Ärzten geführt, die zusätzlich zu der medizinischen Versorgung ihrer Patienten zunehmend für die Ressourcennutzung und die Kosten des Gesundheitswesens verantwortlich gemacht werden. Diese gesellschaftliche Bürde wird häufig von bestimmten Patienten getragen und wird von denselben als Benachteiligung wahrgenommen.

Diese Rahmenbedingungen der medizinischen Versorgung beeinflussen auch die Art und Weise, in der ethische Probleme identifiziert, analysiert und gelöst werden. Es besteht eine Wechselbeziehung zwischen dem Versorgungskontext und dem klinischen Fall; die kontextgebundenen Faktoren bestimmen die Grenzen und Bedingungen, unter denen Entscheidungen gefällt werden, und diese Rahmenbedingungen werden wiederum von Entscheidungen beeinflusst, die von dem Patienten selbst oder für den Patienten getroffen werden. Im vorliegenden Kapitel wird die ethische Relevanz dieser Aspekte erörtert, indem folgende Punkte beleuchtet werden:

- die Rolle der neben dem Patienten betroffenen Parteien, z.B. der Angehörigen
- Vertraulichkeit und ärztliche Schweigepflicht
- wirtschaftliche Aspekte der Gesundheitsversorgung
- Allokation knapper Gesundheitsressourcen
- die Rolle der Religion
- rechtliche Aspekte
- klinische Forschung
- klinische Lehre
- Arbeitsmedizin
- öffentliche Gesundheit.

Den Abschluss bildet eine Diskussion zu den Themen Ethikkomitees und klinische Ethikberatung.

In diesem Kapitel werden kontextgebundene Faktoren lediglich unter Bezugnahme auf klinische Fälle erörtert, obwohl sie auch in Bezug auf sozialpolitische, wirtschaftspolitische und gesundheitspolitische Überlegungen diskutiert werden könnten. Diese Themen sind für eine moderne Ethik der Medizin und der Gesundheitsversorgung von besonderer Bedeutung. Das wichtigste ethische Prinzip in dieser Diskussion ist der Grundsatz der **Gerechtigkeit**. Gerechtigkeit bedeutet hier die faire Verteilung von Belastungen und Nutzen auf die Mitglieder und Nutzer sozialer Institutionen. Gerechtigkeit beinhaltet auch, wie die Rechte der verschiedenen Nutzer innerhalb dieser sozialen Einrichtungen gewahrt werden. So entstehen viele der besonderen klinischen Probleme, mit denen Patienten und Ärzte konfrontiert sind, durch Ungerechtigkeiten innerhalb der Institutionen des Gesundheitswesens und der Gesellschaft. Die Reform der Sozial- und Gesundheitspolitik nach den Grundsätzen der Gerechtigkeit ist ein ethischer Imperativ.

An dieser Stelle beschränken wir uns auf den klinischen Bereich, in dem Leistungserbringer dem individuellen Patienten eine angemessene Versorgung zu bieten versuchen. Interessierten, die mehr über die Ethik der Gesundheitspolitik erfahren wollen, empfehlen wir eine vertiefende Lektüre der nachstehend aufgeführten Literatur.

Morreim H, Balancing Act: The New Medical Ethics of Medicine's New Economics. Boston: Kluwer Academic Publishers; 1991.
Daniels N, Just Medicine. New York: Cambridge University Press; 1985.

4.0.1 Loyalität und vielfältige Verantwortung von Ärzten

Die Ethik der Medizin hat den Arzt traditionell angeleitet, sich primär oder ausschließlich der Interessen und Bedürfnisse des Patienten anzunehmen. Es ist eindeutig unethisch, einem Patienten etwas zu verabreichen, das ihm keinen Nutzen bringt, sondern ihm vielleicht sogar Schaden zufügt, um damit sich selbst oder einer anderen Partei zu nutzen. Eindeutig unethisch handelt ein Arzt, der unter dem Vorwand der medizinischen Behandlung des Patienten nicht indizierte Diagnostik- oder Therapieverfahren einsetzt, in der Absicht, lediglich den Gebührensatz eines Kostenträgers abzurechnen, z.B. des US-Beihilfeprogramms „Medicaid" zur Unterstützung Hilfsbedürftiger. Zugleich ist seit jeher anerkannt, dass Ärzte in gewissem Maße auch Pflichten haben und Verantwortung tragen, die über die reine medizinische Versorgung ihrer Patienten hinausgehen. Die vormals rein private Arzt-Patient-Beziehung ist immer stärker eingebettet in die organisatorischen Strukturen verschiedener Versicherungs- und Kostenträger, die Ärzte anstellen oder unter Vertrag nehmen und Patienten als Leistungsberechtigte aufnehmen und versichern. Durch diese Strukturveränderungen haben die ärztlichen Pflichten in jüngster Zeit eine neue Dimension erhalten. Die häufig von den Ärzten gegenüber den jeweilig zuständigen Kosten- und Versicherungsträgern eingegangenen vertraglichen Verpflichtungen beeinflussen die Versorgung der Patienten oftmals direkt.

Ethische Probleme im Zusammenhang mit den vielfältigen Verantwortlichkeiten und Pflichten entstehen dann, wenn nicht eindeutig zu bestimmen ist, welche dieser Pflichten im jeweiligen Fall Priorität besitzen, oder wenn sich zeigt, dass eine gegenüber dem Patienten bestehende Pflicht direkt in Konflikt mit Pflichten gegenüber Dritten gerät. In diesen Fällen ist es angebracht, den moralischen Grundsatz der **Loyalität** heranzuziehen. Loyalität ist die Verpflichtung, sich nachhaltig für die Interessen und das Wohlergehen von Menschen oder für den Erfolg einer angestrebten Zielsetzung einzusetzen. Dies setzt ein dementsprechendes Engagement voraus, und mitunter müssen sogar die eigenen Interessen diesem Ziel untergeordnet werden. Alle Personen haben verschiedene Loyalitätspflichten – gegenüber der Familie, Freunden, einem religiösen Glauben, einer Gemeinschaft, einer Nation – oder sie handeln im Interesse eines angestrebten Ziels. Gewöhnlich sind diese Pflichten untereinander vereinbar und stehen nicht in Konflikt miteinander. Sollten jedoch Konflikte auftreten, dann kann die betroffene Person aufgrund der Tatsache, dass sie sich entgegengesetzten Zielen verpflichtet fühlt, in einen Interessenkonflikt geraten; dann gilt es, eine Entscheidung zu treffen. Die Tradition der medizinischen Ethik, die Erwartung der Öffentlichkeit und das „Common Law" weisen der Loyalitätspflicht des Arztes gegenüber seinen Patienten eine hohe Priorität zu. Die Bedingungen, die diese Loyalitätspflicht begrenzen, werden in den nachfolgenden Kapiteln erörtert. Schlussendlich können die Grundsätze der Gerechtigkeit und der fairen Verteilung von Belastungen und Nutzen innerhalb einer sozialen Ordnung die Loyalität des Arztes gegenüber seinen Patienten einschränken. Wenn politische Richtlinien für die Verteilung bestimmter Güter nach dem Grundsatz der Fairness und Gerechtigkeit entwickelt werden, beispielsweise transplantierbare Organe oder Medikamente im Fall von Epidemien, sind Ärzte verpflichtet, sich an diese Regeln zu halten, selbst wenn dies den Interessen einzelner Patienten schaden sollte.

Beauchamp TL, Childress JF. Patient-physician relationships. In: *Principles of Biomedical Ethics. 5th ed.* New York: Oxford University Press; 2001:283–287.

Beauchamp TL, Childress JF. Justice. In: *Principles of Biomedical Ethics. 5th ed.* New York: Oxford University Press; 2001:225–272.

4.0.2 Loyalität und Wahrung der Patienteninteressen

Ärzte sind verpflichtet, sich für den Nutzen und die Interessen ihrer Patienten einzusetzen; dies heißt, dass sie die Präferenzen und die Privatsphäre ihrer Patienten respektieren, ihre gesundheitlichen Bedürfnisse erfüllen und ihren Informationsbedarf decken müssen. Dieses Bestreben ist ein Ausdruck von Loyalität und setzt voraus, dass Ärzte für die Interessen ihrer Patienten eintreten und den Zugang zu einer angemessenen medizinischen Versorgung oder die Wahrung vertraulicher Informationen gegenüber den Interessen anderer Parteien garantieren. Dieser spezifische Teil der ärztlichen Loyalität ist für den Arzt eine bindende Verpflichtung, sie ist jedoch nicht uneingeschränkt gültig. Dieser Punkt wird im Zusammenhang mit den folgenden kontextgebundenen Faktoren behandelt.

4.0.3 Treuhänderpflicht

Oft heißt es, dass Ärzte von Gesetz wegen eine **Treuhänderpflicht** gegenüber ihren Patienten haben. Ein Treuhänder schuldet denjenigen, die seine Dienste in Anspruch nehmen, ungeteilte Loyalität und muss zu ihrem Nutzen tätig sein. Treuhänder besitzen Fachwissen und sind an hohe Standards in Sachen Ehrlichkeit und Aufrichtigkeit, Vertraulichkeit und Loyalität gebunden. Vor allem müssen Treuhänder finanzielle Interessenkonflikte vermeiden, die den Interessen ihrer Kunden und Klienten schaden könnten. Ärzte, Rechtsanwälte, Buchhalter, Ingenieure und Architekten gelten in typischer Weise als Treuhänder. Ihre Klienten haben das Recht, entsprechende Leistungen zu verlangen und sie zu verklagen, sollten diese den Erwartungen nicht entsprechen oder sie enttäuschen.

Obwohl viel über die ärztliche Treuhänderschaft geredet wird, ist das Konzept in der Praxis unklar. Gerichte und die Gesetzgebung interpretieren und definieren die treuhändlerische Metapher in Abstimmung mit den Nuancen besonderer Fälle und mit Idealtypen sozialer Pflichten und Verantwortlichkeiten. Das Gesetz wendet dieses Konzept in der Medizin vor allem auf die Bereiche der Verwahrlosung, der Vertraulichkeit, das Prinzip der informierten Einwilligung (IC) und die Offenlegung finanzieller Interessen an. Zwar sind einige wirtschaftliche Konflikte verboten, aber es existieren zahlreiche Ausnahmen. Weder die gesetzlichen Regelungen zu medizinischen Behandlungsfehlern noch die Zulassungsverordnungen berufen sich auf treuhändlerische Standards. Zahlreiche neue vertragliche und organisatorische Vereinbarungen in der Gesundheitsversorgung belasten ein Konzept, das eine beschränkte Anwendbarkeit besitzt. Die Bezugnahme auf die treuhändlerische Natur allein ist keine Lösung für die ethischen und rechtlichen Probleme, die die vielfältige Verantwortung von Ärzten im Kontext einer veränderten und sich ständig verändernden Gesundheitsversorgung aufwirft.

4.0.4 Interessenkonflikt

Der Begriff „**Interessenkonflikt**" wird oft zur Beschreibung einer Situation verwendet, in der eine Person zu Handlungen veranlasst wird, die ihre berufliche Rolle zwar ermöglicht, die aber nicht mit den anerkannten Pflichten dieser Berufsrolle übereinstimmen. Der Begriff bezieht sich vornehmlich auf Personen, die politische Ämter innehaben und die ihre Amtsgewalt nutzen können, um sich selbst zu bereichern. In jüngster Zeit wurde das Konzept auf andere Berufsfelder einschließlich der Medizin angewandt, wo es signifikante ethische und rechtliche Probleme aufwirft.

Spece RG, Shimm DS, Buchanan AE. *Conflicts of Interest in Clinical Practice and Research.* New York: Oxford University Press; 1996.

Symposium on conflict of interest in health care. *Am J Law Med.* 1995;21 (2,3).

Fallbeispiel I: Eine Gruppe von Internisten bündelt Ressourcen, um in ein Gerät für die Bilddiagnostik zu investieren. Das Geschäftsvolumen, das dank dieses Geräts erzielt wird, verschafft ihnen Profit. Die Profitaussicht kann ihre klinische Entscheidungsfindung beeinflussen, wenn es um die Indikation von Bilddiagnostik für ihre Patienten geht.

Fallbeispiel II: Ein Pharmaunternehmen wirbt eine gewisse Anzahl von niedergelassenen Kardiologen an, um klinische Studien zu den antihypertensiven Wirkungen eines neuen Calciumkanal-Blockers durchzuführen. Das Unternehmen vergütet den Ärzten einen Bonus für jeden Patienten, der die Studie zu Ende führt. Das Verwendungsprüfungsteam des Krankenhauses stellt einen substanziellen Rückgang in der Verwendung sämtlicher im Arzneibuch aufgelisteter Calciumkanal-Blocker anderer Hersteller fest.

Fallbeispiel III: Eine Managed-Care-Organisation (MCO) wirbt Ärzte durch ein großzügiges Incentive-Programm an. Ärzte, die bei der medizinischen Behandlung der Patienten, für die eine Behandlungspauschale (capitated payment) vereinbart wurde, auf kostenintensive medizinische Interventionen einschließlich stationärer Krankenhausbehandlung verzichten, erhalten einen Bonus von bis zu 30% ihrer Grundvergütung.

Kommentar: Ein weit verbreiteter Interessenkonflikt, in dem sich Ärzte befinden können, betrifft den Einsatz von Incentive-Programmen durch MCOs. Diese Programme sehen oftmals eine finanzielle Prämie für diejenigen Ärzte vor, die die Behandlungskosten niedrig halten (s. Fallbeispiel III). Wirtschaftliche Anreize dieser Größenordnung mögen zwar verlockend sein, können aber durchaus als Aufforderung zu unethischem Verhalten interpretiert werden oder zumindest den Verdacht einer Unrechtmäßigkeit erwecken. Der US-amerikanische ärztliche Berufsverband (American Medical Association, AMA) vertritt den Standpunkt, dass Ärzte „für die Offenlegung aller finanziellen Anreize sorgen müssen, die dazu auffordern, die diagnostischen und therapeutischen Alternativen ihrer Patienten zu begrenzen, oder die dazu tendieren, den Zugang zur medizinischen Versorgung von Patienten insgesamt einzuschränken." Nach dem Verständnis der AMA sind Ärzte nicht verpflichtet, dem Patienten solche Absprachen persönlich mitzuteilen, sie haben lediglich die Pflicht zu prüfen, ob die jeweilige MCO selbst diese Maßnahme offen gelegt hat. Der gegenwärtige Trend in der Gesetzgebung unterstützt diese Sichtweise, wonach die MCOs und nicht die Ärzte verpflichtet sind, mögliche durch Incentive-Programme entstehende Interessenkonflikte offen zu legen.

Ein Interessenkonflikt ist nicht an sich unethisch, bedeutet jedoch, dass eine Person über die Möglichkeit und die Motivation verfügt, durch eine Verletzung der eigenen Pflichten persönlichen Gewinn zu erzielen. Ein Gesetz könnte verbieten, dass Ärzte Eigentümer von privaten Facharztzentren sind. Auch könnte dem Entstehen solcher Konflikte vorgebeugt werden. Die aus der AMA-Erklärung deutlich werdenden ethischen Bedenken gegenüber der Tatsache, dass Ärzte Eigentümer von privaten Facharztzentren sind, lassen vermuten, dass eine derartige Situation suspekt ist und einer starken und fallspezifischen Rechtfertigung bedarf, es sei denn, dies stellt die einzige Möglichkeit dar, einen vorhandenen sozialen Bedarf zu decken. Aufgrund der weiten Verbreitung von Interessenkonflikten in der Medizin und verstärkter öffentlicher Bedenken gegenüber deren Auswirkungen scheint es angebracht, solche Fälle einer ernsthaften ethischen und rechtlichen Überprüfung zu unterziehen und umfassend offen zu legen.

AMA Council on Ethical and Judicial Affairs. *Conflicts of Interest: Physicians ownership of medical facilities*. JAMA 1992; 267:2366–2369. Current Opinions, 8.032.

4.1 Die Rolle der betroffenen Parteien

Ärzte haben die moralische und rechtliche Pflicht, in besonderem Maße für den Schutz der Interessen ihrer Patienten Sorge zu tragen. Patienten haben ein Interesse an der fachlichen Kompetenz und Aufrichtigkeit ihres Arztes sowie an der angemessenen Befriedigung ihrer gesundheitlichen Bedürfnisse. Damit sind die primär Betroffenen in einer klinischen Beziehung der Patient und der Arzt. Allerdings können viele andere Parteien ebenfalls ein gewisses Interesse an dieser Beziehung und ihrem Ergebnis haben. Traditionsgemäß besitzen Familien ein solches Interesse, und Ärzte haben die Legitimität dieses Interesses anerkannt. Das Recht der Familienmitglieder, sich an Entscheidungen über die medizinische Versorgung ihrer Angehörigen zu beteiligen, wird in Kapitel 2.7 erläutert. In der modernen Gesundheitsversorgung machen viele andere Parteien Interessen an der medizinischen Versorgung von Patienten geltend, z.B. Krankenhausverwaltungen, Entscheidungsträger des Managed-Care-Systems, Gesundheitsbehörden, Kostenträger, Arbeitgeber, Prozessparteien oder Rechtsanwälte. Sie können nach Informationen suchen, ihrer Aufsichtspflicht nachkommen, Pflegeleitbilder und -richtlinien festlegen, die die Entscheidungen über die medizinische Behandlung beeinflussen oder sogar versuchen, eine solche zu erzwingen. Die Rechtfertigung der Legitimität dieser verschiedenen Ansprüche ist eine ethische Fragestellung.

4.1.1 Pflicht des Arztes sich selbst und seiner Familie gegenüber

Ein Arzt hat wie jeder Mensch bestimmte moralische Pflichten gegenüber sich selbst und seinen nächsten Angehörigen, in erster Linie gegenüber dem Ehepartner und den Kindern. Zu seinen Pflichten sich selbst gegenüber gehören das Festhalten an Werten, die Aufrechterhaltung der eigenen Fachkompetenz und die Bewahrung der eigenen Gesundheit. Der eigenen Familie gegenüber besteht die besonders strenge Verpflichtung, ihr Wohlergehen zu fördern und sie vor Schaden zu schützen. Es kann Situationen geben, in denen Ärzte Pflichten gegenüber Patienten wahrnehmen müssen, die für sie selbst und indirekt auch für ihre Familien Risiken mit sich bringen.

Fallbeispiel: Dr. O.S., ein 36-jähriger niedergelassener orthopädischer Chirurg, weist sein Praxisteam an, angehende Patienten routinemäßig daraufhin zu untersuchen, ob sie zu einer HIV-Hochrisikogruppe gehören. Im Falle eines positiven Ergebnisses sind seine Mitarbeiter gehalten, die betroffenen Personen zu informieren, dass Dr. S. derzeit keine neuen Patienten mehr aufnehmen könne. Der Arzt unterzieht außerdem alle seine Patienten ohne deren Wissen einem HIV-Test. Er verteidigt diese Maßnahmen, indem er erklärt, er selbst, seine Ehefrau und die für die Zukunft geplanten Kinder hätten ein Recht auf Schutz vor einer HIV-Infektion.

Kommentar: Die bestehende Pflicht, die eigene Gesundheit und die der Familie zu schützen, beinhaltet auch das daraus folgende legitime Recht, dementsprechende Maßnahmen zu ergreifen. Dennoch müssen die Natur, die Wahrscheinlichkeit und das Ausmaß der Risiken, alternative Strategien, eine mögliche Missachtung der Rechte Dritter sowie die sozialen Konsequenzen der verschiedenen Maßnahmen in die Entscheidungsfindung einbezogen werden. Dabei sollte Folgendes beachtet werden:

- Für Angehörige der Heil- und Gesundheitsberufe ist die Gefahr einer Infektion durch Kontakt mit dem Patienten im Allgemeinen gering, aber dennoch nicht zu vernachlässigen. Die Risiken für orthopädische Chirurgen sind etwas höher als für andere Chirurgen und eindeutig höher als für Ärzte, die nicht regelmäßig mit Körperflüssigkeiten in Kontakt kommen. Das Infektionsrisiko ist davon abhängig, wie oft und in welchem Ausmaß der Betroffene perkutan mit Blut in Kontakt kommt. Hohlnadeln stellen das größte Risiko dar, demnach sind Krankenschwestern und Krankenpfleger, Blut abnehmendes Fachpersonal, Aufnahme- und Assistenzärzte sowie Medizinstudenten die Berufsgruppen mit dem höchsten Risiko. Nach einer Stichverletzung mit einer Hohlnadel scheint das Risiko einer HIV-Infektion mit insgesamt 0,3% gering zu sein. Wie in einer Studie nachgewiesen wurde, kann die postexpositionelle Prophylaxe mit Azidothymidine die Infektionsrate wirksam um 79% senken.

CDC case-control study of HIV seroconversion in health care workers after percutaneous exposure to HIV-infected blood. MMWR 1995;44:929–933.

- Es wurden verschiedene Schutzmaßnahmen entwickelt, die bei sachgerechter Anwendung das Infektionsrisiko wirksam zu verringern scheinen.
- In der Tradition der Medizin werden gerade diejenigen besonders verehrt, die bei der Versorgung von Patienten Risiken für sich selbst auf sich nehmen. Das Ansehen des medizinischen Berufsstandes bleibt dieser Tradition zum Teil verhaftet, und die Öffentlichkeit erwartet von Ärzten, dass sie in einem vernünftigen Rahmen dementsprechend handeln.
- Die Duldung der Praxis, HIV-positive Patienten auszuschließen, würde vielen hochgradig versorgungsbedürftigen und vielen fälschlicherweise als infiziert angesehenen Menschen medizinische Versorgung vorenthalten.

- Sämtliche große medizinische Organisationen bezeichnen es als ärztliche Pflicht, HIV-infizierte Patienten zu behandeln. Der Ausschuss für ethische und rechtliche Fragen der US-amerikanischen ärztlichen Vereinigung stellt fest: „Es ist nicht mit den Grundsätzen der Ethik vereinbar, wenn ein Arzt die Behandlung eines Patienten verweigert, dessen medizinische Behandlung im Kompetenzbereich des Arztes liegt. [...] Wer [an AIDS] erkrankt oder mit dem HIV-Virus infiziert ist, darf nicht aufgrund von Ängsten oder Vorurteilen diskriminiert werden, erst recht nicht von Angehörigen der Gesundheits- und Heilberufe."

AMA Ethical and Judicial Council Opinion 9.131, Council Report. Ethical issues in the growing AIDS crisis. JAMA 1988;259:1360–1361.

- Der Arzt Dr. S. verwendet Methoden, die unangemessen, ineffizient und unethisch sind, obwohl sein Beweggrund, nämlich sich selbst und seine Familie vor einer Infektion zu schützen, legitim ist. Die routinemäßige Untersuchung auf HIV-Infektion ist von Vorurteilen geprägt und kann tatsächlich infizierte Patienten nicht wirksam ausschließen. Die Durchführung von HIV-Tests ohne Zustimmung ist eindeutig unethisch und wird in der Rechtsprechung häufig als rechtswidrig definiert. Es ist jedoch angemessen, Patienten mit möglichen Risiken zu überzeugen, sich aus freiem Willen entsprechenden Tests zu unterziehen. Darüber hinaus sollte sich der Arzt über die am besten geeigneten Methoden des Infektionsschutzes beraten lassen.

4.1.2 Familie, Angehörige und Freunde des Patienten

Patienten sind in einen sozialen Kontext mit anderen Menschen eingebunden, mit denen sie in unterschiedlichen Beziehungen stehen und interagieren. Diese Menschen haben häufig ein Interesse an den medizinischen Problemen des Patienten und sind manchmal maßgeblich an Entscheidungen über medizinische Versorgungsleistungen beteiligt. Im Fachgebiet der Familienmedizin heißt es: „Die Familie ist der Patient". Damit wird ein wichtiger Grundsatz der medizinischen Versorgung anerkannt, und zwar die Tatsache, dass die persönlichen und sozialen Beziehungen, in die der Patient eingebunden ist, sowohl die Ursache einer Erkrankung als auch einen den Heilungsprozess unterstützenden Faktor darstellen können. Ein guter Arzt informiert sich über diese persönlichen Beziehungen und bezieht sie ebenso in seine Arbeit ein wie die individuelle Krankheitssituation des Patienten selbst. Die Rolle von Angehörigen als stellvertretende Entscheidungsträger wurde in Kapitel 2.7 erörtert. Angehörige können auch andere Rollen übernehmen, indem sie die Behandlung emotional und praktisch unterstützen, Informationen liefern, die Wertvorstellungen des Patienten vermitteln oder die Behandlungskosten tragen. Mitunter stellen sie aber auch den Behandlungsverlauf in Frage oder versuchen, im eigenen Interesse zu handeln statt im Interesse des Patienten.

Die moralische Zusammenarbeit mit diesen anderen Personen sollte gesucht und ermutigt werden, doch sollten deren moralischen Verantwortlichkeiten und Ansprüche geklärt werden. Oft ist die Rolle der Familie in verschiedenen Kulturen unterschiedlich definiert, und aus diesem Grunde treten in solchen Fällen ethische Probleme auf.

Fallbeispiel: Eine japanisch-amerikanische Familie bringt die Großmutter der Ehefrau zum Hausarzt. Sie ist 72 Jahre alt, lebt seit zehn Jahren in den USA und spricht kein Englisch. Sie leidet seit mehreren Monaten an allgemeiner Schwäche, Gewichtsverlust, Übelkeit und Fieber. Ihr Enkel, ein Informatik-Ingenieur, erklärt dem Arzt: „Sollte es Krebs sein, möchten wir nicht, dass sie es erfährt. Es ist bei uns Sitte, mit älteren Menschen auf diese Weise umzugehen. Aber wir wollen, dass alles getan wird, damit sie gesund wird." Die Untersuchungen ergeben eine akute lymphatische Leukämie mit Nierenversagen. In dieser gesundheitlichen Verfassung besteht eine Chance von 5%, dass die Patientin auf eine aggressive und langwierige Chemotherapie anspricht.

Empfehlung: In Kapitel 2 haben wir uns gegen ein bevormundendes, paternalistisches Verhalten von Ärzten ausgesprochen und empfohlen, von persönlicher und gesellschaftlicher Kultur und Mentalität geprägte Werte so weit wie möglich zu respektieren. In diesem Fall empfehlen wir, die Patientin mit Hilfe eines zuverlässigen Dolmetschers zu informieren, dass sie schwerkrank ist und dass Entscheidungen über ihre medizinische Behandlung getroffen werden müssen. Anschließend sollte sie gefragt werden, ob sie diese Entscheidungen selbst treffen möchte oder ob das jemand für sie übernehmen solle. In diesem Fall wäre es ein angemessener Kompromiss, die Entscheidung an autorisierte Stellvertreter zu delegieren, anstatt angebliche kulturelle Sitten unhinterfragt zu akzeptieren.

4.1.2 P Die Rolle der Familie von Patienten im Kindesalter

In der Pädiatrie ist die Familie des kleinen Patienten von zentraler Bedeutung. Die Autorität der Eltern als Entscheidungsträger bei der medizinischen Behandlung eines kranken Kindes wird in Kapitel 2.7 P erörtert. Die Eltern sind in erster Linie dem Wohl und dem Nutzen des Kindes verpflichtet, doch sind sie häufig auch die Eltern anderer Kinder und tragen deshalb auch Verantwortung gegenüber den gesunden Kindern. Eine Entscheidung über die einzuleitende Behandlung kann schwerwiegende Folgen für die Geschwister und für die soziale und finanzielle Stabilität der ganzen Familie haben. Sehr häufig konzentrieren Eltern nahezu ihre gesamte Aufmerksamkeit auf ihr erkranktes Kind, doch fragen sie sich dabei manchmal selbst, ob dieses Verhalten nicht ungerecht gegenüber ihren anderen Kindern und gegenüber sich selbst ist.

Fallbeispiel: In Kapitel 3.0.1 P stellten wir den Fall von Monica vor, dem neugeborenen Mädchen mit angeborener Myelodysplasie. Monica hat drei Geschwister im Alter von 12, 8 und 4 Jahren. Die 8-jährige Tochter leidet ebenfalls an einem weniger gravierenden Defekt des Rückenmarkkanals und an einem Hydrozephalus mit eingesetztem Shunt und ist in ihrer Entwicklung leicht retardiert. Die Familie verdient ihren bescheidenen Lebensunterhalt mit einer kleinen, wenig Gewinn bringenden Landwirtschaft und lebt recht weit entfernt vom Schulort und von medizinischen Versorgungseinrichtungen. Die Eltern haben viel Zuwendung und Zeit in die Behandlung und Ausbildung der 8-Jährigen investiert und befürchten, dass die anderen beiden Kinder darunter leiden könnten. Jetzt sind sie mit der Perspektive eines zweiten behinderten Kindes konfrontiert.

Kommentar: In Monicas Fall (vgl. Kap. 3.0.1 P) hatten wir einen Verzicht auf medizinische Eingriffe in Übereinstimmung mit den Wünschen der Eltern für ethisch vertretbar angesehen. Diese Empfehlung beruhte jedoch auf der zu erwartenden Lebensqualität, da die kleine Patientin große Schmerzen und Leiden zu erwarten hatte, das Wohlergehen der Familie und der älteren Kinder war nicht der eigentliche Rechtfertigungsgrund. Dennoch sind diese Rahmenbedingungen ein zusätzlich einzubeziehender Faktor, der, obwohl nicht allein ausschlaggebend, die Entscheidung ethisch zusätzlich rechtfertigt. Dennoch sind wir der Überzeugung, dass jede Entscheidung, die es einem Kind erlaubt zu sterben, auf medizinischen Indikationen und der zu erwartenden Lebensqualität des betroffenen Kindes beruhen sollte.

In Kapitel 2 hatten wir auf das Problem entscheidungsunfähiger Eltern hingewiesen. Ärzte und Pflegepersonal, die kranke Kleinkinder und Kinder behandeln und pflegen, können aufgrund ihrer persönlichen Sichtweise zu der Überzeugung gelangen, dass die Angehörigen weder in der Lage sind, angemessene Entscheidungen über die medizinische Behandlung ihrer Kinder zu treffen noch ausreichend für sie zu sorgen. Der kulturelle oder sozioökonomische Hintergrund der Familie könnte zu einer gewissen Voreingenommenheit gegenüber den Eltern führen, sodass deren Präferenzen nicht ernst genommen werden. In manchen Fällen können die so bewerteten Probleme jedoch eine reale Grundlage haben, z.B. wenn beide Elternteile drogen- oder alkoholabhängig sind oder unter Bedingungen leben, die nicht den gesellschaftlichen Normen entsprechen. In anderen Fällen dagegen kann diese Wahrnehmung nicht der Realität entsprechen. So sind Monicas Eltern Bergbauern, deren Lebensstil und Erscheinungsbild dem Personal des weit entfernt liegenden Krankenhauses fremd erscheinen mag. Dennoch sind sie liebevolle und entscheidungsfähige Eltern, die für ihre Kinder große Opfer bringen. Es bleibt hier nur zu wiederholen: Das äußere Erscheinungsbild kann trügen. Intelligente und fürsorgliche Eltern können zum Schutz des sozialen und wirtschaftlichen Status Entscheidungen treffen, die gegen das beste Interesse des eigenen Kindes gerichtet sind, und werden dennoch und gerade aufgrund ihres äußeren Erscheinungsbildes und Verhaltens von dem medizinischen Personal akzeptiert und toleriert. Kulturell bedingte Sitten und Gebräuche, wie das Auflegen heißer Metallmünzen auf den bloßen Körper eines kranken Kindes bei der Hmong-Kultur, könnten von dem medizinischen Personal als Kindesmissbrauch ausgelegt werden. Wenn Ärzte und Pflegepersonal mit solchen Situationen konfrontiert sind, sollten sie sich zuerst fragen, ob ihr Urteil nicht von persönlicher Voreingenommenheit und Unkenntnis beeinflusst ist. Wenn sich jedoch herausstellt, dass ernstzunehmende Probleme vorliegen und dass das familiäre Umfeld eine Gefahr für das Kind darstellt, sollte pädagogische Überzeugungsarbeit geleistet werden. Falls diese Bemühungen scheitern, sollten rechtliche Schritte unter Hinzuziehung der Kinderschutzbehörden eingeleitet werden.

4.1.3 Indikationen für genetische Tests und Gen-Diagnosen

Die Hauptziele der Medizin betreffen die Diagnose von Erkrankungen und deren Ursachen, an die sich eine angemessene Therapie anschließt. Diese Diagnoseaufgabe setzt gewöhnlich bei der Beobachtung von Krankheitsanzeichen und -symptomen bei einem Patienten an, der den Arzt konsultiert. Die rasche Entwicklung der Molekularmedizin hat allerdings zahlreiche Tests zur Entdeckung pathologischer genetischer Mutationen bereitgestellt. Diesen Tests wird der symptomatische Patient normalerweise nicht zu dem Zweck der Entdeckung einer vorhandenen Erkrankung unterzogen, sie dienen vielmehr zur Prognostizierung der Wahrscheinlichkeit eines zukünftigen Auftretens einer Erkrankung. Selbst ein positiver genetischer Test bedeutet nicht unbedingt, dass die betroffene Person tatsächlich erkranken wird, und es kann für den Fall, dass dies geschieht, keine zuverlässige Prognose über die Schwere und den Verlauf der Erkrankung gestellt werden. Für viele Krankheiten, deren mögliche Erblichkeit bekannt ist, sind gegenwärtig keine Behandlungs- oder Präventionsmaßnahmen verfügbar. Hinzu kommt, dass genetische Tests die Wahrscheinlichkeit einer künftigen Erkrankung nicht nur für den Patienten selbst, sondern auch für dessen Blutsverwandte ermitteln, die Träger des gleichen Erbguts sind. Da genetische Tests stets im familiären Kontext zu betrachten sind, wird dieses Thema hier und nicht in Kapitel 1 behandelt. Wenn eine Genmutation bei einem der Familienmitglieder entdeckt wird, stellt sich die Frage, ob andere Familienmitglieder getestet werden sollten. Eine große Zahl der Tests befindet sich noch in der frühesten Entwicklungsphase, wenngleich schon viele dieser Produkte zu klinischen Zwecken im Handel erhältlich sind. Die Verfügbarkeit dieser Tests wirft für Kliniker zahlreiche Probleme auf. Vor allem Hausärzte, die wenig Detailwissen über Genetik und die Natur der Tests besitzen, können von einem Patienten, der wegen einer Erbkrankheit besorgt ist, gebeten werden, einen genetischen Test zu verordnen.

Fallbeispiel: Bei der Patientin Comfort wird im Alter von 54 Jahren Brustkrebs diagnostiziert. Sie selbst vermutet eine familiäre Prädisposition. Sie weiß, dass ihre Tante und Großmutter an Brustkrebs starben. Sie fragt ihren Hausarzt, ob sie sich auf die Erblichkeit von Brustkrebs (Mutationen in zwei Genen, BRCA 1 und BRCA 2) testen lassen sollte. Sie hat zwei Schwestern, zwei Töchter im Alter von 23 und 15 Jahren und eine zweijährige Enkelin. Sie fragt sich, ob auch ihre Töchter, Enkelin und Schwestern getestet werden sollten.

Kommentar: Hausärzte oder Grundversorger können mit Fällen wie diesem konfrontiert werden. Viele Tests sind auf dem freien Markt erhältlich und können bestellt werden. Diese Tests enthalten stets Materialien, für die eine genetische Beratung empfehlenswert ist, wofür ein Hausarzt aber unter Umständen nicht entsprechend geschult ist. Überlegungen zur Empfehlung genetischer Tests sollten mehrere Punkte enthalten. Falls der Hausarzt diese nicht erläutern kann, sollte ein medizinischer Genetiker oder ein genetischer Berater konsultiert werden:

- die Natur der genetischen Krankheit in Verbindung mit der Mutation (dominant oder rezessiv), Penetrabilität, Variabilität und der epidemiologische und klinische Verlauf der Krankheit
- die Genauigkeit des Tests: Sensibilität, Spezifizität und Prädiktivwert
- Implikationen für die Behandlung oder Prävention einer künftigen Erkrankung
- Implikationen für genetische Blutsverwandte
- vertrauliche Fragen und ärztliche Schweigepflicht, Diskriminierung in Zusammenhang mit Versicherungen, Verfügbarkeit einer Behandlung, Zugang zur Behandlung
- Ermittlung der Präferenzen des aufgeklärten und informierten Patienten, der den Test wünscht, sowie anderer Personen, die von den Testergebnissen betroffen sind.

Empfehlung: Der Test auf eine Keimbahnmutation in BRCA 1 und BRCA 2 ist indiziert, wenn der Familienstammbaum nahe legt, dass der Brustkrebs einem Muster der autosomalen dominanten Vererbung folgt. Die knappe Information der Patientin Comfort stellt keine hinreichende Bestätigung dar. Anhand eines stärker detaillierten Familienstammbaums könnte ein medizinischer Genetiker ein möglicherweise vorhandenes Muster erkennen und würde in diesem Fall einen genetischen Test empfehlen. Sollte der Test ein positives Resultat für Mutationen von BRCA 1 und BRCA 2 ergeben, ist es ratsam, andere genetisch verwandte Frauen ebenfalls zu testen. Wenn symptomfreie Personen ein positives Testergebnis erhalten, ist es außerdem notwendig, darüber aufzuklären, wie hoch die Wahrscheinlichkeit einer tatsächlichen Erkrankung ist. Darüber hinaus sind die Patientinnen mit einem negativen Testergebnis zu informieren, dass sie deshalb nicht völlig risikofrei sind, da diese besondere genetische Mutation lediglich eine der Ursachen für Brustkrebs ist. Die Betroffenen sind über präventive Optionen wie regelmäßige und häufige Brustuntersuchungen, Mammographie und die höchst drastische prophylaktische Mastektonomie in verständlicher Weise aufzuklären. Minderjährige Kinder diesem Test zu unterziehen ist mit besonderen Schwierigkeiten verbunden, da dies ihre Selbstwahrnehmung und die Haltung ihrer Eltern gegenüber ihrer Reife ernsthaft beeinträchtigen kann. Es sollte so lange damit gewartet werden, bis sie die Entscheidung selbst treffen können. Abschließend sollte nicht automatisch davon ausgegangen werden, dass die Schwestern der Patientin Comfort an einem entsprechenden Test interessiert sind, oder daran, die Testergebnisse der Patientin Comfort zu erfahren; dies sollte durch das Einholen entsprechender Informationen geklärt werden. Mit dem Fortschritt der Molekularmedizin werden sich viele komplexe ethische Probleme in Zusammenhang mit der Erhebung und Nutzung genetischer Daten in der täglichen medizinischen Praxis stellen.

4.2 Vertraulichkeit und ärztliche Schweigepflicht

Sensible persönliche Informationen, die ein Patient seinem Arzt mitteilt, können auch für Parteien außerhalb der Arzt-Patient-Beziehung von Interesse sein. Diese Informationen unterliegen traditionell, ethisch und rechtlich der ärztlichen Schweigepflicht. Ärzte sind verpflichtet, die Verbreitung von Informationen, die sie von Patienten erhalten haben, zu unterlassen und müssen durch angemessene Vorsichtsmaßnahmen sicherstellen, dass diese Informationen nicht in unangemessener Weise durch Dritte, denen diese von Berufs wegen bekannt werden können, genutzt und verbreitet werden. Die ärztliche Schweigepflicht besteht schon seit langer Zeit. Der Eid des Hippokrates lautet: „Was auch immer ich bei der Behandlung oder unabhängig von der Behandlung im Leben der Menschen sehe oder höre, werde ich, soweit es niemals nach außen verbreitet werden darf, verschweigen, in der Überzeugung, dass derartige Dinge unaussprechbar sind.“ Die moderne medizinische Ethik gründet diese Pflicht auf dem Prinzip der Achtung der Autonomie des Patienten, auf dem der Loyalität, die der Arzt dem Patienten schuldet, und nimmt Bezug auf die Gefahr, dass ein Bruch der Schweigepflicht den Patienten davon abhalten würde, sinnvolle diagnostische Informationen zu geben, und dass Dritte ermutigt würden, medizinische Informationen zum Nachteil oder Schaden des Patienten zu verwenden.

Der Umgang mit der geschuldeten Vertraulichkeit und der ärztlichen Schweigepflicht kann in der modernen medizinischen Versorgung mitunter recht sorglos ausfallen. Leistungserbringer können öffentlich über Patienten sprechen. Patientenakten sind nicht vollständig gesichert und vielen Personen unkontrolliert zugänglich, auch solchen, die nicht direkt den Gesundheits- und Heilberufen angehören. Die größte Herausforderung in Bezug auf die Vertraulichkeit in der modernen medizinischen Versorgung resultiert aus den technologischen Entwicklungen der Informationstechnologie, dem

Speichern und Abrufen von Informationen sowie dem Datenzugriff. Die elektronische Verwaltung von Patientenakten macht statistische Daten aussagekräftiger und erleichtert Verwaltungsaufgaben. Dadurch, dass gespeicherte medizinische Daten für betroffene Dritte wie Arbeitgeber, Regierungsbehörden, Abrechnungsstellen und Familienmitglieder zugänglich sind, ist der Schutz sensibler Daten, die eigentlich nur dem Patienten und seinem Arzt vorbehalten sind, bedroht. Der zunehmende Einsatz von Screening-Tests für genetische Krankheiten bzw. zur Erkennung entsprechender Prädispositionen produziert Daten, die nicht nur für den Patienten und dessen Ärzte von Interesse sind, sondern auch für Angehörige, Arbeitgeber und Versicherungsträger des Patienten. Der fehlende Konsens darüber, wie der Zugriff auf solche Informationen zu regeln ist, stellt ein Problem dar, das die Einrichtungen der Gesundheitsversorgung und die entsprechenden Entscheidungsträger noch lange beschäftigen wird.

Die Gesetzgebung und Rechtsprechung der einzelnen US-Bundesstaaten in Bezug auf den Schutz der ärztlichen Schweigepflicht und Vertraulichkeit ist nicht einheitlich. Das jüngste US-Bundesgesetz, mit dem der Aufbau eines umfassenden Systems zur Definition der Geltungsbereiche, Ziele und Grenzen der Vertraulichkeit geschaffen werden soll, wird allerdings nicht vor 2003 in Kraft treten (Bundesgesetz über die Portabilität der Krankenversicherung und Verantwortlichkeit von 1996, Health Insurance Portability and Accountability Act, HIPAA). Durch das Inkrafttreten dieses Gesetzes wird eine Grundlage für den Schutz der medizinischen Privatsphäre und der persönlichen medizinischen Daten geschaffen. Es liegt im Ermessen der einzelnen US-Bundesstaaten, durch den Erlass von Regelungen und Verordnungen die Privatsphäre des Patienten strenger und wirkungsvoller zu schützen. Durch Gesundheitsprogramme, interne Leit- und Richtlinien sowie Ausführungsbestimmungen der Krankenhäuser und Kliniken und durch Anweisungen der Gesundheitsministerien sollte versucht werden, die Verwendung von und den Zugang zu persönlich identifizierbaren medizinischen Daten auf ein unbedingt notwendiges Minimum zu beschränken. In den meisten Fällen muss der Patient der Nutzung der ihn betreffenden und geschützten Daten zustimmen. Patienten sind außerdem berechtigt, die eigene Patientenakte einzusehen sowie in manchen Fällen die darin enthaltenen Daten zu korrigieren. Patienten haben ein Recht zu erfahren, welche Institutionen Zugang zu vertraulichen Patienteninformationen erhalten haben. Die Institutionen sind verpflichtet, den wirksamen Datenschutz in ihrem Zuständigkeitsbereich zu gewährleisten, im Fall von Verstößen können sie zivilrechtlich oder strafrechtlich zur Verantwortung gezogen werden.

Wenngleich der Schutz der Privatsphäre ein wichtiges Thema ist, können die entsprechenden Bemühungen in Konflikt mit anderen gesellschaftlichen Erfordernissen treten. Dazu gehören die Möglichkeit zum Informationsaustausch zwischen den verschiedenen Behandlungsteams eines Patienten, das Recht der Eltern auf sensible medizinische Aufklärung über den Gesundheitszustand ihrer Kinder, sowie die Nutzung von Daten zur medizinischen Forschung, im Zusammenhang mit der öffentlichen Gesundheitsfürsorge oder zu Zwecken der Rechnungsprüfung und Kostenerstattung. Die Implementierung eines wirksamen Datenschutzes kann zudem äußerst kostenintensiv sein. Die Ärzte, die zum Schutz der Privatsphäre ihrer Patienten verpflichtet sind, müssen sich mit den geltenden Regelungen und Richtlinien vertraut machen und soweit wie möglich in ihrem Zuständigkeitsbereich alle wirksamen Kontroll- und Schutzmaßnahmen ergreifen. Zudem sollten sie sich für die Erarbeitung entsprechender Richtlinien und Gesetze zur Gewährleistung einer besseren Kontrolle der medizinischen Daten einsetzen.

Beauchamp TL, Childress JF, Professional-patient Relationships. In: *Principles of Biomedical Ethics. 5th ed.* New York: Oxford University Press; 2001:303–312.
Department of Health and Human Services. *Standards for Privacy of Individually Identifiable Health Information: Final Rule.* 45 CFR Parts 160 and 164:2001.

Vertraulichkeit ist eine stark bindende, doch nicht unbegrenzt gültige ethische Verpflichtung. Für jede ethische Frage muss definiert werden, welche anderen Grundsätze und welche Umstände eine Ausnahme von der Regel rechtfertigen. Die ethischen Rechtfertigungen zur Einschränkung der Vertraulichkeit basieren auf dem Grundsatz der Gerechtigkeit und hängen von den kontextgebundenen Faktoren des Falles ab. Im Allgemeinen existieren zwei Rechtfertigungsgründe für solche Ausnahmen: die Sorge um die Sicherheit Dritter und die Sorge um das Gemeinwohl. Beide betreffen die mögliche Gefahr, dass Dritte unzulässigerweise geschädigt werden.

4.2.1 Vertraulichkeit und Schutz Dritter

Vertrauliche Informationen dürfen an geeignete Personen weitergegeben werden, wenn ein Arzt weiß, dass das Vorenthalten von Informationen die betroffene und genau identifizierbare Person ernsthaft gefährden würde.

Fallbeispiel I: Bei einem 61-jährigen Mann wird ein metastasierender Prostatatumor diagnostiziert. Er verweigert eine Hormon- und Chemotherapie. Er untersagt seinem Arzt, seine Frau zu informieren und erklärt, er beabsichtige auch nicht, es ihr selbst zu sagen. Am nächsten Tag ruft die Ehefrau den behandelnden Arzt an, um nachzufragen, wie es um die Gesundheit ihres Mannes stehe.

Fallbeispiel II: Bei einem 32-jährigen Mann wird eine präsymptomatische Chorea Huntington diagnostiziert, eine autosomal dominant erbliche Krankheit (50% Risiko der Übertragung des Gens und der Krankheit an Nachkommen). Er erklärt dem behandelnden Arzt, er wolle nicht, dass seine Ehefrau, mit der er erst seit kurzem verheiratet ist, davon erfährt. Der Arzt weiß, dass die Ehefrau unbedingt Kinder haben möchte.

Fallbeispiel III: Ein 27-jähriger Mann wird als HIV-positiv diagnostiziert. Er sagt seinem Arzt, dass er es nicht ertragen könne, wenn sein Partner davon erfahren würde.
Fallbeispiel IV: Eine Frau wird mit schweren Prellungen der rechten Gesichtshälfte und zwei fehlenden Zähnen in die Notaufnahme eingeliefert. Ihre Nase scheint gebrochen zu sein. Begleitet wird sie von ihrem Ehemann. Er erklärt, sie sei auf dem Teppichläufer ausgerutscht und die Treppe hinuntergestürzt. Sie bestätigt diese Schilderung. Der Dienst habende Arzt in der Notaufnahme vermutet eine Misshandlung durch den Ehemann. Ihm ist das Ehepaar allerdings nicht bekannt, und der Kleidung und dem Verhalten nach scheint es sich bei den beiden um achtbare Bürger zu handeln.

Empfehlung: In Fallbeispiel I sollte der Arzt der Ehefrau die bei ihrem Mann gestellte Diagnose nicht mitteilen. Während die Frau ein moralisches Recht hat, vom Gesundheitszustand ihres Mannes zu erfahren, der sie sicherlich zutiefst betroffen machen wird, ist es jedoch auch die Pflicht ihres Mannes, sie zu informieren. Der Arzt befindet sich in einem ethischen Dilemma, doch kann er eine Offenlegung der Diagnose nicht rechtfertigen, denn seine Verpflichtung, die Präferenz seines Patienten zu respektieren, wiegt schwerer als der mögliche Schaden für dessen Frau, wenn sie über die Diagnose ihres Mannes nicht informiert wird. Der Arzt sollte den Ehemann ermutigen, mit seiner Frau über seinen Gesundheitszustand zu sprechen, sollte ihr aber nicht selbst die Diagnose mitteilen.

In Fallbeispiel II gibt es eine stärkere logische Begründung dafür, der Frau des Patienten die Diagnose mitzuteilen, nämlich die wahrscheinliche Gefahr einer Erkrankung der zukünftigen Kinder. Auf alle Fällen sollte sich der Arzt ernsthaft bemühen, den Patienten zu überzeugen, sich durch einen Spezialisten beraten zu lassen, und ihn dazu drängen, mit seiner Frau über das Problem zu sprechen. Falls diese ebenfalls eine Patientin des Arztes ist, kann der Arzt sie dazu ermutigen, mit ihrem Mann ernsthaft über dessen Gesundheit und ihren Kinderwunsch zu sprechen. Das Risiko einer Schädigung der künftigen Kinder ist hoch (50%), doch handelt es sich um ein statistisches Risiko, das nicht eintreffen muss. Einerseits gibt es keinerlei Gewissheit, dass die Offenlegung des Gesundheitszustandes des Patienten die betroffenen Personen schützen wird, andererseits jedoch sprechen das Risiko, dass die Ehe Schaden nehmen könnte, und das Schadensrisiko für die künftigen Kinder dafür, die Diagnose als letzten Ausweg doch offen zu legen.

In Fallbeispiel III hat der Arzt die Pflicht, sicherzustellen, dass der Partner über das bestehende hohe Übertragungsrisiko informiert wird. Zunächst sollte er darauf drängen, dass der Patient den Partner selbst informiert; sollte dies keinen Erfolg haben, sollte der Arzt die Maßnahmen einleiten, die laut Gesetz und in der klinische Praxis zum Schutz der öffentlichen Gesundheit vorgesehen sind und die als „Contact tracing" bezeichnet werden. In dieser Frage sollten die lokalen Gesetzesbestimmungen konsultiert werden.

In Fallbeispiel IV sollte der Notaufnahmearzt den zuständigen Behörden den erforderlichen Bericht erstatten. Die Gesetze der Bundesstaaten stellen es Ärzten gewöhnlich nicht frei, auf eine Meldung zu verzichten. Es ist die Pflicht autorisierter Ermittler festzustellen, ob eine Misshandlung vorliegt. Ein Notaufnahmearzt sollte mit den typischen körperlichen Anzeichen von missbräuchlicher Gewaltanwendung vertraut sein, die häufig von anderen Unfalltraumata zu unterscheiden sind. Die scheinbare Respektabilität der Betroffenen ist irrelevant.

4.2.2 Rechtliche Implikationen

In dem Gerichtsverfahren Tarasoff gegen Regents der University of California (Cal. 1976), das einen Präzedenzfall schuf, hatte ein College-Student mit seinem Psychotherapeuten über seine Absicht gesprochen, die Frau zu töten, die seine Avancen zurückgewiesen hatte. Die betroffene Frau wurde nicht von dieser Drohung in Kenntnis gesetzt, später wurde sie tatsächlich von dem Studenten ermordet. Das Gericht entschied, der Psychotherapeut habe die positive Pflicht gehabt, angemessene Schritte einzuleiten, um Dritte vor Schaden zu schützen. In der Urteilsbegründung heißt es: „Das schützende Privileg (der Vertraulichkeit) endet dort, wo die öffentliche Gefahr beginnt." Die ernsthafte Gefahr einer Gewaltanwendung gegenüber einer identifizierbaren Person hatte nach Ansicht des Gerichts Vorrang vor der Pflicht des Psychotherapeuten zum Schutz im Verlauf der Therapie erhaltener vertraulicher Informationen. Die Anwendung dieser Entscheidung auf andere Ärzte, die im Verlauf einer medizinischen Behandlung ähnliche Informationen erhalten, ist nicht eindeutig. Zudem akzeptieren nicht alle Gerichte diese „Tarasoff-Regel". Ein Arzt, der mit einer derartigen Situation konfrontiert wird, sollte sich an ein Ethikkomitee wenden und zusätzlich rechtlichen Rat einholen.

4.2.3 Vertraulichkeit und Gemeinwohl

Bestimmte, von Patienten stammende Informationen können darauf schließen lassen, dass der Patient Dritte gefährden könnte, ohne dass dabei spezifische Personen oder Anlässe identifiziert werden könnten. Traditionell gilt dies für einige übertragbare Krankheiten, und Gesetze legen fest, dass Ärzte verpflichtet sind, Fälle von übertragbaren Krankheiten den Gesundheitsbehörden zu melden. In zahlreichen Jurisdiktionen besteht eine Meldepflicht für Gesundheitsdefekte wie Epilepsie und Herzkrankheiten, da daran erkrankte Fahrzeugführer Dritte gefährden könnten. Wenn keine gesetzliche Meldepflicht besteht, aber selbst dann, wenn diese vorhanden ist, können ethische Probleme entstehen.

Fallbeispiel I: Der an bakterieller Meningitis erkrankte Patient Cure verweigert die Therapie und besteht darauf, in das Studentenwohnheim an seinem College zurückzukehren.

Fallbeispiel II: Ein 28-jähriger Mann, der wegen eines schweren peptischen Ulkus in ärztlicher Behandlung ist, fällt dem Arzt durch ein etwas merkwürdiges Verhalten auf. Der Arzt vermutet, dass der Patient an einer psychotischen Störung leidet und fragt ihn, ob er bei einem Psychiater in Behandlung sei. Der Patient antwortet ruhig, dass er in der Vergangenheit wegen Schizophrenie in Behandlung gewesen sei, dass es ihm nun aber bereits seit Jahren gut gehe. Bei einem späteren Praxisbesuch erwähnt der Patient beiläufig, dass er alle Politiker tot sehen wolle und plane, demnächst eine politische Kundgebung zu besuchen, um zu sehen, „was er tun könne". Sollte der Arzt den Patienten bei der Polizei anzeigen?

Fallbeispiel III: Eine 27-jährige Krankenschwester, die auf einer Dialysestation arbeitet, ist Hepatitis-B-Antigen-positiv. Sie ist unwillig, ihre sozialen Kontaktpersonen zu informieren, und widersetzt sich jeglicher Einschränkung ihrer beruflichen Tätigkeiten. Sie wendet sich an einen niedergelassenen Arzt um Rat. Sie besteht auf der Wahrung der ärztlichen Schweigepflicht, und nachdem der Arzt ihr empfiehlt, die betroffenen Parteien einschließlich des Infektionskontrollteams des Krankenhauses zu informieren, erklärt sie, dass sie das nicht tun werde. Sollte der niedergelassene Arzt Schritte unternehmen, um sicher zu stellen, dass ihre sozialen Kontaktpersonen informiert werden? Sollte der Arzt Schritte unternehmen, damit ihre beruflichen Tätigkeiten eingeschränkt werden?

Kommentar: In Fallbeispiel I liegt mit der diagnostizierten bakteriellen Meningitis eine Infektionskrankheit vor. Wenn sie auf der Liste der meldepflichtigen übertragbaren Krankheiten erfasst ist, sollte der Arzt Meldung erstatten. Da die Enddiagnose nicht klar ist und es sich um eine ansteckende Meningokokken-Meningitis handeln könnte, ist der Arzt verpflichtet, die Information an die College-Verwaltung weiter zu leiten und zu empfehlen, dass Herr Cure während des Verlaufs seiner Krankheit auf der Krankenstation des College isoliert wird.

In Fallbeispiel II ist die Gefahr für Dritte weniger eindeutig. Kein Opfer ist identifiziert, und die Wahrscheinlichkeit der Gewalt ist ungewiss. Die Drohung ist vage, und häufig handelt es sich dabei um leere Drohungen. Dieser Patient hat offensichtlich eine psychiatrische Behandlung nötig und sollte überzeugt werden, sich einer solchen zu unterziehen. Die Folgen einer polizeilichen Anzeige könnten für den Patienten negative Auswirkungen haben. Auch könnten die Folgen einer Anzeige „verdächtiger Personen" auf der Grundlage von Verdachtsmomenten, die im Rahmen der medizinischen Versorgung entstanden, sozial nicht wünschenswert sein. Deshalb müssen bei Abwesenheit eindeutiger Beweise sehr starke Verdachtsmomente bestehen, um eine Anzeige zu rechtfertigen.

In Fallbeispiel III besteht eine eindeutige Ansteckungsgefahr für Dritte, und die Kontaktmöglichkeiten einer Krankenschwester sind extensiv und schwer einzuschränken. Sie verfügt durchaus über die Möglichkeit, sich gegenüber ihren sozialen Kontaktpersonen so zu verhalten, dass eine Infektion Dritter vermieden wird. Im Hinblick auf ihre Berufstätigkeit hat sie eine unmittelbare Pflicht, ihre Patienten vor Schaden zu schützen. Wenn sie sich weigert, sich selbst zu melden und ihre beruflichen Tätigkeiten freiwillig einzuschränken, ist der Arzt verpflichtet, sie der Krankenhausaufsicht zu melden.

4.2.4 Rechtliche Implikationen

In der Rechtsprechung wird in der Regel eine ärztliche Meldepflicht vorgesehen, z.B. für sexuell übertragbare Krankheiten, Schuss- und Messerwunden und bei Verdacht auf Missbrauch oder Misshandlung eines Kindes, Partners oder alten Menschen. Diese Pflicht dient dem Schutz der öffentlichen Gesundheit und Sicherheit und ist ethisch durch die Verpflichtung zur sozialen Gerechtigkeit gerechtfertigt. Ein Arzt sollte dieser gesetzlichen und ethischen Pflicht nachkommen, wenn er der Überzeugung ist, dass die gesetzlichen Kriterien für eine Meldung erfüllt sind.

In den vergangenen Jahren wurde durch Gesetze und die Rechtsprechung die Vertraulichkeit in Bezug auf HIV-Tests näher definiert, um HIV-positive Menschen vor Diskriminierung zu schützen, der sie im Falle der Offenlegung ihres Zustands häufig ausgesetzt sind. Die Gesetzgebung untersagt normalerweise das Testen von Personen ohne deren ausdrückliche Zustimmung und verlangt ihren Konsens für die Mitteilung des Ergebnisses an beliebige andere Parteien. Ausnahmen sehen gewöhnlich vor, dass andere Angehörige der Gesundheitsberufe, die den Patienten betreuen, zum Schutz Dritter Zugriff auf die Informationen nehmen können. Die Gesetze einiger US-Bundesstaaten überlassen es dem Ermessensspielraum der Ärzte, ob sie die Sexualpartner von HIV-positiven Menschen in Kenntnis setzen wollen oder nicht. Ärzte sollten die exakten Bestimmungen dieser Gesetzgebung in ihrem geografischen Geltungsbereich kennen.

4.3 Wirtschaftliche Aspekte der Gesundheitsversorgung

Kosten entstehen jedes Mal, wenn medizinische Versorgung geleistet wird. Diese Kosten tragen die Patienten, ihre Familien, öffentliche oder private Versicherer, oder sie werden von Institutionen oder Einzelpersonen übernommen. Patienten und Ärzte haben bei Entscheidungen über die medizinische Behandlung stets die Kostenseite zu berücksichtigen. In der Vergangenheit nahm man an, die Patienten würden die Kosten für ihre medizinische Versorgung selbst übernehmen. Wer sie nicht selbst tragen konnte, erhielt eine finanzielle Unterstützung vom Staat oder durch karitative Leistungen von Ärzten oder verschiedenen Institutionen. Die Einführung privater und öffentlicher Krankenversicherungen hat die wirtschaftlichen Rahmenbedingungen der Gesundheitsversorgung grundlegend verändert. In der jüngeren Vergangenheit haben soziale und politische Bemühungen, das Ansteigen der Gesundheitskosten zu bremsen, signifikante Auswirkungen auf die Finanzierung der medizinischen Versorgung mit sich gebracht. Regulierungsbestrebungen, wie die Vergütung medizinischer Leistungen durch Kopf- oder Behandlungspauschalen, und der Rückgriff auf selbst regulierende Marktkräfte, wie gewinnorientierte Zusammenschlüsse von Krankenhäusern oder MCOs, werden als Mechanismen zur Kostendämpfung genutzt. Die ethische Frage ist, wie und in welchem Ausmaß diese neuerdings im Gesundheitswesen eingeführten Finanzierungsmechanismen, insbesondere die Kosten dämpfenden Maßnahmen, die individuelle Patienten betreffenden medizinischen Entscheidungen beeinflussen sollten. Wie sollten die legitimen Interessen Dritter – Institutionen der Gesundheitsversorgung, Versicherungsunternehmen, Gewerkschaften, Körperschaften und Regierungsbehörden – in der klinischen Entscheidungsfindung über angemessene Versorgung berücksichtigt werden?

Manche Ärzte sind der Überzeugung, dass diese Interessen bei der medizinischen Entscheidungsfindung nicht zu berücksichtigen seien und dass nur die Loyalitätspflicht gegenüber den Patienten zähle. Gesellschaftliche oder institutionelle Kosten seien für klinische Entscheidungen nicht relevant. Alles, was gemäß der medizinischen Indikationen und persönlichen Präferenzen erforderlich sei, solle bereitgestellt werden. Diese Sichtweise bezeichnet man mitunter als das „professionelle Modell". Implizit liegen diesem Modell zwei ethische Annahmen zu Grunde:

- Jede Abwendung von der absoluten Patientenfürsprache bedeute einen Verstoß gegen die ethischen Pflichten.
- Medizinische Empfehlungen, die auf klinischen Urteilen beruhen, seien „wertfreie" wissenschaftliche Entscheidungen, bei denen wirtschaftliche Anreize keine Rolle spielten.

Wir stimmen mit keiner der beiden Thesen überein. Die erste lehnen wir ab, da Ärzte, unabhängig davon, welche wirtschaftlichen Vereinbarungen getroffen wurden, immer entweder Anreize zur Überversorgung (z.B. bei Einzelleistungen vergütenden Fee-for-Service-Systemen) oder zur Unterversorgung (z.B. bei Managed-Care-Systemen) erhalten. Die zweite Annahme weisen wir zurück, da die Veränderungsprozesse in der Versorgungspraxis zeigen, dass das Angebot häufig die Entscheidungen der Ärzte lenkt.

Ein alternativer Standpunkt, auch als das „wirtschaftliche Modell" bezeichnet, geht davon aus, dass Ärzte nicht nur den Nutzen und die Sicherheit einer diagnostischen oder therapeutischen Maßnahme und die Präferenzen der Patienten, sondern auch die Kosteneffektivität berücksichtigen sollten. Dieses wirtschaftliche Modell suggeriert, dass Ärzte sowohl die individuelle als auch die kollektive Verantwortung tragen, begrenzte Ressourcen so einzusetzen, dass allen, die sie benötigen, eine faire und effiziente Versorgung geboten werden kann. Aus dieser Sichtweise sollten klinische Urteile auch Allokationsentscheidungen auf der Mikroebene sein, die idealtypisch auf Ergebnisdaten zur Kosteneffektivität sowie auf dem marginalen Nutzen einer diagnostischen oder therapeutischen Maßnahme basieren. Diese Sichtweise impliziert, dass bestimmte Patienten trotz ihrer Präferenzen nicht in den Genuss sämtlicher potenziell nutzbringender diagnostischer oder therapeutischer Maßnahmen kommen können. Aus unserer Sicht stellt das wirtschaftliche Modell eine ethische Antwort auf die veränderten Bedingungen der modernen Medizin dar. Mit der Berücksichtigung der Effektivität diagnostischer und therapeutischer Maßnahmen wird man den Bedürfnissen der Patienten gerecht, und durch die Berücksichtigung der Kosteneffektivität wird ein gerechtes System gefördert, das allen nutzt. Dennoch ist das Modell mit Vorsicht anzuwenden, denn andernfalls wird es zu einem reinen Budgetierungsinstrument für Institutionen der Gesundheitsversorgung.

4.3.1 Kosten für den Einzelnen

Manche Personen sind nicht in einer öffentlichen oder privaten Krankenversicherung versichert. Viele von ihnen haben einen eingeschränkten Zugang zu medizinischer Versorgung und wahrscheinlich begrenzte Heilungschancen bei bestimmten chronischen Erkrankungen. Andere Personen können die Kosten für ihre eigene Versorgung tragen; dies geschieht innerhalb des Marktsystems, das die Gesundheitsversorgung in den USA überwiegend reguliert. Diese Personen haben die Möglichkeit, die gewünschten Versorgungsleistungen zu erwerben oder diejenige Art der Krankenversicherung abzuschließen, die ihren Bedürfnissen entspricht. Dieses System führt allerdings zu gewissen Ungerechtigkeiten bei der Allokation von Versorgungsleistungen, denn es kann geschehen, dass Mittel und professionelle Expertise für eine medizinische und chirurgische Versorgung „abgeschöpft" werden, die eher einen Luxus als eine Notwendigkeit darstellt. Zur Unterbindung solcher sozialen Ungerechtigkeiten wird eine Umstrukturierung der Versorgungssysteme für medizinische Leistungen und deren Finanzierung erforderlich sein. Dies ist ein Problem der politischen Entscheidungsträger und gebunden an die Durchsetzung des Prinzips der Gerechtigkeit. Ärzte sind jedoch in jedem Fall dann mit einem ethischen Problem konfrontiert, wenn sie versuchen zu entscheiden, ob sie die begrenzte Kostenerstattung von Seiten der Versicherer akzeptieren oder aber ihre medizinische Praxis weitgehend auf gut versicherte Patienten beschränken wollen.

4.3.2 Zugang zu Notfallversorgung und Versorgung bei kritischen Krankheitsbildern

Personen in lebensbedrohlichem Zustand, die einer sofortigen medizinischen Behandlung bedürfen, können sich an einen Arzt wenden oder die Notaufnahme eines Krankenhauses aufsuchen. Einige kritisch kranke Personen sind weder krankenversichert noch in der Lage, die Kosten der benötigten Behandlung selbst zu tragen. Es ist ein traditioneller Grundsatz der medizinischen Ethik, dass Ärzte in solchen Situationen Versorgungsleistungen gewähren sollten. In den Schriften des Hippokrates steht: „Wenn sich die Gelegenheit bietet, einem Fremden in finanzieller Not zu dienen, leiste volle Unterstützung. (...) Die Liebe zur Menschheit und die Liebe zur medizinischen Kunst sind eng miteinander verbunden" (Grundsätze VI). Notfallversorgung wird zumeist in Krankenhäusern geleistet; diese arbeiten nach unterschiedlichen rechtlichen Zuweisungssystemen, die die Notfallversorgung regulieren. So ist es Notaufnahmeeinrichtungen nach einem US-Bundesgesetz (The Emergency Treatment and Active Labour Act, EMTALA) nicht erlaubt, Patienten an andere Einrichtungen zu verweisen, wenn diese mit hinreichend schweren akuten Symptomen eingeliefert werden und wenn das Unterbleiben unverzüglicher medizinischer Behandlung schwere Schäden nach sich ziehen würde. Dies gilt auch für Frauen, die sich in der aktiven Wehenphase befinden. Eine Abweisung und Verlegung in andere Einrichtungen ist erst dann erlaubt, wenn der Patient durch eine entsprechende Behandlung stabilisiert wurde und gewährleistet ist, dass während der Verlegung aller Wahrscheinlichkeit nach keine Verschlechterung eintreten wird. Frauen, die in der aktiven Wehenphase eingeliefert werden, ist eine sachgemäße Entbindung zu gewährleisten. Trotz dieser gesetzlichen Restriktionen können Krankenhäuser versuchen, die Finanzlast für entschädigungslose Versorgung zu reduzieren. Zu diesem Zweck entwickelte Richtlinien können die Entscheidungen der in solchen Einrichtungen arbeitenden Ärzte beeinflussen.

Fallbeispiel I: Ein 28-jähriger Mann wird nach einem Autounfall mit Hirntrauma in die Notaufnahme eines ländlichen Krankenhauses eingeliefert. Er ist bewusstlos, und seine nur leicht verletzte Ehefrau informiert die Aufnahmeschwester unverzüglich, dass beide nicht versichert sind. Bei dem Ehemann werden eine transtentorielle Herniation und ein akutes subdurales Hämatom diagnostiziert. Der Patient wird mit Dexamethason, Mannitol und Phenytoin behandelt. Da das ländliche Krankenhaus über keine neurochirurgische Abteilung verfügt, wird im nächsten Universitätsklinikum angefragt, ob der Patient zur notwendigen Weiterbehandlung aufgenommen werden kann. Als das Universitätskrankenhaus erfährt, dass der Patient nicht krankenversichert ist, verzögert sich die Verlegung, und der Patient stirbt während des Transports zu einem weiter entfernten und weniger spezialisierten Krankenhaus.

Fallbeispiel II: Das städtische Metropolitan-Krankenhaus liegt in einem Stadtviertel, in dem Verbrechen und Drogenkonsum dramatisch ansteigen. Die Neurochirurgie ist rund um die Uhr beschäftigt. Ein hoher Anteil ihrer Patienten sind nicht versichert, denn in diesem US-Bundesstaat gelten strenge Aufnahmekriterien für das Medicaid-Beihilfeprogramm zur Unterstützung Hilfsbedürftiger. Andere Geldquellen für mittellose Patienten sind kaum vorhanden. Das Städtische Krankenhaus sieht seine primäre Mission und Hauptaufgabe dennoch in der Versorgung der ansässigen Bevölkerung, einschließlich nicht krankenversicherter und mittelloser Personen. Von aus weiter entfernten Gegenden aufgenommenen Notfallpatienten verlangt das Krankenhaus im Fall einer Verlegung über eine weite Strecke den Nachweis der Zahlungsfähigkeit.

Empfehlung: Ärzte, die in Institutionen arbeiten, die Notfallpatienten aufnehmen, sind ethisch verpflichtet, sicherzustellen, dass die traditionelle medizinische Ethik des Dienstes an dringend behandlungsbedürftigen Personen in ihrer Institution auch verwirklicht werden kann. Ärzte und Pflegepersonal sollten versuchen, die Leit- und Richtlinien des Krankenhauses entsprechend zu beeinflussen. Die Entscheidung zur Verlegung von Patienten sowie in der Notaufnahme getroffene Entscheidungen müssen entsprechend der medizinischen Indikationen getroffen werden und nicht auf der Grundlage möglicher finanzieller Folgen der jeweiligen medizinischen Leistung. Es ist legitim, dass Institutionen Leit- und Richtlinien implementieren, die die Versorgung mittelloser Personen beschränken, aber diese Politik sollte mit den ethischen Prinzipien und den gesetzlichen Vorgaben vereinbar sein. Im ersten Fallbeispiel hätte den medizinischen Indikationen des Patienten entsprechend, aufgrund derer eine unverzügliche neurochirurgische Operation notwendig war, eine prompte positive Antwort des Universitätsklinikums erfolgen müssen. Die Solvenz der Institution stand dabei nicht auf dem Spiel. In Fallbeispiel II versucht die Institution eine gerechte Politik umzusetzen, gründet jedoch ihre Mission auch auf der Gewährleistung der Finanzierbarkeit.

Fallbeispiel III: Der Patient W.R., ein 61-jähriger Bauarbeiter, der über seine Gewerkschaft krankenversichert ist, wird zur Tertiärversorgung von einem ländlichen Krankenhaus in ein städtisches Krankenhaus verlegt. Die Diagnose lautet auf akutes Atemnotsyndrom in Folge einer Infektion durch *Klebsiella pneumoniae*. Bei der Aufnahme ist er komatös und im Schockzustand. Nach vier Wochen auf der Intensivstation, während denen wiederholt Komplikationen auftreten, unter anderem ein Emphysem und ein Herzstillstand, wird er vom Beatmungsgerät abgehängt und von der Intensivstation auf eine normale Station verlegt. Nach seiner Genesung bleibt keine Endorganschädigung zurück und seine kognitiven Funktionen sind normal. Bei der Entlassung beträgt die Rechnung 368.260 US $. Während des Aufenthalts auf der Intensivstation hatte zu drei verschiedenen Gelegenheiten der Manager des Versicherungsunternehmens den zuständigen Facharzt gefragt, ob medizinische Ergebnisse vorlägen, die die Fortsetzung der kostspieligen Tertiärversorgung rechtfertigten.

Kommentar: Eine ernsthafte Überprüfung der medizinischen Ziele ist indiziert, wenn Spannungen auftreten zwischen der Bereitstellung von lebensrettender Versorgung, die sich auf medizinische Indikationen und die (ausdrücklichen oder vermuteten) Präferenzen des Patienten stützt, und dem Anbieten einer kosteneffektiven Versorgung, die lediglich auf wirtschaftlichen Überlegungen basiert. Bestätigt diese Überprüfung den wahrscheinlichen Nutzen der Behandlung, dann sollte diese fortgeführt werden. Ärzte und Kostenträger müssen erkennen, dass alle Krankenversicherungssysteme auf dem Solidarprinzip beruhen, nach dem die Risiken „in einen Topf geworfen" werden, und dass dieses System so ausgelegt ist, dass ein Gleichgewicht erzielt wird zwischen Fällen, in denen der Versicherungsträger Verlust erwirtschaftet, und Fällen, in denen er Gewinn erzielt. Der Versicherungsmanager hatte gefragt, ob es wahrscheinlich sei, dass der Patient aus den kostspieligen therapeutischen Maßnahmen Nutzen ziehe. In Situationen wie dieser, in der sehr hohe Kosten entstehen, war diese Frage vernünftig und sollte Ärzte zur Prüfung ermutigen, ob sie bei der Verfolgung der Ziele medizinischer Versorgung kosteneffektive Maßnahmen einsetzen.

4.3.3 Managed Care

Im vergangenen Jahrzehnt wurden in der medizinischen Praxis neue Finanzierungskonzepte zur Kontrolle der steigenden Kosten der medizinischen Versorgung entwickelt. Unter dem Managed-Care-Konzept wurden diverse Formen der Gesundheitsversorgung entwickelt. Es handelt sich hierbei um Einrichtungen und Organisationen, die die medizinische Versorgung sowohl finanzieren als auch zur Verfügung stellen, d.h. die sowohl als Kostenträger als auch als Leistungserbringer auftreten, indem sie Dienstleistungsverträge mit Angehörigen der Gesundheits- und Heilberufe und Krankenhäusern zur medizinischen Versorgung ihrer gegen feste Jahres- oder Monatsprämien eingetragenen Mitglieder abschließen. Vereinbarungen dieser Art entsprechen der ursprünglichen Form von Managed Care, den so genannten HMOs (Health Maintenance Organizations). Daneben existieren andere Formen von Managed Care, wie Organisationen für bevorzugte Leistungserbringer (Preferred Provider Organizations, PPOs) oder spezifische Versorgungsstellen oder POSs (Points of Service). Im Rahmen dieser beiden Optionen können Mitglieder eines Managed-Care-Programms gegen Zuzahlung externe, nicht von dem Programm unter Vertrag genommene Ärzte aufsuchen. Der Anteil der über den Arbeitgeber krankenversicherten Personen, die einem Managed-Care-Programm beigetreten sind, stieg von 29% (1988) auf 73% (1995), während der Anteil der Ärzte, die Verträge mit MCOs abgeschlossen haben, von 61% (1988) auf 75% (1993) stieg.

HMOs sind eine mögliche Form der Managed-Care-Vereinbarung. Viele der HMOs sind profitorientierte kommerzielle Unternehmen. Der Gesamterlös, den die Mitglieder an das Managed-Care-Programm entrichten, dient zur Begleichung der Ausgaben für

die medizinische Versorgung der Mitglieder, des Verwaltungsaufwandes und der Gewinnauszahlung an die Teilhaber. Normalerweise beteiligen sich die ärztlichen Leistungserbringer am finanziellen Risiko der Patientenversorgung. In manchen Programmen kann die Vergütung des Arztes variieren, je nachdem, welche Gesundheitsressourcen der Arzt zur Versorgung einer Gruppe von Vertragspatienten verwendet. Dies schafft Anreize für Ärzte, kostenbewusst und präventionsorientiert zu handeln und die Bedürfnisse des Patienten gegen die eigenen finanziellen Vorteile abzuwägen. MCOs haben Kosten dämpfende Maßnahmen eingeführt, z.B. die Selektion der potenziellen Mitglieder, die Festlegung von Gebührensätzen und Leistungsarten, die Erzielung von Skalenerträgen in Versorgungseinrichtungen und den Einsatz der vorausschauenden oder rückblickenden Verwendungsprüfung in der klinischen Praxis der Ärzte. Bestimmte Kostendämpfungsmaßnahmen können die klinischen Entscheidungen von Ärzten, die unter diesen Rahmenbedingungen arbeiten, unmittelbar beeinflussen: Ärzte können ermutigt werden, klinische Entscheidungen zu treffen, die insgesamt sowohl kosteneffektiv als auch medizinisch angemessen sind. Wenn Ärzte lediglich angehalten werden, „kostenbewusst" zu handeln, so mag das korrekt sein. Solche Vorgaben können jedoch problematisch werden, wenn Ärzten für ein Kosten senkendes Verhalten Anreize in Gestalt von Bonuszahlungen oder gesteigerten Anteilen an den entstandenen Einsparungen in Aussicht gestellt werden. Eine primäre Kostendämpfungsmaßnahme ist das „Gatekeeping": Dabei sind die Patienten einem Hausarzt zugeteilt, der ihre Versorgung steuert, indem er über den medizinisch angemessenen und kosteneffektiven Einsatz von Behandlungsverfahren, Überweisungen an Fachärzte sowie stationäre Einweisungen entscheidet. Wird die Rolle des Gatekeepers mit finanziellen Anreizen für die geringere Inanspruchnahme von Gesundheitsressourcen kombiniert, steht der Arzt in einem potenziellen Interessenkonflikt.
Managed Care Ethics. *Arch Intern Med* 1996;156 (special issue).

Im Jahr 2002 wurde das Managed-Care-System in den Vereinigten Staaten zehn Jahre alt. Wurden in diesem System die Kosten anfänglich durch eine straffe Steuerung des Versorgungsprozesses und der Wahlmöglichkeiten der Patienten kontrolliert, so hat es sich mittlerweile zu einer weniger restriktiven Form der Gesundheitsversorgung entwickelt, die es den Mitgliedern generell frei stellt, ihren Hausarzt selbst zu wählen, Fachärzte, z.B. Gynäkologen, ihrer Wahl zu konsultieren und sich gegen eine höhere Versicherungsprämie an externe Leistungserbringer zu wenden. Deshalb bedeutet der Begriff „Managed Care" heute lediglich, dass Verhandlungen und Verträge zwischen Arbeitgebern, Versicherungsträgern und Leistungserbringern zum Standardmechanismus für die Festlegung der Preise für medizinische Versorgungsleistungen geworden sind.

In den Anfangsjahren des Managed-Care-Systems mussten sich Ärzte mit einer Vielfalt primärer ethischer Probleme auseinander setzen, da einerseits strenge Einschränkungen in Bezug auf ihre klinischen Entscheidungen galten und andererseits bestehende Incentive-Programme eine Kostenkürzung zu Lasten einer qualitativ angemessenen medizinischen Versorgung begünstigten. Seither wurde die Lage im Hinblick auf viele dieser Probleme verbessert. Doch der allgemeine ethische Status von Ärzten, die bei einem oder mehreren Managed-Care-Systemen angestellt sind oder einen Dienstleistungsvertrag unterzeichnet haben, bleibt weiterhin ein ernst zu nehmendes Problem.

4.3.4 Ethisch vertretbare Verträge für Ärzte

Ärzte, die bei Managed-Care-Systemen angestellt sind oder Dienstleistungsverträge unterzeichnet haben, sollten sich vergewissern, dass sie innerhalb dieser Systeme arbeiten können, ohne ethische und professionelle Standards zu gefährden. Dies ist gewährleistet, wenn ihre Vertragsbedingungen folgende Punkte berücksichtigen:

- **Qualität der Versorgung:** Wenn sich Ärzte einer Institution der Gesundheitsversorgung anschließen, müssen sie darauf vertrauen können, dass die Organisation die Ressourcen, das Engagement und die Fähigkeit besitzt, ihren Mitgliedern eine angemessene Gesundheitsversorgung zu bieten. Die jeweilige Definition von „angemessen" wird den lokalen Bedürfnissen, Ressourcen und Praktiken entsprechend variieren. Ärzte sollten prüfen, ob die Programmvorgaben zur Beschränkung der Ressourcen auf soliden Bewertungsmethoden und Qualitätskriterien der angebotenen medizinischen Versorgung basieren.
- **Patientenentscheidungen:** Ärzte sollten sich vergewissern, dass die Bedingungen zur Respektierung der Patientenautonomie vorhanden sind. Dazu gehört
  - das Recht der Patienten, ihren Grundversorger zu wählen (der eher als Fürsprecher denn als Gatekeeper fungieren sollte)
  - das Recht, einen Facharzt zu wählen, z.B. einen Geburtshelfer oder Kardiologen
  - das Recht, ohne vorherige Genehmigung eine Notaufnahme aufzusuchen; und vor allem
  - das Recht, auf der Grundlage der rechtlichen und ethischen Doktrin des IC ihre Behandlungsentscheidungen selbst zu treffen.
- **Patientenfürsprache:** Ärzte sollten die Gewissheit erhalten, dass es ihnen erlaubt ist, als Fürsprecher für ihre Patienten zu handeln, damit diese die benötigten medizinischen Leistungen erhalten. Wenngleich diese Fürsprache auf einem soliden klinischen Urteil fußen sollte, sollte sie nicht durch ein Klima von Sanktionen gegen diejenigen Ärzte gehemmt werden, die sich für eine mitfühlende Prüfung und Lösung von Einzelfällen einsetzen, welches mit den Richtlinien und dem Leitbild der Organisation in Konflikt stehen könnte.
- **Umfassende Aufklärung:** Damit Patienten vernünftige Entscheidungen treffen können, müssen sie angemessen und wahrheitsgemäß aufgeklärt und informiert werden. Dies schließt Informationen zu ihrer Erkrankung und den verschiedenen

Behandlungsoptionen ein, selbst wenn diese Optionen nicht im Versicherungsprogramm des Patienten vorgesehen sind. Dazu gehört auch die Offenlegung finanzieller Anreize für den Arzt, die die Empfehlungen des Arztes an den Patienten beeinflussen könnten. Schlussendlich sind die Behandlungsleistungen bekannt zu geben, die vom Versicherungsprogramm nicht abgedeckt werden. Dazu gehört auch eine eindeutige Definition dessen, was unter „experimenteller oder investigativer Behandlung" zu verstehen ist. Patienten sollten informiert werden, dass sie ein Recht haben, zusätzliche externe Behandlungsleistungen in Anspruch zu nehmen, wenn sie bereit sind, „aus eigener Tasche" zuzuzahlen.

- **Interne und Externe Einspruchs- und Beschwerdeverfahren:** Diese Verfahren sollten Versicherten und Ärzten zur Verfügung stehen, um Meinungsverschiedenheiten und Streitigkeiten in Zusammenhang mit der angemessenen Behandlung beheben zu können.

Die meisten dieser Voraussetzungen für eine gute Praxis innerhalb von Institutionen der Gesundheitsversorgung sind in den jeweiligen Chartas der Patientenrechte enthalten, die von der zentralen US-Gesetzgebung und den bundesstaatlichen Behörden verabschiedet wurden.

4.3.5 Organisationsethik

Klinische Behandlung findet in der Regel innerhalb einer Organisation statt. Medizinische Versorgung erfolgt in Krankenhäusern und Kliniken, in MCOs sowie unter den Rahmenbedingungen der von den Versicherungsträgern vorgegebenen finanziellen Beschränkungen. In den vergangenen Jahren kam das Konzept der Führungsethik auf. Es genießt die Unterstützung durch die Gemeinsame Kommission für die Akkreditierung von Institutionen der Gesundheitsversorgung (Joint Commission for Accreditation of Health Care Organizations, JCAHO), die heute von den von ihr akkreditierten Institutionen verlangt, Programme für Organisationsethik zu entwickeln. Organisationsethik ist eine Variante der Führungsethik. Dahinter stehen die Bemühungen des Managements und des Personals, Wertvorstellungen zu formulieren, die Entscheidungen der Institution hinsichtlich des Geschäftsbetriebs und ihrer internen Leit- und Richtlinien lenken sollten. Die Institutionen sollten über ein klares Pflegeleitbild und entsprechende Programme zu folgenden Punkten verfügen:

- Auftrag
- Leistungsangebot
- kontinuierliche Qualitätskontrolle und -verbesserung in der Patientenversorgung
- Anleitung bei schwierigen klinischen Problemen
- Verfahren zur Beilegung von Streitigkeiten.

Außerdem sollten institutionelle Mechanismen und Gremien vorhanden sein, die Pläne zur Implementierung dieser Leitbilder und Programme erarbeiten, revidieren und kontrollieren. Viele der Probleme, die in den Folgeabschnitten erörtert werden, können lediglich im Rahmen derartiger Leitbilder und Programme erfolgreich angegangen und gelöst werden.

Special Issue on Organizational Ethics. *J Clin Ethics* 1999;10(3).
Special Section on Organizational Ethics in Health Care. *Camb Q Healthc Ethics* 2000;9(2).

Der US-Bundesgesetzesentwurf für eine Charta der Patientenrechte stellt ein Beispiel für Organisationsethik dar. Die meisten vorgeschlagenen Gesetzesentwürfe zu dieser Charta betreffen Fragen wie den Zugang zu Fachärzten oder Notfallbehandlung innerhalb von HMOs, Einspruchsmöglichkeiten gegen Entscheidungen zur Rückerstattung von Behandlungskosten, den Schutz des zur Qualitätskontrolle der Versorgungsleistungen eingesetzten Personals und die Haftung von HMOs für Behandlungsentscheidungen, die Schäden verursachen. Sicher sind diese Fragen eher Themen der Erarbeitung institutioneller Leitbilder und Strukturen als Fragestellungen der klinischen Ethik, dennoch sind wir der Meinung, dass die in diesem Kapitel vorgestellte Erörterung der Loyalitätspflichten des Arztes die ethische Grundlage für eine angemessene Organisationsethik und für ein wahres Verständnis der Patientenrechte darstellen sollte.

4.3.6 Kostenüberlegungen bei klinischen Entscheidungen

Allgemeine Überlegungen:

- Einer patientenzentrierten, auf medizinische Indikationen und Patientenpräferenzen gegründeten **medizinischen Entscheidungsfindung** und Behandlung sollte Vorrang gegeben werden. Diese Aussage bekräftigt lediglich die traditionelle Verantwortung des Arztes, die Interessen des Patienten vor seine eigenen zu stellen und das Entscheidungsrecht des Patienten zu respektieren. Die Behandlungsqualität sollte nicht Überlegungen der Kosteneffektivität untergeordnet werden, sondern auf klinischen Daten, Ergebnisstudien und Praxisleitlinien basieren. Qualitativ angemessene Versorgung bedeutet jedoch nicht Rundumversorgung mit allen zur Verfügung stehenden medizinischen Maßnahmen. Der klinische Eifer und übertriebene Ehrgeiz, der alles für alle unternimmt, ist schlechte Medizin. Eine Medizin, die sich auf die Methoden der Primärversorgung und des sachgerechten und vernünftigen klinischen Urteils verlässt, ist häufig nicht nur die beste, sondern auch die kostengünstigste Medizin. Qualitativ hochwertige Versorgung beinhaltet eine medizinische Behandlung, die nicht nur diagnostisch vernünftig und fachlich korrekt, sondern auch angemessen sein muss. Angemessene Versorgung bedeutet, dass nicht mehr oder weniger medizinische Behandlung durchgeführt wird als für das klinische Problem vernünftigerweise erforderlich. Eine solche Versorgung sollte auch kosteneffektiv sein; sie sollte der am wenigsten kostspielige Weg sein, auf dem ein Ergebnis erreicht werden kann. Sie sollte außerdem mit den Prinzipien der Ethik, wie sie in diesem Buch erörtert werden, vereinbar sein.

- Die wichtigen Elemente der **Arzt-Patient-Beziehung** sollten bewahrt werden. Managed Care besitzt durchaus das Potenzial, Interessenkonflikte zu schaffen, in denen der Arzt zwischen seiner Loyalitätspflicht gegenüber dem Patienten und der gegenüber dem Gesundheitswesen und dem Kostenträger entscheiden muss und die die Arzt-Patient-Beziehung stark belasten. Das Wissen des Arztes um die Bedürfnisse des Patienten und das Vertrauen des Patienten in den Arzt müssen gewahrt bleiben. Dies kann erreicht werden, indem die Rolle des Arztes als Patientenfürsprecher verstärkt wird. Institutionen der Gesundheitsversorgung sollten von Ärzten erwarten, für Pflegeleitbilder einzutreten, die all die Behandlungsmöglichkeiten bieten, die aller Wahrscheinlichkeit nach den größten Nutzen für den Patienten bringen. Wenn Institutionen nicht fähig oder bereit sind, bestimmte potenziell nützliche Leistungen anzubieten, dann haben die ihnen und von ihnen verpflichteten Ärzte die Verantwortung und Pflicht, Patienten über diese Einschränkungen und über die Möglichkeiten zu informieren, auf eigene Kosten externe Leistungen außerhalb des Programms in Anspruch zu nehmen.
- Die **Autonomie und Entscheidungsfreiheit des Patienten** und des Arztes sollten innerhalb der durch das System gesetzten Grenzen maximiert werden. Während gleichzeitig Einschränkungen in Bezug auf die Präferenzen des Patienten und des Arztes anerkannt werden, sollten dennoch Wege gefunden werden, die Patientenautonomie in immer komplexer werdenden bürokratischen Systemen zu maximieren. Betroffene Personen sollten über die Einschränkungen des Systems umfassend informiert werden, bevor sie sich für eine Teilnahme entscheiden. Wenn z.B. das Versorgungsprogramm „experimentelle Behandlung" nicht abdeckt, sollten Patienten eine klare Definition dessen erhalten, was mit experimenteller Behandlung gemeint ist. Das Versorgungsprogramm sollte auch über finanzielle Incentive-Systeme informieren, die zwischen dem Programm und dem jeweiligen Arzt bestehen. Im Rahmen des Möglichen sollten derartige Vereinbarungen auf der Behandlungsqualität und nicht auf der Unterauslastung von Versorgungsleistungen basieren. Auch die Ärzte sollten über die Versorgungsqualität des Programms, die Versorgungsphilosophie und die Incentive-Struktur informiert sein, bevor sie sich dem Programm anschließen. Es sollte ein formales Schiedsverfahren vorgesehen sein, in dem die Sichtweisen und Beschwerden von Patienten und Ärzten vorgebracht und Konflikte gelöst werden können.
- Das vom jeweiligen Versorgungsprogramm verabschiedete **Allokationssystem** sollte durch die Umsetzung des Prinzips der gerechten Verteilung gewährleisten, dass alle, die einen begründeten Versorgungsanspruch anmelden, diese Versorgung auch ohne Diskriminierung erhalten. Alle Versicherten und Ärzte, die an einem Versor-

gungsprogramm beteiligt sind, sollten sich diese Grundsätze zu Eigen machen und ihnen Geltung verschaffen. Versorgungsprogramme sollten ihre Mitglieder auffordern, sich an der Formulierung einer Philosophie der gerechten medizinischen Versorgung zu beteiligen und sich dafür einzusetzen.

Council on Ethical and Judicial Affairs, American Medical Association. *Ethical issues in medical care.* JAMA 1995; 273:330–335.

- Für den Fall, dass dem Arzt in einem Kopf- oder Behandlungspauschalen-System finanzielle Anreize angeboten werden, wurden folgende Leitlinien vorgeschlagen, um den Interessenkonflikt zwischen klinisch angemessener Versorgung und dem finanziellen Interesse des Arztes zu entschärfen:
  - Der Vertrag sollte vorsehen, dass maximal 10% des Jahreseinkommens des Arztes durch einen Einsparungsbonus erwirtschaftet werden können.
  - Gleichzeitig sollte eine Regelung zur Verlustbegrenzung vorgesehen werden.
  - Zusammenschlüsse von Ärzten und nicht Einzelpersonen sollten das Risiko teilen.
  - Bonus- und Abzugsbeträge sollten nur zu außergewöhnlichen Anlässen berechnet und proportional ausgezahlt werden.
  - Es sollten Anreize für Verbesserungen hinsichtlich des Zugangs, der Prävention und der Kundenzufriedenheit geschaffen werden.
  - Risikoanpassungen sollten sich an den Kopf- oder Behandlungspauschalen orientieren.

Pearson SD, Sabin JE, Emanuel EJ. Ethical guidelines for physician compensation based on capitation. N Eng J Med 1998;339:689–693.

Fallbeispiel I: Der 52-jährige Patient S.T., der seit drei Jahren an Diabetes erkrankt ist und in dessen Familien häufig koronare Herzerkrankungen aufgetreten sind, klagt bei seinem Hausarzt innerhalb der HMO darüber, dass er seit drei Wochen einen substernalen Druck verspürt, der mitunter während Ruhephasen auftritt. Das Ruhe-EKG ist unauffällig. Der Patient fordert eine Überweisung an einen Kardiologen. Der Hausarzt verschreibt ihm stattdessen einen mehrstufigen Belastungstest (Belastungs-EKG), nicht aber die sensiblere und kostspieligere Thalliumszintigraphie zur diagnostischen Bewertung der Brustschmerzen. Nach einem grenzwertigen Befund im Belastungs-EKG besteht der Patient erneut darauf, an einen Kardiologen überwiesen zu werden, und schließlich wird die Überweisung veranlasst. Nach Durchführung eines Thallium-Belastungstests, der grenzwertig ausfällt, beschließt der Kardiologe, den Patienten medizinisch zu behandeln, anstatt ihn für ein Koronarangiogramm sowie für mögliche Eingriffe wie eine Ballonkatheter oder eine koronare Bypass-Operation an einen Kardiochirurgen zu überweisen. Die HMO, der der Patient, der Hausarzt und der Kardiologe angehören, ist eine der HMOs, die eine jährliche Gewinnausschüttung an Ärzte vornehmen, wenn die Versorgungsaufwendungen unter einem bestimmten Niveau gehalten werden.

Kommentar: Der Hausarzt und der Kardiologe stehen in einem Interessenkonflikt. Ihre persönlichen finanziellen Gewinne basieren zum Teil auf der Einschränkung kostspieliger Versorgungsleistungen wie Thalliumszintigraphien, Koronarangiogrammen und koronaren Bypass-Operationen. Andererseits erfordert ihre berufliche Verantwortung gegenüber dem Patienten, dass sie diesem die besten medizinischen oder chirurgischen Empfehlungen geben, selbst wenn diese einen kostspieligen chirurgischen Eingriff beinhalten. Wäre eine koronare Dreigefäßerkrankung bei dem Patienten diagnostiziert worden, würde der Arzt unethisch und inkompetent handeln, wenn er nicht zu einem chirurgischen Eingriff raten würde. Im Gegensatz dazu stellen koronare Zweigefäßerkrankung und der Einsatz von Thalliumszintigraphien Grauzonen dar. Es herrscht eine beträchtliche fachliche Uneinigkeit darüber, unter welchen Bedingungen der Einsatz dieses Verfahrens indiziert ist; in der Praxis wird es sehr unterschiedlich angewendet. Unter solchen Umständen wäre jedwede Entscheidung des HMO-Kardiologen vertretbar.

Viele dieser ethischen Dilemmata können in der Zukunft letztlich durch bessere Ergebnisdaten gelöst werden. Gegenwärtig müssen wir zugeben, dass in Grauzonen, in denen die ärztliche Praxis variiert, HMO-Ärzte wahrscheinlich die kostengünstigere Alternative wählen. Dies ist ethisch vertretbar, da Personen den HMOs wegen der finanziellen Vorteile beitreten und durch die Mitgliedschaft eine gute medizinische Versorgung zu erwarten ist. Die finanzielle Solvenz solcher Versorgungsprogramme ist eine Frage des gemeinsamen Interesses aller Mitglieder, sodass eine kosteneffektive medizinische Versorgung im Interesse aller Beteiligten steht. Die Mitglieder sollten allerdings darüber informiert sein, dass das Versorgungsprogramm im Kontext der angemessenen Versorgung eine kosteneffektive Behandlung unterstützt. Sie sollten außerdem erfahren, dass sie auf eigene Kosten externe Versorgungsleistungen in Anspruch nehmen können, die innerhalb des Versorgungsprogramms nicht empfohlen oder angeboten werden. Die öffentliche Meinung reagiert derzeit gegen bestimmte kritikwürdige Praktiken der MCOs, z.B. gegen restriktive Vorgaben bei Überweisungen an Fachärzte und die Verweigerung oder Einschränkung von Krankenhausaufenthalten. Die Bestimmungen des Medicare-Systems, des bundesstaatlichen Krankenversicherungsprogramm für Menschen ab 65 Jahren und des Medicaid-Systems für mittellose Patienten sowie die bundesstaatlichen Gesetze verbieten bestimmte Praktiken wie direkte Bonuszahlungen für die Beschränkung der Behandlung. Doch trotz der Tatsache, dass organisatorische Praxis, Richt- und Leitlinien immer stärker auf die ethischen und qualitativen Anforderungen abgestimmt werden, bleiben weiterhin spezifische ethische Probleme bestehen.

4.4 Allokation knapper Gesundheitsressourcen

Die Allokation knapper Gesundheitsressourcen wird mitunter als „Rationierung“ bezeichnet. Rationieren kann die allgemeine Bedeutung haben, dass begrenzt vorhandene Ressourcen durch einen beliebigen Allokationsmechanismus, z.B. den Markt, verteilt werden. Der Begriff kann aber auch die spezifischere Bedeutung besitzen, dass bestimmte begrenzt vorhandene Ressourcen nach einem Plan und festgelegten Kriterien und Prioritäten verteilt werden. Die Rationierung von Benzin und Lebensmitteln in Kriegszeiten gehören dem zweiten, spezifischeren Typus von Rationierungen an. Die Gesundheitsversorgung in den Vereinigten Staaten wird seit langem durch den Markt rationiert, und zwar eher nach impliziten als nach expliziten Kriterien. Faktoren wie die Anzahl der Ärzte, der Standort ihrer Arztpraxen, die Zahlungsfähigkeit der Patienten und die unterschiedliche Berücksichtigung medizinischer Bedürfnisse bedingen in Verbindung mit vielen anderen Faktoren eine Zuteilung medizinischer Ressourcen, die zu einer impliziten Rationierung führen kann. In den letzten Jahren wurde die Frage aufgeworfen, ob die Allokation medizinischer Ressourcen durch explizite Kriterien erfolgen sollte. So setzte der US-Bundesstaat Oregon Prioritäten fest, nach denen spezielle Behandlungen für besondere Krankheiten im Rahmen des Medicaid-Systems rückerstattet werden. Diese Frage betrifft die Ethik der Gesundheitspolitik und wird in diesem Buch nicht erörtert, dennoch sollte betont werden, dass sich politische Entscheidungen in diesem Bereich immer auch auf die klinische Praxis auswirken werden. In diesem Falle wird die Frage zu erörtern sein, ob Ärzte Allokationsentscheidungen treffen sollten, indem sie die gesellschaftliche Effizienz gegen die Interessen einzelner Patienten abwägen.

Beauchamp TL, Childress JF. Justice. In: *Principles of Biomedical Ethics.* 5th ed. New York: Oxford University Press; 2001:225–272.

Kilner JF. *Who Lives? Who Dies? Ethical Criteria in Patient Selection.* New Haven: Yale University Press; 1990.

Fallbeispiel: Der 75-jährige Patient D.P., der seit vielen Jahren an einer Herzerkrankung und Diabetes leidet, wird mit Fieber, Hypotonie und Atemnot in die Intensivstation eingeliefert. Die Röntgenaufnahme des Thorax bestätigt die Diagnose eines ARDS, der Po_2-Wert beträgt 50 mm Hg. Bei der Morgenvisite stellt der Dienst habende Internist die Frage, ob diese aggressive kostspielige Behandlung für einen älteren Mann mit einer chronischen Herzerkrankung und Diabetes angemessen sei, zumal nur eine Wahrscheinlichkeit von ca. 35% besteht, dass der Patient die aktuelle akute Erkrankung ohne Schaden überlebt. Bei der Stationsübergabe am Mittag fragt der behandelnde Arzt die Stationsärzte, ob die indizierte Behandlung durchgeführt oder ob mit der Rationierung der Gesundheitsversorgung begonnen und damit bei diesem älteren Mann angefangen werden sollte, harte Entscheidungen zu treffen.

Kommentar: Die für den einzelnen Arzt einfachste und ethisch am wenigsten problematische Form der Rationierung betrifft den Verzicht auf medizinische Maßnahmen, die aussichtslos oder unnötig sind. Kostspielige, knappe Ressourcen sollten nicht für Patienten verwendet werden, die wahrscheinlich keinen Nutzen mehr daraus ziehen werden. Natürlich erfordert die Feststellung der Aussichtslosigkeit oder Wirkungslosigkeit bzw. des marginalen Nutzens einer bestimmten Maßnahme ein präzises klinisches Urteil, was häufig jedoch unmöglich ist. Der jüngste Trend zur Erstellung von Ergebnisstudien und Studien zur klinischen Epidemiologie kann hier hilfreich sein. Der Kliniker muss klinische Urteile in erster Linie durch medizinische Indikationen und Patientenpräferenzen begründen, weniger durch Faktoren der Lebensqualität wie dem Alter, der geistigen Verfassung oder der finanziellen Ressourcen des Patienten. Das Problem ist, wie im Fall des 75-jährigen Patienten geschildert (der anschließend ohne jedwede Beeinträchtigung genas), dass zum Zeitpunkt der Krankenhauseinweisung die Ärzte nicht sicher sein konnten, ob sie einen terminal Kranken vor sich hatten oder jemandem, der – wie in diesem Fall – kritisch erkrankt war, aber Aussichten auf eine vollständige Genesung hatte.

4.4.1 Aufnahme in Programme mit begrenzten Ressourcen

Das gesamte System der Gesundheitsversorgung wird durch eine stetig wachsende Nachfrage und einen entsprechenden Bedarf an Versorgungsleistungen stark belastet. Bestimmte Therapieprogramme und -verfahren sind nur an wenigen Orten und bei wenigen Spezialisten verfügbar. Es ist möglich, dass aufgrund mangelnder Verfügbarkeit nicht alle Personen, die eine bestimmte Behandlung benötigen, versorgt werden können. Bestimmte Ressourcen, wie die Mittel für eine Behandlung, die von keinem Kostenträger erstattet wird, die Zeit des Arztes oder die Verfügbarkeit von Operationssälen, sind stark beschränkt; das bedeutet, dass in solchen Fällen die gesellschaftlichen Entscheidungsträger Maßnahmen zur Erhöhung der Verfügbarkeit der Ressourcen ergreifen sollten. Andere Ressourcen sind absolut knapp, z.B. lebensrettende solide Spenderorgane wie Leber oder Herz, und auch im Falle gerechter und wirksamer Leit- und Richtlinien zur Regelung der Akquisition und Zuweisung von Spenderorganen wird die Nachfrage das Angebot stets übersteigen. Wie sind die Ressourcen der Gesundheitsversorgung zu verteilen? Obwohl dies eine Frage politischer und gesellschaftlicher Richt- und Leitlinien ist, auf die dieses Buch im Allgemeinen nicht eingeht, beeinflusst die Allokation knapper Ressourcen im Gesundheitswesen die Patientenversorgung direkt. Alle Kommentatoren stimmen hinsichtlich der Ethik dieses Problems darin überein, dass Ressourcen auf faire und gerechte Weise verteilt werden sollten. Wie wird Gerechtigkeit und Fairness jedoch definiert? Eine der herausragenden Errungenschaften in der jüngsten Medizingeschichte liefert ein Beispiel hierfür.

Beispiel: Als die chronische Hämodialyse in den 60er Jahren aufkam, machten die begrenzten Ressourcen einen Rationierungsmechanismus erforderlich. Es wurden daher örtliche Ausschüsse eingerichtet, die eine Auswahl unter den aus medizinischer Sicht als akzeptabel eingestuften Bewerbern treffen sollten. Der Ausschuss berücksichtigte Kriterien des „sozialen Wertes", persönliche und soziale Merkmale, nach denen die Betroffenen eine Behandlung „verdienten". Diese Methode erwies sich als unbrauchbar und wurde stark kritisiert, da sie von Voreingenommenheit und Vorurteilen geprägt war.

Kommentar: In der umfangreichen ethischen Diskussion zu diesem Thema besteht offenbar ein Konsens darüber, dass das Auswahlkriterium des so genannten sozialen Wertes mit dem Ziel einer fairen Verteilung nicht vereinbar ist. Ein solches System trägt immer die Gefahr von Voreingenommenheit und Vorurteilen in sich, und aus diesem Grunde ist ein Rationierungsmechanismus, der den sozialen Status oder Wert als Auswahlkriterium für die Zuteilung knapper medizinischer Behandlungsverfahren zugrunde legt, eindeutig abzulehnen. Einige Kommentatoren befürworten das Prinzip von Wartelisten nach dem Motto „Wer zuerst kommt, mahlt zuerst", stellen aber zugleich fest, dass Personen, die besser informiert sind und über bessere Verbindungen verfügen, begünstigt werden könnten, da sie in der Lage sind, die Warteschlange zu überspringen. Viele befürworten ein Auslosungssystem, bei dem sich alle Bewerber an der Ziehung von Zufallszahlen beteiligen. Doch auch dieses System ist zu bemängeln, da es nicht immer möglich ist, alle Personen, die in dem bestimmten Moment eine Behandlung benötigen, zu beteiligen.

Unserer Meinung nach sollten einige grundlegende objektive Kriterien für eine faire und gerechte Verteilung festgelegt werden, wie der gesundheitliche Zustand, die Heilungschancen und das Alter der Betroffenen. Aus der Gruppe der Personen, die diese Kriterien erfüllen, sollte dann eine definitive Auswahl nach dem Zufallsprinzip getroffen werden. Auch wäre es sinnvoll, ein System zu etablieren, das Ausnahmen von den oben genannten Kriterien zulässt in Fällen, in denen das Kriterium der absolut notwendigen Behandlung erfüllt ist.

4.4.2 Triage

Ärztliche Versorgung wurde über lange Zeit nach einem Rationierungsplan bereitgestellt, der für eine ganz spezifische Situation entwickelt wurde, und zwar für die medizinische Versorgung im Kriegsfall. In den vergangenen Jahren wurden diese als Triage-Regeln bekannten Rationierungsmechanismen auch auf Naturkatastrophen wie Erdbeben oder Hurrikane angewandt. Die Regeln der Triage und ihre logische Grundlage legt ein Handbuch der Feldchirurgie wie folgt dar:

„Priorität bei der ärztlichen Behandlung besteht für

- Leichtverletzte, die rasch wieder in den Dienst zurückkehren können
- Schwerstverletzte, die einer sofortigen Wiederbelebung oder chirurgischen Operation bedürfen
- hoffnungslos Verwundete (...).

Der Feldchirurg darf seine Energien lediglich für die Behandlung derjenigen aufwenden, deren Überleben wahrscheinlich scheint. Dies geschieht in Übereinstimmung mit dem Ziel der Feldmedizin, das wie folgt definiert wurde: ‚das Bestmögliche für die größte Anzahl von Personen' am rechten Ort und zur rechten Zeit zu unternehmen."
Emergency War Surgery. Washington, DC: Government Printing Office, 1958.

Kommentar: Die ethische Grundlage für das Triage-System im militärischen Bereich ist, die für einen Sieg benötigten Kräfte zum Nutzen des Gemeinwohls der Streitkräfte und der Nation wieder einsatzfähig zu machen. Auf ähnliche Weise stuft die Triage im Katastrophenschutz die ärztliche Behandlung von Feuerwehrleuten, der für die öffentliche Sicherheit verantwortlichen Einsatzkräfte und des medizinischen Personals als vorrangig ein, damit diese Personen wieder zum Rettungseinsatz zurückkehren können. Eine aktuelle Katastrophe und eine ernsthafte Gefahr für die Gesellschaft rechtfertigen die Aufstellung von Triage-Regeln. Sind die Bedingungen einer aktuellen Katastrophe und ist die Gefahr der Aufrechterhaltung der sozialen Ordnung jedoch nicht gegeben, dann lassen sich Regeln, die die Bedürfnisse von Einzelpersonen den Bedürfnissen der Gesellschaft unterordnen, in der medizinischen Ethik nur schwerlich rechtfertigen.

4.4.3 Allokation von soliden Organen für Transplantationen

Die Organtransplantation ist eine der größten Errungenschaften der modernen Medizin. Zum ersten Mal in der Geschichte ist es möglich, Menschen, deren Vitalorgane wie Herz, Niere oder Leber versagen, durch die rechtzeitige Transplantation eines Spenderorgans vor dem sicheren Tod zu retten. Das grundlegende ethische Prinzip der Organtransplantation setzt voraus, dass das Organ eine echte Spende darstellt, eine freiwillige und altruistische Gabe des Spenders für den Empfänger. Diese Gabe kann von einem Lebendspender stammen, wie es bei Nierentransplantationen zwischen Verwandten und in zunehmendem Maße auch bei Lebertransplantationen der Fall ist, oder eine Person verfügt zu Lebzeiten, dass ihre Organe nach ihrem Tod zur Transplantation freigegeben werden, was nach der US-Gesetzgebung möglich ist. Das von allen US-Bundesstaaten gebilligte einheitliche Organspendengesetz (Uniform Anatomical Gift Act) hat ein System zur Identifizierung von Spendern eingerichtet (üblich ist ein entsprechender Vermerk auf dem Führerschein). Organe können Verstorbenen nicht ohne die vorherige Zustimmung des Sterbenden entnommen werden, bzw. nach dessen Tod nicht ohne

Zustimmung des nächsten Anverwandten. Die meisten transplantierten Organe stammen von Personen, deren Hirntod festgestellt wurde. Doch aufgrund der Tatsache, dass die Zahl der Totspender in den vergangenen Jahren konstant blieb und nicht mehr ausreicht, den Bedarf zu decken, stammt eine wachsende Zahl von Organen von verwandten oder nicht verwandten Lebendspendern oder von einem erweiterten Pool von Totspendern mit Herztod. Die Gesetze zahlreicher US-Bundesstaaten legen fest, dass Ärzte die Angehörigen des soeben Verstorbenen um die Organspende bitten müssen (eine emotional schwierige, aber notwendige Aufgabe).

Trotz dieser Bemühungen zur Erhöhung von Organspenden übersteigt die Nachfrage nach soliden Organen das Angebot erheblich. In den Vereinigten Staaten fanden im Jahr 2000 rund 23.000 Organtransplantationen statt. Ende 2001 standen 78.000 Menschen auf der Warteliste für alle transplantierbaren Organe. 6.000 Menschen starben, während sie auf der Warteliste vermerkt waren. Es ist daher nötig, ein faires und gerechtes Verteilungssystem einzurichten und anzuwenden. Die Schlüsselelemente eines solchen Systems sind, dass

- auf Kriterien des sozialen Status oder Wertes verzichtet wird
- die wahrscheinlichen Heilungschancen des Patienten berücksichtigt werden
- die medizinische Dringlichkeit der Transplantation einbezogen wird
- eine Diskriminierung aufgrund von Geschlecht, Rasse oder Sozialstatus vermieden wird
- transparente Verfahren angewendet werden, die von der Öffentlichkeit als fair und gerecht anerkannt sind.

In den Vereinigten Staaten wird die Verteilung der Organe vom Vereinten Organspendernetzwerk (United Network on Organ Sharing, UNOS) abgewickelt, einer privaten Organisation, die von der US-Regierung unterstützt wird. Nach den Richt- und Leitlinien der UNOS erfolgt die Verteilung der Spenderorgane auf der Grundlage des gesundheitlichen Zustands, der Blutgruppe, der Wartezeit und der geografischen Entfernung zwischen Spender und Empfänger. Diese Daten werden in einer elektronischen Datenbank verwaltet. Die Richt- und Leitlinien zur Organrettung und -verteilung sind auf der folgenden Website verfügbar: UNOS: http://www.unos.org.

Special Issue on Organ Transplantation: Shaping Policy and Keeping Public Trust. *Camb&Health Ethics* 1999;8(3).

Special Section on Organ Transplantation. *Hastings Cent Rep* 1999;29(6).

Fallbeispiel I: Der 50-jährige Patient J.J. leidet an einer durch primäre biliäre Zirrhose verursachte Leberpathologie im Endstadium. In den vergangen Jahren waren mehrfach Komplikationen aufgetreten, unter anderem portale Hypertension, blutende Ösophagusvarizen, Aszites und eine Episode von Enzephalopathie. Der Patient steht seit drei Jahren auf der Warteliste für eine Lebertransplantation. Da in seiner Region jedoch lange Wartezeiten die Regel sind und er die Blutgruppe 0 hat, kann es zwei Jahre dauern, bis ein passendes Organ verfügbar ist. Weil Spenderlebern zum Teil nach medizinischer Dringlichkeit vergeben werden und der Arzt des Patienten besorgt ist, dieser könne an den Komplikationen eines Leberversagens sterben, schlägt der Mediziner vor, die Chancen des Patienten durch Einweisung in eine Intensivstation zu erhöhen, wodurch er eine höhere Priorität erhalten würde. Das bedeutet, dass der Patient die Warteschlange überspringen und binnen einer Woche eine Spenderleber erhalten könnte. Die Einweisung auf die Intensivstation wird durch die Diagnose einer Enzephalopathie 3. Grades erwirkt, die durch entsprechende Behandlung sehr schnell unter Kontrolle gebracht werden kann. Anschließend bleibt der Patient so lange auf der Intensivstation, bis eine Spenderleber verfügbar ist. Manch einer bezeichnet dieses Verfahren als „Austricksen des Systems".

Kommentar: Ist es ethisch vertretbar, dass der Arzt „das System austrickst", um die Chancen des Patienten für eine lebensrettende Organverpflanzung zu erhöhen? Der Arzt argumentiert, dass der Patient J.J. durch seinen geografischen Wohnort und seine Blutgruppe benachteiligt sei. Durch ein „Austricksen des Systems" erhalte er lediglich die gleichen Chancen wie jemand, der in einer Region mit kürzeren Wartelisten lebt und eine gängigere Blutgruppe hat. Wir können diesem Verhalten und seiner logischen Grundlage nicht zustimmen. Obwohl Ärzte verpflichtet sind, sich für die Interessen ihrer Patienten einzusetzen, sind dieser Fürsprache Grenzen gesetzt, und zwar durch die Festlegung genauer Kriterien für eine gerechte und faire Verteilung von sozialen, in diesem Falle medizinischen Leistungen. Die Schaffung gleicher Zugangsbedingungen sollte über politische Maßnahmen und nicht über klinische Entscheidungen erreicht werden. Seit Ende der 90er Jahre debattieren UNOS und die US-Regierung über Ansätze, um die offenkundigen Disparitäten zwischen den regionalen Wartezeiten zu mindern und lange Wartezeiten durch Dringlichkeitskriterien auszugleichen. Darüber hinaus ist das „Austricksen des Systems" zumeist Personen mit höheren Sozialkompetenzen und entsprechenden finanziellen Möglichkeiten vorbehalten und führt daher zu einer ernsthaften Diskriminierung im System, welche eigentlich bekämpft werden sollte. Daher sollte sich der Arzt trotz der Notlage und lebensbedrohlichen Situation seines Patienten an die Spielregeln halten.

Fallbeispiel II: Der Patient J.J. wartet seit nunmehr zwei Jahren auf eine Lebertransplantation. Er sucht die Praxis seines Chirurgen mit einer Person auf, die er als seinen besten Freund vorstellt. Er habe von Transplantationsprogrammen gehört, bei denen Lebendspender für partielle Lebertransplantationen eingesetzt werden. Der Bekannte des Patienten J.J. sagt, er sei bereit, sich als freiwilliger Lebendspender zur Verfügung zu stellen. Für den Chirurgen stellen sich mehrere Fragen:

1) Sollte ein gesunder Mensch die mit einer Transplantation verbundenen substanziellen Morbiditäts- und Mortalitätsrisiken eingehen?
2) Sollte der Patient J.J. an eines der US-Programme überwiesen werden, die im Gegensatz zu dem behandelnden Chirurgen über solide Erfahrungen mit dem Verfahren der Lebertransplantationen von Lebendspendern verfügen?
3) Kann der Chirurg prüfen, ob diese Person tatsächlich der beste Freund des Patienten oder aber ein angeworbener „Freiwilliger" ist, der einer Organspende gegen Geld zugestimmt hat?
4) Sollte der Chirurg „Detektivarbeit" leisten, um Licht in diese Angelegenheit zu bringen?

Kommentar: Obwohl bereits seit den Anfängen der Transplantationsmedizin lebende Personen als Nierenspender eingesetzt wurden, stellen sich nach wie vor Fragen bezüglich der Ethik eines chirurgischen Eingriffs an einem gesunden Menschen zum Nutzen eines anderen. Diese Praxis wurde als ethisch vertretbar eingestuft, wenn sich ein informierter Spender aus freiem Willen und unentgeltlich zur Verfügung stellt, d.h. wenn er nicht gezwungen wird und sich der Risiken bewusst ist, die mit dieser Operation verbunden sind.

Eine partielle Lebertransplantation birgt ein höheres Risiko als eine Nierenverpflanzung, zudem ist es in den Vereinigten Staaten illegal, Organe durch Kauf zu erwerben. Es muss daher eindeutig nachgewiesen werden, dass der Freund des Patienten J.J. über die Risiken aufgeklärt wurde und dass er sich aus freiem Willen und unentgeltlich zu der Organspende entschlossen hat. Der Chirurg sollte ein privates Gespräch mit dem Spender führen und ihn über die Risiken des Eingriffs informieren. Ein nicht mit dem Fall befasster Arzt sollte als „Fürsprecher für den Spender" hinzugezogen werden, um genauer zu prüfen, ob er zur Organspende gezwungen wurde und ob er vom medizinischen Standpunkt zur Spende geeignet ist. Jeder Verdacht auf das Vorhandensein von Zwang oder finanziellen Anreizen disqualifiziert den potenziellen Spender. Außerdem sollte der Chirurg den Fall an ein Programm weiterleiten, das größere Erfahrung mit Eingriffen an Lebendspendern besitzt.

4.4.3 P Organtransplantation bei Kindern

Erfolgreiche Organtransplantation setzen voraus, dass HLA-(Humanleukozyten-Antigen-)kompatible Spender verfügbar sind. Solche Spender sind oftmals die Geschwister. Dies wirft die Frage auf, ob es ethisch vertretbar ist, dass eine Niere oder das Knochenmark eines gesunden Kindes für ein ernsthaft erkranktes Geschwisterkind verwendet werden. Der erste bekannt gewordene Fall warf eine äußerst heikle Frage auf, da es sich bei dem körperlich gesunden Spender um ein Kind mit Entwicklungsrückstand handelte; dies ließ den schrecklichen Verdacht aufkommen, dass hier Menschen mit Entwicklungsrückstand zum Vorteil anderer ausgenutzt werden. Die Hauptfrage gilt allerdings dem Risiko, dem ein gesundes Kind zum potenziellen Nutzen eines anderen Kindes ausgesetzt wird. Unserer Ansicht nach ist es nicht vertretbar, jemandem das ernsthafte Risiko einer Nierenentnahme aufzuzwingen. Vertretbar dagegen ist eine Knochenmarkspende, da bei diesem Verfahren das Risiko wesentlich geringer ist. Es versteht sich von selbst, dass die Gespräche mit der Familie und dem Kind mit größtem Feingefühl zu führen sind. Die psychologischen Implikationen für das Kind im Falle eines Erfolgs oder Misserfolgs müssen erkannt werden, und darüber hinaus sind die rechtlichen Voraussetzungen zu beachten. In dem Fall, dass die Eltern sich nicht einig sind, sollte von dem Vorhaben Abstand genommen werden.

4.4.4 Konkurrierende Versorgungsansprüche

In bestimmten Situationen kann sich die Frage stellen, ob die Versorgungsansprüche eines Patienten Vorrang vor den Ansprüchen eines anderen Patienten haben. Es ist möglich, dass nicht genügend Personal, Zeit, Ausrüstung, Betten und andere Ressourcen vorhanden sind, um beide Patienten zu versorgen. Hinzu kommt, dass die grundlegende ethische Rechtfertigung für Triage, nämlich der Beitrag zum Gemeinwohl, nicht gegeben ist. In diesem Fall besteht eine Konkurrenzsituation zwischen zwei rivalisierenden Patienten.

Fallbeispiel I: Bei der 71-jährigen Patientin C.Z. wird ein Lungentumor diagnostiziert. Die Patientin lehnt einen chirurgischen Eingriff ab. Sie entwickelt eine obstruktive Pneumonie und wird auf die Intensivstation des öffentlichen Krankenhauses ihres ländlichen Verwaltungsbezirks eingewiesen. Sieben Tage lang sind keine Anzeichen einer Besserung zu erkennen. Sie befindet sich jetzt in einem soporösen Zustand. Ein Traumapatient, der einen Verkehrsunfall erlitten hat, wird mit gequetschtem Brustkorb, Pneumothorax und gebrochenen Gliedmaßen in das Krankenhaus eingeliefert und benötigt umgehend ein Beatmungsgerät. Frau C.Z., eine der sechs Patienten an den sechs zur Verfügung stehenden Beatmungsgeräten der Intensivstation, hat die schlechteste Prognose. Es ist sehr wahrscheinlich, dass sie bei Absetzen der künstlichen Beatmung sterben würde. Sollte die künstliche Beatmung dennoch zu Gunsten des Unfallopfers abgeschaltet werden?

Kommentar: Die medizinische Prognose für die Patientin C.Z. ist äußerst schlecht. Sie leidet an Lungenkrebs mit Bronchialobstruktion und Pneumonie und spricht auf die entsprechende Behandlung nicht an. Sie ist komatös und wird wahrscheinlich innerhalb weniger Tage sterben. Gegenwärtig ist sie nicht in der Lage, Präferenzen zu äußern. Über ihre Präferenzen ist nichts bekannt, nur die Tatsache, dass sie einen chirurgischen Eingriff abgelehnt hat. Vor diesem Hintergrund wird das dringende und ernsthafte Bedürfnis einer anderen identifizierbaren Person zu einer wichtigen Überlegung. Wenn sich diese Person außerdem in unmittelbarer Lebensgefahr befindet, wird der kontextgebundene Faktor der Ressourcenknappheit ausschlaggebend für die Entscheidungsfindung bezüglich der Patientin C.Z. Theoretisch ist es ethisch vertretbar, eine Unterbrechung der künstlichen Beatmung zu empfehlen. Wenn es sich um eine nur relative Ressourcenknappheit handelt, werden solche Situationen in der Praxis gewöhnlich an Ort und Stelle gelöst, indem z.B. zusätzliches Intensivpflegepersonal hinzugezogen wird oder Beatmungsgeräte ausnahmsweise außerhalb der Intensivstation eingesetzt werden dürfen. Solche praktischen Kunstgriffe sind häufig die Lösung für ethische Probleme.

Fallbeispiel II: Der drogenabhängige Patient R.A. (vgl. Kap. 2.9.2) benötigt zum zweiten Mal eine Mitralklappenprothese. Mehrere Ärzte sprechen sich eindeutig gegen diesen Eingriff aus und nennen dafür drei Gründe:

1) Ein chirurgischer Eingriff sei aussichtslos, da der Patient sich erneut infizieren werde
2) Der Patient verfügt nicht über die nötige Selbstdisziplin, um ein Therapieprogramm zu befolgen und auf Drogenkonsum zu verzichten
3) Dies stelle keine sinnvolle Nutzung gesellschaftlicher Ressourcen dar.

Kommentar: In Bezug auf die Überlegungen 1) und 2) verweisen wir auf die Kapitel 1.1.3 und 2.9. Die dritte Überlegung dagegen wirft folgende neue ethische Fragen auf:

- Welche Kriterien sollten angewandt werden, um eine sinnvolle Nutzung gesellschaftlicher Ressourcen von einer nicht sinnvollen zu unterscheiden? Solche Kriterien sollten im Rahmen politischer und gesellschaftlicher Leit- und Richtlinien aufgestellt werden. Im klinischen Bereich ist dies unmöglich, da Klinikern im Allgemeinen der Überblick über den gesellschaftlichen Gesamtbedarf und auch darüber, in welchem Maße bestimmte Entscheidungen diesen Bedarf beeinflussen können, fehlt. Versuche, entsprechende Kriterien zu definieren, bergen zudem das Risiko, dass klinische Entscheidungen durch diskriminierende Voreingenommenheit und Vorurteile beeinflusst werden.
- Es gibt keine Garantie dafür, dass die Ressourcen, die durch den Verzicht auf die Behandlung dieses Patienten eingespart wird, einer besseren Verwendung zugeführt werden. Die gesellschaftlichen Ressourcen werden natürlich nicht nur vom Patienten „absorbiert", sondern auch von dem Krankenhaus, den Ärzten und Chirurgen, dem Pflegepersonal etc.

Empfehlung: Die ethische Rechtfertigung für die Verweigerung einer zweiten Herzklappenprothese ist die medizinische Indikation: das Risiko des chirurgischen Eingriffs und die damit verbundene Sterblichkeitsrate ist entschieden höher als das Risiko, die Erkrankung allein durch medizinische Maßnahmen unter Kontrolle zu bringen. Sprechen die medizinischen Indikationen für den chirurgischen Eingriff, so sollte dieser auch durchgeführt werden. Die ethische Verpflichtung zu einem chirurgischen Eingriff ist jedoch insoweit nur in geringerem Maße gegeben, als in diesem Fall, wie im Kommentar zu diesem Fallbeispiel (vgl. Kap. 2.9.2) dargelegt, die Rechte und Interessen anderer Patienten direkt gefährdet sind.

4.5 Religion

Religiöse Überzeugungen und die Glaubenssätze der einzelnen Glaubensgemeinschaften sind für die medizinische Versorgung von nicht zu vernachlässigender Bedeutung. Die Religion bietet wichtige Unterstützung und nötigen Beistand in Momenten des Leids, des Verlusts, der Trauer und des Sterbens. Die Mehrheit der US-Bürger bekennt sich zu einer Form religiösen Glaubens. Außerdem fühlen sich viele Personen aus anderen Kulturen ihren religiösen und kulturellen Traditionen eng verbunden. Die Erfahrung zeigt, dass der religiöse Glauben im Angesicht von Krankheit und Tod von großem Wert sein kann, und deshalb spielen geistlicher Beistand und Seelsorge in der Gesundheitsversorgung eine wichtige Rolle. Allerdings wahrte die westliche Medizin über lange Zeit eine gewisse Distanz zur Religion, einerseits aus wissenschaftlicher Skepsis dem Glauben gegenüber, andererseits aufgrund der beruflichen Pflicht, niemanden seiner religiösen Überzeugungen wegen zu diskriminieren oder zu begünstigen. Dennoch respektieren viele Ärzte die Grundsätze ihrer eigenen Religion und lassen zu, dass diese ihre medizinische Praxis beeinflussen. Die Lehr- und Glaubenssätze der katholischen und jüdischen Religion enthalten eine Vielzahl von Doktrinen zur Gesundheit und medizinischen Behandlung, die bestimmte Maßnahmen vorschreiben oder auch untersagen können. Im Umfeld der US-Gesundheitsversorgung zeigt sich heute, dass Menschen vielen unterschiedlichen Formen religiöser und spiritueller Überzeugungen verbunden sein können. Demzufolge ist die Frage der Religion in der Ethik eine komplexe Frage. Wir stellten bereits fest, welche Probleme im Hinblick auf die klinische Ethik entstehen, wenn Patienten religiöse Wertvorstellungen vertreten, die eine bestimmte medizinische Behandlung ablehnen (vgl. Kap. 2). An dieser Stelle seien weitere Aspekte der Religion in der medizinischen Versorgung festgehalten.

Fallbeispiel I: Der 66-jährige Patient M.R. unterzog sich vor kurzem einer Whipple-Operation wegen Pankreaskrebs. Er erholt sich nur langsam von dem Eingriff und befindet sich zwei Wochen danach noch immer in stationärer Behandlung. Seine Familie, die Ehefrau und die fünf erwachsenen Kinder, sind rund um die Uhr im Krankenzimmer anwesend. Sie alle sind fromme Christen. Der Chirurg Dr. K. gehört dagegen keiner religiösen Glaubensrichtung an. Bei einer Visite zeigt einer der Söhne des Patienten dem Arzt einen Artikel aus der medizinischen Fachliteratur, wonach die Forschung festgestellt habe, dass Patienten, für die regelmäßig gebetet werde, rascher genesen würden. Wiederholt bittet der Sohn im Namen der Angehörigen den Arzt, er möge sich am gemeinsamen Gebet beteiligen.
Fallbeispiel II: Dr. N.A., eine Hausärztin mit einer kassenärztlichen Zulassung in Geburtshilfe und Gynäkologie, arbeitet in dem Krankenhaus eines Stadtviertels mit einem hohen Anteil an Zuwanderern aus Äthiopien und Somalia. Die Ärztin hat das Vertrauen der Frauen dieser ethnischen Gemeinschaft gewonnen, da sie großes Verständnis für deren Lebensweise zeigt. Sie selbst wuchs als schwarze Muslima auf und wurde in den Lehren des Korans unterrichtet und in der klassischen islamischen Tradition erzogen. Eine Delegation der Somalierinnen fragt sie, ob sie bereit sei, rituelle Genitaloperationen an jungen Frauen der Gemeinschaft durchzuführen. Diesen Eingriff, der üblicherweise Klitorisbeschneidung genannt und von den Gegnern dieser Praxis als Genitalverstümmelung angesehen wird, führen derzeit Frauen ohne medizinische Ausbildung durch. Die Somalierinnen gehen davon aus, dass die Ärztin verstehe, dass sich jede gläubige Muslima diesem Ritual unterziehen muss. Dr. N.A. hat gesehen, welche medizinischen Probleme diese Prozedur zur Folge hat. Sie fühlt sich von dem Ritual abgestoßen und weiß darüber hinaus aus ihrem eigenen Studium des islamischen Rechts, dass weder im Koran noch in den überlieferten Schriften des Propheten dieser Eingriff vorgeschrieben wird.

Empfehlung: Im Fallbeispiel I sollte der Chirurg die religiösen Überzeugungen der Familie respektieren und höflich ablehnen, sich ihrem Gebet anzuschließen, etwa mit der Begründung: „Die Studie, die Sie erwähnen, ist mir bekannt, doch ich bezweifle, dass die Gebete eines Nichtgläubigen hilfreich sind.“ Er kann hinzufügen, er werde die Wünsche der Familie den Fachkollegen und den im Krankenhaus tätigen Seelsorgern mitteilen. Im Falle, dass einer der Ärzte den Wunsch hat, am Gebet der Familie teilzunehmen, so sollte er dies auch tun. In erster Linie geht es darum, religiöse Überzeugungen und Wertvorstellungen, die niemandem schaden, den Betroffenen jedoch helfen könnten, nicht abzuwerten.

Im Fallbeispiel II steht Dr. N.A. vor einem moralischen Dilemma. Die Ärztin möchte das Vertrauen der Frauen nicht verlieren, die dringend eines verständnisvollen Arztes bedürfen. Sie möchte nicht, dass junge Frauen durch auf primitivste Weise ausgeführte rituelle Verfahren verstümmelt werden. Sie will keine Komplizin in einem Ritual sein, das der Beherrschung von Frauen durch Männer dient. Ihre moralische Abneigung verbunden mit der Tatsache, dass dieser Eingriff in keiner Weise den professionellen Standards gerecht wird, sollte sie darin bestätigen, dieser Bitte nicht nachzukommen. Gleichzeitig sollte die Ärztin versuchen, die Frauen über die religiösen Gesetze ihres Glaubens und die medizinischen Konsequenzen des Eingriffs aufzuklären.

4.6 Die Rolle rechtlicher Faktoren in der klinischen Ethik

Rechtliche Faktoren wurden in diesem Buch über medizinische Ethik vielfach angesprochen. Schon seit langem ist die medizinische Praxis Gegenstand der Gesetzgebung und der Rechtsprechung, vor allem, wenn es sich um Anklagen gegen Ärzte wegen Fahrlässigkeit handelt. In jüngster Zeit haben der Umfang der Gesetzgebung und die Zahl der Gerichtsverfahren und Regelungen zu den Themenbereichen Medizin und Gesundheit stark zugenommen. Leistungserbringer sollten über die bestehenden Verflechtungen und Überschneidungen zwischen Recht und Ethik in der medizinischen Praxis informiert sein. Wenngleich Angehörige der Gesundheits- und Heilberufe nur selten über detailliertes juristisches Fachwissen verfügen, sollten sie dennoch in der Lage sein, potenzielle rechtliche Problematiken zu identifizieren und zu erkennen, wann es angebracht ist, sich juristisch beraten zu lassen. Themen wie IC, Vertraulichkeit, Patientenverfügungen und viele andere Fragen, die in diesem Buch erörtert werden, besitzen sowohl ethische als auch rechtliche Aspekte.

Wenn in der Gesundheitsversorgung ethische Konflikte auftreten, können gesetzliche Regelungen mitunter ethischen Optionen Grenzen setzen oder sogar ethische Konflikte verursachen. Es ist möglich, dass die geltenden Gesetze die aktive Sterbehilfe verbieten, indem die Bereitstellung entsprechender Mittel durch Ärzte, z.B. Verschreiben einer tödlichen Schlafmitteldosis, mit der Patienten Suizid begehen können, zum Straftatbestand deklariert wird. Im Bundesstaat Oregon dagegen gestattet das Gesetz Ärzten die Verschreibung von Schlafmitteln für terminal kranke Patienten, sofern festgesetzte Kriterien und verfahrenstechnische Vorgaben erfüllt sind. Auf ähnliche Weise erlauben bestimmte Gesetze die Verschreibung von so genanntem medizinischem Marihuana für AIDS- und Krebspatienten, doch hat der Generalbundesanwalt der Vereinigten Staaten (United States Attorney General) gegen diese Gesetze erfolgreich Einspruch erhoben, mit der Begründung, sie stellten einen Verstoß gegen die staatlichen Betäubungsmittelgesetze dar. Konfliktsituationen entstehen mitunter, wenn sich Angehörige der Gesundheits- und Heilberufe entscheiden müssen zwischen ihrer ethischen Pflicht, vertrauliche Mitteilungen nicht weiterzugeben, und ihrer gesetzlichen Pflicht, zum Schutz der öffentlichen Gesundheit und Sicherheit den zuständigen Behörden bestimmte Fälle zu melden. Im Allgemeinen verpflichten auch berufsständische Normen zur Achtung der gesetzlichen Vorgaben. Ein Arzt kann jedoch aus Gewissensgründen der Überzeugung sein, dass gesetzliche Vorgaben seinen ethischen Pflichten entgegengesetzt sind. Ärzte, die aus Gewissensgründen die Beachtung gesetzlicher Vorgaben verweigern, müssen sich auch der rechtlichen Konsequenzen ihres Handels bewusst sein und diese in Kauf nehmen.

Mitunter sind Ärzte der Meinung, dass bestimmte gesetzliche Vorgaben ihre Berufsausübung belasten und erschweren, z.B. wenn für bestimmte medizinische Maßnahmen Zugangsbedingungen oder -begrenzungen vorgeschrieben werden. In besonderen Fällen hat der Arzt die Möglichkeit, eine Ausnahmegenehmigung zu beantragen, um von den allgemein gültigen gesetzlichen Voraussetzungen abzuweichen, oder die Klärung seiner genauen rechtlichen Pflichten zu erwirken. Gelegentlich halten Ärzte fälschlicher Weise bestimmte gesetzlich vorgeschriebene Vorgaben für überflüssig oder wirkungslos. Auch haben einige Ärzte eine übertriebene, teils durch mangelnde Kenntnis der Sachlage verursachte Angst, zivil- oder strafrechtlich haftbar gemacht zu werden. Studien haben im Übrigen gezeigt, dass Ärzte rechtliche Informationen mitunter bei höchst unzuverlässigen Quellen einholen, z.B. bei ihren Berufskollegen.

McCreary SV, Swanson JW, Perkins HS, et al. Treatment decisions for terminally ill patients: Physicians' legal defensiveness and knowledge of medical law. *Law Med Health Care* 1992;20:364–376.

Sollte die Rechtslage in Bezug auf bestimmte Fragen der medizinischen Praxis nicht klar sein, ist es empfehlenswert, zur eigenen Absicherung Rat von Experten einzuholen. Stellen sich Fragen zu potenziellen Konflikten zwischen ethischen Werten und gesetzlichen Pflichten, sollten Ärzte institutionelle Organe wie Ethikberatungen, Ethikkomitees, Rechtsberatungen oder Berufsverbände einschalten, um ihre Optionen und Verantwortung zu klären.

Ein gängiger Fehler besteht darin zuzulassen, dass die rechtliche Klärung eines Falles der ethischen Diskussion vorangestellt wird. Wenngleich rechtliche Fragen für den Fall relevant sein mögen, stellen sie in keiner Weise die Lösung eines ethischen Problems dar, das im Rahmen der in diesem Buch vorgeschlagenen Methode analysiert und gelöst werden sollte.

4.6 P Rechtliche Faktoren in der Pädiatrie

Bestimmte Gesetze wirken sich besonders auf die Versorgung von Kindern und Kleinkindern aus. Sämtliche US-Bundesstaaten haben eine Gesetzgebung zum Schutz des Kindes verabschiedet, die die Leistungserbringer dazu verpflichtet, bei den zuständigen Behörden Fälle anzuzeigen, bei denen der Verdacht auf Missbrauch, Gewaltanwendung und Vernachlässigung von Kindern besteht. In den Vereinigten Staaten sind auf Bundesebene ein Bundesgesetz und eine Gerichtsentscheidung auch für klinische Entscheidungen von Kinderärzten von Bedeutung. Im Jahr 1985 verabschiedete der US-Kongress eine Novellierung des Gesetzes zur Prävention von Kindesmissbrauch, medizinischen Behandlung und Adoption von Kindern (Child Abuse Prevention and Treatment and Adoption Reform Act). Diese Novellierung, die unter dem Namen „Baby Doe Rules" bekannt wurde und die rechtliche Standards für klinische Entscheidungen hinsichtlich der Versorgung Neugeborener definiert, wurde bereits weiter oben behandelt (vgl. Kap. 1.4 P; 2.7.3 P; 3.0.1 P; 3.2 P). Die Baby-Doe-Vorschriften wenden sich nicht unmittelbar an die für die medizinische Behandlung Neugeborener zuständigen Leistungserbringer, sie gelten für staatliche Kinderschutzbehörden, die darüber wachen müssen, dass diese Regeln von den Krankenhäusern befolgt werden. Neonatologen wird geraten, sich wegen der Interpretation dieser Regeln an die zuständigen lokalen Rechtsberatungen zu wenden.

Unlängst stützte sich eine in Fachkreisen eher umstrittene Gerichtsentscheidung zur medizinischen Versorgung eines Neugeborenen mit Anenzephalus-Fehlbildung auf die US-Bundesgesetze zur Sicherung der angemessenen Notfallversorgung mittelloser Patienten. Baby K. wurde mit Anenzephalus-Fehlbildung geboren. Die Mutter, die starke religiös geprägte Wertvorstellungen über den Schutz allen Lebens hatte, nahm das Neugeborene für die restlichen Tage seines kurzen Lebens mit nach Hause. Als, wie es zu erwarten war, eine kritische Atemnot eintrat, brachte die Mutter das Baby zur Behandlung in die Notaufnahme des Krankenhauses. Widerstrebend gewährte das Krankenhaus eine Behandlung, obwohl die Ärzte diese für aussichtslos hielten, wandte sich dann aber mit einer Schadensersatzforderung an das Gericht. Das Gericht urteilte auf der Grundlage des US-Bundesgesetzes zur Notbehandlung und aktiven Wehenphase (EMTALA), nach dem Krankenhäuser vor der Verlegung von Notfallpatienten in andere Institutionen verpflichtet sind, den Gesundheitszustand dieser Patienten zu stabilisieren. Das Gericht begründete seine Entscheidung, das Krankenhaus sei demnach zur medizinischen Versorgung von Baby K. verpflichtet gewesen. In diesem Fall hätten die Wertvorstellungen und Hoffnungen der Mutter Vorrang vor dem Anspruch des Krankenhauses, aufgrund der festgestellten Aussichtslosigkeit eine kontinuierliche künstliche Beatmung zu verweigern.

Es ist schwierig, aus diesem spezifischen Fall die Antwort auf die allgemeinere Frage abzuleiten, wie die Aussichtslosigkeit einer Behandlung zu definieren ist (s. Kap. 1.1.3). Wie unter 2.5.1 P geschildert, wurden in diversen US-Bundesstaaten Bestimmungen erlassen, die in bestimmten Fällen eine Befreiung von den gesetzlichen Pflichten zulassen, die zum Schutz Minderjähriger oder durch spezifische Verordnungen über obligatorische Impfungen von schulpflichtigen Kindern und Minderjährigen vorgesehen sind.

4.7 Klinische Forschung

Die klinische Forschung ist für die moderne Medizin von grundlegender Bedeutung. Neue therapeutische und diagnostische Maßnahmen müssen durch klinische Erprobung und Testreihen an Menschen geprüft werden. Häufig ist es erforderlich, dass diese Menschen auch an der Krankheit leiden, für die die jeweilige Therapie entwickelt werden soll. In der Vergangenheit wurden Patienten in der klinischen Forschung oftmals ohne ihr Wissen und ohne ihre Zustimmung als Probanden genutzt. Heute ist dies ethisch und rechtlich inakzeptabel, und medizinische Forschung und Behandlung sind eindeutig voneinander getrennt. In der klinischen Forschung tätige Ärzte müssen diese Trennung respektieren und sich diesbezüglich auch ihrer Verantwortung und Pflichten bewusst sein.

Beauchamp TL, Childress JF. The dual roles of physician and investigator. In: *Principles of Biomedical Ethics. 5th ed.* New York: Oxford University Press; 2001:319–328.

Levine RJ. *Ethics and Regulation of Clinical Research.* New Haven: Yale University Press; 1986.

IRB: *Ethics and Human Research.* The Hastings Center, Garrison, New York.

4.7.1 Definition der klinischen Forschung

Klinische Forschung ist als eine klinische Maßnahme definiert, die Patienten oder andere Personen, die sich freiwillig zur Verfügung stellen, als Testpersonen einbezieht, und deren Verlauf und Ergebnisse in einem Protokoll aufgezeichnet werden, um verallgemeinerungsfähige wissenschaftliche Erkenntnisse zu gewinnen. In dem Protokoll werden auch die Forschungsmethoden dokumentiert, z.B. Zufalls- und Doppelblindmethoden, und die zur Erhebung gültiger Daten notwendigen statistischen Techniken. Einen direkten Nutzen aus der klinischen Forschung ziehen in der Regel nicht die Probanden selbst, sondern eher Dritte, künftige Patienten, die wissenschaftlichen Experten, die das Forschungsprojekt durchführen, und die Gesellschaft im Allgemeinen. Ein Beispiel dafür, dass auch die Studienteilnehmer selbst persönlichen Nutzen aus einem klinischen Test ziehen, ist die mögliche Remission der Krebserkrankung eines Patienten als Resultat der Behandlung mit einem experimentellen Medikament. Klinische Tests oder Erprobungen sind in der Regel so ausgelegt, dass bei den Probanden nach dem Zufallsprinzip entweder die zum Forschungsgegenstand erhobene experimentelle Maßnahme oder eine Alternative eingesetzt wird, z.B. ein Placebo-Medikament oder das zu dem Zeitpunkt beste Mittel. Ethisch gerechtfertigt wird diese Randomisierung durch das Prinzip der klinischen Äquivalenz: nach einschlägiger Expertenmeinung besteht aufgrund der verfügbaren Beweise kein Unterschied zwischen der getesteten Maßnahme und den bekannten Alternativen. Im Rahmen des Forschungsprojekts soll dann nachgewiesen werden, dass diese Annahme korrekt bzw. falsch ist, dass die Ergebnisse für oder gegen die eine oder die andere Behandlungsmethode sprechen. Hinzu kommt, dass die Patienten und für gewöhnlich auch die Wissenschaftler selbst nicht wissen, welche medizinische Intervention bei welchem Probanden eingesetzt wird.

4.7.2 Standards der klinischen Forschung

Die klinische Forschung wird von Leit- und Richtlinien geregelt, die in mehreren ethischen Grundsatzdokumenten festgelegt sind. Dies sind in erster Linie der Nürnberger Kodex, die Helsinki-Erklärung des Weltärztebundes und der Belmont-Report. Die Regelungen des US-Bundesministeriums für Gesundheit und Humandienste (Department of Health and Human Services) gelten verbindlich und ausnahmslos für alle Forschungsprojekte, die der zuständigen Behörde (Food and Drug Administration, FDA) zur Genehmigung vorgelegt werden, sowohl für die durch Bundesmittel geförderten als auch für private bzw. von der Industrie finanzierte Vorhaben.

45 Code of Federal Regulations 46:1981; 48:1983.

Sugarman J, Mastroianni AC, Kahn JP (eds). Ethics of Research with Human Subjects. Selected Policies and Resources. Frederick, Md: University Publishing Co; 1998.

Diese Regelungen schreiben folgende Bedingungen vor:

- Prüfung vorgeschlagener Forschungsprojekte durch einen institutionellen Prüfungsausschuss (institutional review board, IRB). Der IRB besteht aus Experten, die über die zur Bewertung der Projekte nötige wissenschaftliche Fachkenntnis verfügen, sowie aus anderen kompetenten Personen, von denen einige von der Institution unabhängig sein sollten. Der IRB-Ausschuss hat die Aufgabe, das Forschungskonzept zu evaluieren, die Risiken und Nutzen der Forschungsverfahren zu überprüfen und gegenüber der Geld gebenden Behörde eine Empfehlung für oder gegen die Bewilligung und Finanzierung auszusprechen. Im Zuge dieser Überprüfung sollten viele der im Rahmen medizinischer Forschung auftretenden ethischen Probleme gelöst werden, wie die angemessene Abwägung von Risiko und Nutzen, die Details der Einwilligung der potenziellen Probanden nach dem Prinzip des IC sowie die Frage einer angemessenen Vergütung.
- Informierte Einwilligung (IC) seitens jedes entscheidungsfähigen Teilnehmers bzw. Einwilligung durch Patientenvertreter im Fall von nicht entscheidungsfähigen Personen (mit angemessenen Prüfungs- und Schutzprozeduren für spezifische Fälle). Die Einwilligung muss die freiwillige Natur der Teilnahme am Forschungsprojekt betonen und festhalten, dass eine Weigerung des Patienten keinerlei Beeinträchtigung der allen Patienten ausnahmslos geschuldeten medizinischen Behandlung und Aufmerksamkeit zur Folge haben wird. Jeglicher Zwang ist zu vermeiden, auch

in Gestalt übertrieben hoher Vergütungen oder durch die ärztliche Autorität des wissenschaftlich verantwortlichen Personals.

- Faire und sensible Probandenauswahl: Bei der Auswahl geeigneter Testpopulationen muss mit besonderer Sorgfalt vorgegangen werden. Es muss vermieden werden, dass anfällige und benachteiligte Personengruppen übervorteilt werden. Außerdem ist ein mit den Zielsetzungen des Protokolls kompatibles Gleichgewicht von ethnischen Gruppen und von Frauen und Männern zu gewährleisten.

4.7.3 Innovative Behandlung

In der klinischen Praxis werden in der überwiegenden Mehrheit der Fälle allgemein bekannte Verfahren und Medikationen eingesetzt. Relativ wenige davon werden der genauen Prüfung durch einen formalisierten klinischen Versuch unterzogen, ihre Effizienz wird vielmehr durch kumulative Erfahrung bestätigt. Kommerzielle Unternehmen und einzelne Ärzte entwickeln fortlaufend neue Behandlungsmethoden.

Beispiel: Ärzte können entscheiden, ein Medikament, das von der FDA für eine bestimmte Indikation genehmigt wurde, außerhalb dieser Zulassung für eine andere Krankheit einzusetzen („off label use"). Chirurgen haben die Möglichkeit, eine chirurgische Standardtechnik abzuändern oder völlig neue Operationsverfahren zu entwickeln.

Kommentar: Wenn Kliniker solche innovativen Verfahren zur Behandlung eines bestimmten Patienten anwenden, müssen sie dabei Vorsicht walten lassen und von der Sicherheit und Wirksamkeit der neuen Verwendung oder des neuen Verfahrens überzeugt sein. Dies bezeichnet man als „innovative Behandlung". Es handelt sich dabei nicht um Forschung im engeren Sinne, denn die Verwendung solcher Behandlungsverfahren oder -methoden ist nicht auf die systematische Produktion verallgemeinerungsfähiger Daten ausgerichtet, obgleich Kliniker durchaus rückblickend entsprechende Schlussfolgerungen ziehen könnten. Die innovative Behandlung als solche folgt zwar nicht den für die wissenschaftliche Forschung geltenden Normen und Standards, sollte aber dennoch von denselben Überlegungen und Prinzipien ausgehen. So sollte der Rat sachkundiger Kollegen gesucht und mögliche Risiken gegenüber dem zu erwartenden Nutzen sorgfältig abgewogen werden. Auch sollte der IC des Patienten vorliegen, der darüber aufzuklären ist, dass er sich einer noch nicht klinisch erprobten Behandlung unterzieht. Außerdem sollte bei dem Einsatz einer innovativen Behandlung die Zusammenarbeit mit wissenschaftlichen Forschungsstrukturen gesucht werden, um auch den sozialen Nutzen eventuell erzielter wertvoller Erkenntnisse zu ermöglichen. Schließlich ist es zu empfehlen, dass sich Kliniker in Zweifelsfällen an den IRB wenden, um die Eignung der beabsichtigten innovativen Behandlung überprüfen zu lassen. Wird eine innovative Behandlung nicht sorgfältig überprüft, so kann der für ihren Einsatz verantwortliche Arzt aufgrund eines ärztlichen Behandlungsfehlers verklagt werden.

Der Begriff „experimentelle Behandlung" (investigational treatment) beschreibt Diagnose- und Therapieformen, die in der Entwicklung stehen und deren Wirksamkeit noch nicht durch formalisierte klinische Erprobung erwiesen ist. Die Entwicklung wird gefördert, wenn das Verfahren aufgrund der schon vorliegenden Daten als Erfolg versprechend angesehen wird. Patienten, die an einer Krankheit leiden, für die noch keine wirksame Therapie entwickelt wurde, könnten selbst eine solche experimentelle Therapie wünschen, und ihre Ärzte könnten trotz ihrer Skepsis gegenüber der Wirksamkeit eine solche Behandlung empfehlen, da sie ihren Patienten Hoffnung geben wollen. Krankenversicherungen schließen die experimentelle Behandlung gewöhnlich ausdrücklich vom Versicherungsschutz aus, und MCOs raten von ihrem Einsatz ab. Manche Versicherer und Einrichtungen der Gesundheitsversorgung sind jedoch bereit, die Übernahme von viel versprechenden experimentellen Behandlungen in Betracht zu ziehen, vorausgesetzt, die klinische Eignung wurde nachgewiesen.

Beispiel: Die hämatopoetische Stammzelltransplantation entwickelt sich rasch zu einer Therapie für viele maligne Erkrankungen. Es ist erwiesen, dass die autologe Stammzelltransplantation bei Rückfällen von Hodgkin- und Non-Hodgkin-Lymphomen kurativ wirkt, ebenso bei Remissionen und hochriskanter, im Anfangsstadium befindlicher akuter myeloischer und lymphatischer Leukämie sowie bei multiplem Myelomen. Bei anderen Krankheiten, unter anderem bei chronischer myeloischer Leukämie und aplastischer Anämie konnte ebenfalls eine die Remission beeinflussende Wirkung nachgewiesen werden. Für zahlreiche weitere Krankheiten steht die Stammzelltransplantation allerdings erst am Anfang der Testphase, z.B. bei primärer Amyloidose. Im Vergleich zeigt die allogene Transplantation, die nötig ist, wenn das Knochenmark des Patienten nicht entnommen werden kann, bei allen Erkrankungen eine wesentlich geringere Wirksamkeit. Dennoch betrachten viele Patienten und deren Ärzte solche experimentellen Behandlungen als letzte Hoffnung bei refraktären Krankheiten. Nicht einmal das hohe Mortalitätsrisiko in Zusammenhang mit Knochenmarkablation schreckt ab, denn die Patienten sind durch ihre Krankheit ohnehin mit dem Tod konfrontiert.

Kommentar: Experimentelle Behandlungen sollten stets mit großer Vorsicht empfohlen werden. Einerseits halten sie oftmals nicht, was sie versprechen, und ihre negativen Auswirkungen bleiben mitunter verborgen. Auf der anderen Seite jedoch ist es möglich, dass Patienten nur noch diese Chance haben, und Fortschritte in der Medizin kommen nicht zuletzt aufgrund solcher kleinen Schritte zustande. Ärzte sollten allerdings nach Kräften dazu beitragen, dass ihre Patienten diese Behandlungen realistisch sehen. In

Bezug auf experimentelle Behandlungen sollten die Krankenversicherungen klare Leit- und Richtlinien bezüglich der Bereitstellung und Kostenübernahme entwickeln sowie Mittel zu deren Prüfung bereitstellen. In den 90er Jahren wurde über die positiven Resultate einer Stammzelltransplantation im Anschluss an eine hoch dosierte aggressive Chemotherapie bei fortgeschrittenem Brustkrebs berichtet, und daraufhin sahen viele Frauen und deren Ärzte in diesem hochgradig experimentellen und sehr riskanten Verfahren eine Chance. Der Druck von Seiten der Patientinnen sowie richterliche Entscheidungen zwangen die Versicherungsorganisationen zur Übernahme der Kosten dieser Behandlung. Nach Abschluss der experimentellen Phase zeigte sich, dass dieses Verfahren keinerlei Vorteile gegenüber der Standardbehandlung bot, ja sogar wesentlich stärkere negative Nebenwirkungen zeigte. So wurde nicht nur die Hoffnung vieler Patientinnen auf Heilung oder zumindest Remission enttäuscht, sondern unter Umständen sogar ihr Tod beschleunigt.

4.7.4 Compassionate Use

Während der Erprobungsphase eines Medikaments im Rahmen eines genehmigten Forschungsprojekts kann ein Arzt zu der Überzeugung kommen, dass dessen Einsatz die einzige verfügbare Behandlung für einen Patienten mit einer unmittelbar lebensbedrohlichen Krankheit darstellt, wenngleich dessen Wirksamkeit und Sicherheit noch nicht durch Daten bestätigt sind. Eine Bestimmung der US-Zulassungsbehörde FDA gibt dem Arzt und dem Sponsor des neuen Medikaments die Möglichkeit, die Verwendung des Medikaments im Rahmen einer Behandlung zu beantragen. Man spricht dabei gewöhnlich von „compassionate use" (wörtlich: „Verwendung aus Mitgefühl", obwohl die FDA diesen Begriff selbst nicht benutzt). Der Arzt muss eine überzeugende Begründung liefern, warum er annimmt, dass das Medikament effizient sein könne, der Patient durch die Verwendung keinem signifikanten zusätzlichen Risiko ausgesetzt werde und es kein zufrieden stellendes alternatives Medikament gebe. Das Sponsorunternehmen muss bestätigen, dass es die Freigabe des Medikaments zum Verkauf aktiv anstrebt.

4.7.5 Ethische Probleme in der klinischen Forschung

Alle an klinischen Forschungsprojekten beteiligten Ärzte sollten ihrem Handeln die auch in diesem Bereich geltenden ethischen Prinzipien zugrunde legen, den IC der Probanden einholen sowie das Forschungsprojekt durch die zuständigen Gremien überprüfen lassen. Dennoch kann es in klinischen Situationen nach wie vor zu ethischen Problemen kommen. So könnte sich die Frage stellen, ob es vertretbar ist, einem Patienten, der zwar generell als Kandidat für ein genehmigtes Projekt geeignet ist, in dessen spezifischem Fall das Risiko-Nutzen-Verhältnis jedoch nicht eindeutig geklärt ist, die Teilnahme an der klinischen Erprobung zu empfehlen. Dieses Problem kann dann entstehen, wenn die Wirkung eines neuen Medikaments, dessen vorbereitende Tests an Tieren und Menschen einen potenziellen Nutzen vermuten lassen, in der formalisierten klinischen Erprobung mit einem Placebo-Medikament verglichen wird. In Doppelblindstudien wissen weder der Arzt noch der Patient, ob dem Patient das Medikament oder die Placebo-Substanz verabreicht wird. Manche Ärzte finden diese Methode klinisch und ethisch nicht vertretbar. Andere Ärzte wiederum sind besorgt, dass nach dem Zufallsverfahren ihren Patienten zufällig eine minderwertige Therapie zugewiesen werden könnte. Auch kann sich die Frage stellen, ob Patienten weiterhin an der Testreihe teilnehmen sollen oder ob neue Patienten aufzunehmen sind. Dies ist dann der Fall, wenn der verantwortliche Wissenschaftler annimmt, dass das experimentelle Medikament der Mehrheit der behandelten Patienten größeren Nutzen bringt als ein Standardmedikament.

Beispiel I: Ein Kliniker beteiligt Patienten an einer randomisierten Doppelblindstudie eines Medikaments zur Prävention der Angina pectoris. Aufgrund der Nebenwirkungen kann er vermuten, welchem Probanden das Standardmedikament und welchem das zu erprobende Medikament verabreicht wurde. Außerdem hat er den Eindruck, dass der Gesundheitszustand der Patienten, die seiner Vermutung nach mit dem Testmedikament behandelt werden, entschieden zufrieden stellender ist als bei den Probanden, die seiner Meinung nach das Standardmedikament einnehmen.

Kommentar: In dem oben dargestellten Fall befindet sich der Kliniker offensichtlich in einem ethischen Dilemma. Einerseits ist er verpflichtet, zum Nutzen des Patienten zu handeln, andererseits verpflichtet ihn ein Vertrag zur Durchführung des klinischen Tests, und darüber hinaus hat er die eher abstrakte Pflicht, die Medizin als Wissenschaft voran zu bringen. Grundsätzlich hat jedoch die Pflicht, zum Nutzen des Patienten zu handeln, Vorrang vor allen anderen Verpflichtungen. Doch in diesem spezifischen Fall stehen sich die Vermutungen und der klinische Eindruck des Arztes und seine bis zur Auswertung der sorgfältig erhobenen Daten wissenschaftlich begründete Ungewissheit gleichwertig gegenüber. Erst wenn der klinische Forscher überzeugt ist, dass die Verwendung oder Nichtverwendung eines bestimmten Medikaments Schaden verursachen kann, ist eine Fortführung des Tests ethisch nicht vertretbar. Vernünftig ausgelegte klinische Tests sehen Kontrollmechanismen (Ausschüsse zur Überwachung der Zuverlässigkeit der Daten) vor zur Überwachung des Testablaufs, zur Lösung der mit der Auswertung klinischer Beobachtungen verbundenen Probleme, und zur Kontrolle der Entscheidung, ob die Erprobung zu beenden ist, sobald der Nachweis des Nutzens oder Schadens der getesteten Maßnahme eindeutig erbracht ist.

Beispiel II: Ein neues Medikament wird auf die Wirksamkeit bei der Behandlung von Zytomegalie-Retinitis getestet, einer Infektion, an der AIDS-Kranke häufig leiden und die zur Erblindung führen kann. In diesem Fall wird ein nach strengen Kriterien ausgelegter Test entwickelt, um möglichst umfangreiches und gültiges Datenmaterial zu erhalten, denn die bekannten nachteiligen Nebenwirkungen des Medikaments sind gegenüber dem nachgewiesenen Nutzen abzuwägen. Die Kontrolle erfolgt unter anderem durch die Aufteilung der Patienten in zwei Gruppen nach dem Zufallsprinzip. Eine Gruppe erhält das neue Medikament, die andere eine Kombination der zwei besten gegenwärtig verwendeten Medikamente. Eine am Test beteiligte Ärztin stellt fest, dass einige ihrer Patienten ausdrücklich mit dem neuen Medikament behandelt werden wollen, da sie in der AIDS-Fachliteratur von einer guten Wirksamkeit bei der Prävention von Erblindung gelesen haben. Die Ärztin fragt sich, ob das Medikament außerhalb des kontrollierten Tests verabreicht werden sollte.

Empfehlung: Dies ist kein Beispiel für „compassionate use", denn in diesem Fall sind andere Behandlungen verfügbar (vgl. Kap. 4.7.4). Die beteiligte Ärztin sollte das Medikament nicht außerhalb des klinischen Tests verabreichen. Der Test basiert auf der Annahme, dass das neue Arzneimittel und die bisherigen Medikamente gleichwertig sind; das Resultat des Tests wird zeigen, welches Medikament im Hinblick auf die klinische Wirksamkeit und Toxizität dem anderen überlegen ist. Die Ärztin sollte die Patienten, die das experimentelle Medikament einnehmen wollen, von der Vorstellung abbringen, dass sie dadurch bessere Chancen haben. Darüber hinaus könnte die Verwendung des Medikaments außerhalb des Tests den notwendigen Nachweis der Wirksamkeit des neuen Medikaments erschweren.

Fallbeispiel III: Der an der klinischen Erprobung des Zytomegalie-Virus-Medikaments beteiligte Wissenschaftler ist ein bezahlter Berater des Sponsors, eines Pharmakonzerns, und besitzt Hunderte von Aktien des Unternehmens.

Kommentar: Interessenkonflikte in Zusammenhang mit Forschungsprojekten sind seit langem in den Blickpunkt der Aufmerksamkeit gerückt. Ein Wissenschaftler, der ein persönliches finanzielles Interesse an einem Forschungsprojekt hat, könnte versucht sein, die Ergebnisse des Tests zu modifizieren, indem er Daten fälscht bzw. mehrdeutige Daten so auslegt, dass das experimentelle Medikament begünstigt wird. Wir empfehlen den an Forschungsprojekten beteiligten Klinikern dringend, die nachstehenden, auch in den meisten Forschungseinrichtungen verlangten Maßnahmen zu ergreifen:

- finanzielle Interessen sollten der Einrichtung und dem Probanden gegenüber offen gelegt werden

- auch eventuelle finanzielle Interessen und geschäftliche Verbindungen bei der Veröffentlichung wissenschaftlicher Texte sollten klargestellt werden
- substanzielle Interessenkonflikte sollten vermieden werden
- eine Beteiligung an Mechanismen zur Sicherung der Validität von Daten sollte angestrebt und gefördert werden (z.B. Prüfung durch externe Fachkollegen).

Ärzte, die enge Verbindungen zu Sponsoren und Pharmakonzernen pflegen, sollten darauf verzichten, sich an Forschungsprojekten und klinischen Erprobungen für die Produkte des betroffenen Unternehmens zu beteiligen.

4.7 P Pädiatrische Forschung

Die Frage der Einbeziehung von Kindern als Testpersonen wurde von der Nationalen Kommission für den Schutz von Probanden in der Biomedizinischen Forschung und Verhaltensforschung (National Commission for the Protection of Subjects of Biomedical and Behavioral Research) sorgfältig untersucht. Die Ergebnisse dieser Kommission wurden inzwischen in die US-Bundesgesetzgebung übernommen, die auf stichhaltigen ethischen Urteilen beruhen. Für die pädiatrische Forschung gelten neben den in Kapitel 4.7 vorgestellten generellen ethischen Überlegungen folgende Grundsätze:

- Es müssen eindeutige Gründe dafür bestehen, warum die Studie mit Kindern durchgeführt werden soll. Im Allgemeinen wird als eine Begründung anerkannt, dass die untersuchte Krankheit ausschließlich Kinder betrifft und dass Tiertests zur Untersuchung nicht ausreichen. Die erwarteten Ergebnisse sollten für die Gesundheit von Kindern relevant sein.
- Im Rahmen des Möglichen sollten Studien zunächst mit Erwachsenen und erst danach mit Kindern durchgeführt werden.
- Das zu erwartende Risiko für das Kind ist mit großer Sorgfalt zu prüfen. Wenn die physischen und psychologischen Risiken der zu erforschenden Therapie gleich Null oder minimal sind, d.h. nicht größer als die Risiken, die Kindern im täglichen Leben oder in Zusammenhang mit medizinischen Routineuntersuchungen und -behandlungen zugemutet werden, dann ist eine Rechtfertigung der Studie aufgrund eines angenommenen Nutzens für das Kind nicht notwendig. Sind die Risiken mehr als nur minimal, muss eine gewisse Aussicht auf einen persönlichen Nutzen bestehen, und dies bedeutet, die Studie muss ein gewisses therapeutisches Potenzial für den Probanden aufweisen.
- Jeder Vorschlag für ein Forschungsprojekt, das mehr als nur minimale Risiken mit sich bringt und dem Probanden keinen persönlichen Nutzen bringt, erfordert eine spezielle Prüfung zur Feststellung einer lebenswichtigen Bedeutung für die Gesundheit von Kindern. Institutionelle Prüfungsausschüsse, die sämtliche Studien geneh-

migen müssen, können Forscher über die ethischen Anforderungen an die klinische Forschung unter Beteiligung von Kindern im Detail beraten.

- Der IC der Eltern oder des autorisierten Stellvertreters sowie deren enge Einbeziehung in die Studie ist eine unabdingbare Voraussetzung. Auch sollte die Einwilligung des Kindes eingeholt werden, wenn das Kind reif genug ist, um das Ziel der Forschung sowie das dahinter stehende Konzept des möglichen Nutzens für die Allgemeinheit zu verstehen. Die Ablehnung des Kindes sollte respektiert werden, es sei denn, die Forschungsprozedur ist direkt mit einer notwendigen Therapie verbunden, die lediglich im Rahmen von Forschungsmodalitäten bereit gestellt werden kann.

Department of Health and Human Services Rules and Regulations. *45 Code of Federal Regulations* 46, subpart D:1983.

Fallbeispiel: Amy, die kleine Patientin mit akuter myeloischer Leukämie (vgl. Kap. 1.2 P), erlitt trotz einer Knochenmarktransplantation einen Rückfall. Amy ist eine der Kandidaten für ein klinisches Forschungsprojekt zur Erprobung einer neuen Medikamentenkombination. Sie ist inzwischen 11 Jahre alt. Ihre Eltern möchten unbedingt, dass sie in den klinischen Test aufgenommen wird. Amy lehnt das mehrfach und unter Tränen ab.

Kommentar: Therapie und Forschung unterscheiden sich signifikant voneinander. Die Therapie verspricht eine konkrete Hoffnung darauf, dass das Ziel der medizinischen Intervention erreicht wird. Auch die Forschung bietet eine gewisse Hoffnung auf therapeutischen Erfolg, doch ist ihr Ziel auch der zukünftige Nutzen für andere Patienten. Verweigert ein Kind die Teilnahme am Forschungsprojekt, sollte man dies generell akzeptieren, selbst dann, wenn zu vermuten ist, dass das Kind, wäre es älter, zustimmen würde. Die Nationale Kommission für den Schutz von Probanden in der Biomedizinischen Forschung und Verhaltensforschung empfiehlt, das Alter von sieben Jahren als den Zeitpunkt zu betrachten, ab dem die Einwilligung des Kindes in die Teilnahme an einem Forschungsprojekt eingeholt und eine etwaige Weigerung akzeptiert werden sollte. Dieser Ansatz wurde als unrealistisch kritisiert, doch er betont das Recht der Kinder, medizinische Interventionen zu verweigern, die für andere viel versprechender sind als für sie selbst.

Die meisten Medikamente, die Kindern verabreicht werden, wurden lediglich an Erwachsenen getestet. Die aktuellen Leit- und Richtlinien der FDA fordern in Bezug auf in der Kinderheilkunde eingesetzte Medikamente, dass sie auf ihre Sicherheit und Wirksamkeit zu testen und entsprechend zu etikettieren sind. Die Auswirkungen von Medikamenten, die einer größeren Anzahl von Kindern verabreicht werden und die einerseits für Kinder von größerem therapeutischen Nutzen sein könnten als bestehende Therapien, auf der anderen Seite jedoch ohne eine angemessene Erprobung und entsprechende Etikettierung ein signifikantes Risiko für Kinder darstellen könnten, müssen generell auch an Kindern getestet werden. Forschungsprojekte zur Untersuchung der Wirkung experimenteller Wirkstoffverbindungen auf Kinder werden gefördert, um eine angemessene Dosierung festzulegen. Aufgrund der Tatsache, dass auch von Pharmaunternehmen durchgeführte Testreihen mit dem Ziel, bestehende Arzneimittelpatente auf Kinder zu erweitern, gefördert werden können, werden gegenwärtig mehrere wichtige Testreihen durchgeführt. Niedergelassene Kinderärzte werden oftmals gebeten, ihre kleinen Patienten in diese Tests einzubeziehen. Ärzte, die darauf angesprochen werden, sollten sich Gewissheit verschaffen, dass der IRB die entsprechende Prüfung durchgeführt hat und dass die Risiko- und Nutzenanalyse klar definiert ist. Außerdem sollten sie sich eine Kopie der IRB-Prüfung aushändigen lassen, bevor sie einen Vertrag unterzeichnen. Die Academy of Pediatrics hat Leitlinien für Ärzte erarbeitet, die in der Forschung tätig sind.

Guidelines for the ethical conduct of studies to evaluate drugs in pediatric populations. Committee on Drugs, American Academy of Pediatrics. *Pediatrics* 1995;95:286–294.

4.8 Klinische Lehre

Viele Patienten werden in Einrichtungen versorgt, in denen auch klinische Lehre betrieben wird. Ihre Erkrankung und deren Diagnose und Behandlung bieten Studierenden der Gesundheitswissenschaften und Auszubildenden in Pflegeberufen Gelegenheit, die für ihren Beruf erforderlichen Fähigkeiten und Fertigkeiten zu erwerben. Vielfach übernehmen Studierende die Behandlung der Patienten. Es ist möglich, dass bestimmte klinische Entscheidungen mit einem Blick auf die Lehre getroffen werden, aber mit den Interessen oder Präferenzen des Patienten in Konflikt stehen.

4.8.1 Einwilligung des Patienten, als Lehrobjekt zu fungieren

Viele Patienten, die in Krankenhäuser oder Universitätskliniken, in denen klinische Lehre stattfindet, eingewiesen werden, unterzeichnen gewöhnlich eine diesbezügliche allgemeine Einwilligung. Viele Patienten, vor allem diejenigen, die bei der Aufnahme schwerkrank sind oder aus anderen Gründen die Bedeutung des entsprechenden Einwilligungsformulars nicht verstehen können, haben wahrscheinlich keine adäquate Einwilligung nach dem Prinzip des IC erteilt, sich als Lehrobjekt zur Verfügung zu stellen. Sie sollten zu jeder Lehrveranstaltung erneut befragt und um Einwilligung gebeten werden. Dabei ist klar zu stellen, dass eine bestimmte Prozedur von einem Studierenden durchgeführt werden wird und dass dies nicht allein der medizinischen Versorgung dient, sondern auch zu Lehrzwecken. Die Anfrage ist höflich zu formulieren, und eine

Absage sollte freundlich aufgenommen werden. In der Regel sind Patienten sehr verständnisvoll, wenn es um die Einwilligung in die Teilnahme an der Ausbildung von Medizinstudenten in Universitätskliniken und Lehrkrankenhäusern geht.

Im Rahmen des medizinischen Ausbildungskurses zur Aufnahme der Anamnese und Durchführung der körperlichen Untersuchung kann es vorkommen, dass die Patienten ihre Krankengeschichte fünf oder mehr Studierenden erzählen und dass sie klaglos zulassen, dass ihr Körper mehrfach abgetastet wird. Lehnt ein Patient die Teilnahme an einer Lehrveranstaltung ab, ist es daher besonders wichtig, dass die Studierenden und die Fakultät die Wünsche des Patienten respektieren und den Patienten in keiner Weise bedrohen oder einschüchtern. Medizinstudenten und Ärzte müssen sich vor Augen halten, dass Patienten nicht verpflichtet sind, sich am Training künftiger Ärzte zu beteiligen, aber dennoch nahezu ausnahmslos dazu bereit sind. Klinische Dozenten und Studierende sollten diesen verständnisvollen Patienten, die keine Frage stellen, dankbar sein.

Fallbeispiel I: Eine 52-jährige adipöse Frau muss sich einer Lumbalpunktion unterziehen. Bei der Aufnahme hatte sie eine allgemeine Einwilligung in Lehrprozeduren unterzeichnet, im Formular war allerdings nicht angegeben, wer diese ausführen würde. Ein Assistenzarzt betritt ihr Zimmer zusammen mit zwei Medizinstudenten. Er erklärt der Patientin, dass sie einem diagnostischen Verfahren unterzogen werden müsse. Er lagert die Frau mit dem Gesicht zur Wand, reicht die Spritze an die Medizinstudentin weiter und bedeutete ihr, die Rückenmarkflüssigkeit abzunehmen. Die Studentin hatte am Vortag dabei zugesehen, wie der Assistenzarzt eine Lumbalpunktion durchführte. Daraufhin verlässt der Assistenzarzt den Raum. Nach mehreren erfolglosen Versuchen holt der zweite Medizinstudent den Assistenzarzt zurück, der daraufhin erklärt: „Sie müssen das aber lernen!"

Kommentar: In diesem Fall liegt kein ethisches Problem, sondern ein eindeutiges Vergehen gegen ethische Prinzipien vor. Die Gefühle der Patientin wurden gänzlich missachtet, es wurde keine IC eingeholt, die Supervision war inadäquat, und man hat es unterlassen, auch nur die einfachsten Vorkehrungen zu treffen. Auch Studierende werden häufig in ihrer Würde verletzt, wenn sie mit derartigen Situationen konfrontiert werden. Da sie in der Hierarchie der medizinischen Ausbildung auf der untersten Stufe stehen, erleben Studierende einen ethischen Konflikt und wissen nicht, wie und wem gegenüber sie ihre Gefühle äußern können.

Obwohl das beschriebene Fallbeispiel eher als ein gravierender Verstoß gegen die ethischen Prinzipien als ein ethisches Problem zu betrachten ist, müssen wir uns bewusst sein, dass viele medizinische Maßnahmen in Ausbildungskrankenhäusern von relativ unerfahrenen Studierenden durchgeführt werden. Dazu gehören Blutentnahmen, intravenöse Applikationen, Lumbalpunktionen, Parazentesen, Thorax-CT sowie gelegentlich auch endotracheale Intubationen. In privaten Gesprächen schildern Studenten häufig ihre Eindrücke und Erfahrungen mit solchen Situationen. Sie möchten diese Fertigkeiten unbedingt erlernen und glauben, die Beherrschung dieser Techniken sei eine Voraussetzung dafür, ein effizienter Arzt zu werden. Sie sind sich allerdings nicht sicher, wie sie sich dem Patienten nähern sollen und welches Maß an Aufklärung und Offenlegung angemessen ist, um den IC des Patienten einzuholen. Dies gilt besonders für relativ harmlose, wenngleich unangenehme Prozeduren wie Venenpunktionen.

Vorgesetzte, die einen Studierenden anweisen, klinische Maßnahmen durchzuführen, übernehmen stets auch die Verantwortung für deren sichere Ausführung und Konsequenzen. Sie sollten anwesend sein, wenn unerfahrene Studierende erste Versuche machen. Vorgesetzte sollten Studierende auffordern, ihr Unbehagen oder ihre Zweifel zu äußern, wenn die Durchführung bestimmter klinische Verfahren von ihnen verlangt wird.

Fallbeispiel II: Eine 74-jährige Frau mit chronischer obstruktiver Lungenerkrankung wird während eines nicht kritischen Atemversagens mit diffusen Bronchospasmen eingeliefert. Ihre Atemsituation erfordert zwar keine hämodynamische Überwachung mit Hilfe eines Swan-Ganz-Katheters, dennoch schlägt der Oberarzt vor, einen solchen Katheter zu legen, auch damit ein unerfahrener Assistent diese fachtechnische Prozedur üben könne.

Kommentar: Klinische Verfahren, die Risiken bergen, sollten lediglich zu diagnostischen oder therapeutischen Zwecken durchgeführt werden und weder ausschließlich noch teilweise wegen ihrer Bedeutung für die Lehre. Im Fallbeispiel II sollte daher der Übungsbedarf des auszubildenden Mediziners die klinische Entscheidung des Oberarztes in keiner Weise beeinflussen. Handelt es sich um harmlose Eingriffe wie Palpation oder Auskultation, so ist es durchaus vertretbar, die Einwilligung des Patienten einzuholen. Dies gilt auch bei Eingriffen, die mit einer geringen, zumutbaren Unannehmlichkeit verbunden sind, wie einen Patienten mit einer Gangataxie zu bitten, vom Stuhl aufzustehen und durch das Zimmer zu gehen, oder das Strecken und Beugen arthritischer Gliedmaßen. Nicht invasive Prozeduren, die weder mit Risiken verbunden noch unangenehm sind, wie Auskultation und Untersuchung von Pupillen oder Haut, sind auch bei nicht entscheidungsfähigen Patienten gestattet.

Fallbeispiel III: Ein Medizinstudent im zweiten Ausbildungsjahr hospitiert bei einem niedergelassenen Chirurgen. An einer 22-jährigen Frau ist eine Appendektomie durchzuführen, die Patientin ist unter Narkose. Der Chirurg schlägt dem Studenten vor, an der bewusstlosen Patientin seine erste gynäkologische Untersuchung vorzunehmen.

Kommentar: Ein solches Verhalten ist ethisch nicht zulässig. Die Patientin hat nicht in diese besonders intime Prozedur eingewilligt und wird dadurch, selbst wenn sie nicht bei Bewusstsein ist, in ihrer Würde verletzt. Für den Studenten ist es sowohl peinlich, die Untersuchung durchzuführen, als auch, seinem Mentor gegenüber sein Unbehagen zu äußern. Medizinische Ausbildungsstätten sollten über sorgfältig erarbeitete Leitlinien zu diesem Thema verfügen und die praktische Ausbildung so arrangieren, dass sie für Studierende und Patienten akzeptabel ist.

4.8.2 Lehrverfahren an soeben verstorbenen Patienten

Viele Lehrprogramme benutzen Körper soeben verstorbener Patienten, um Auszubildende in der Durchführung nicht mutilierender Prozeduren zu unterweisen, z.B. in trachealer Intubation, perikardialer Inzision und dem Legen zentral-venöser Katheter. Einer Studie zufolge wird lediglich in 10% der Programme, die kürzlich verstorbene Patienten zur Lehre verwenden, vorab eine mündliche oder schriftliche Einwilligung der Patientenangehörigen eingeholt. Die Befürworter der Durchführung von Trainingsmaßnahmen an kürzlich verstorbenen Patienten argumentieren, dass dies zum Nutzen der Gesellschaft geschehe, den toten Patienten nicht mutiliere, und dass keine angemessenen Alternativen verfügbar seien. Sie argumentieren weiter, dass keine Einwilligung eingeholt werden müsse, da der Konsens für harmlose Prozeduren vorausgesetzt werden könne und man die trauernden Angehörigen nicht wegen einer Sache beunruhigen sollte, die weder schädlich ist noch den verstorbenen Patienten mutiliere. Unserer Ansicht nach können zwar kürzlich verstorbene Menschen für das Lehren bestimmter Prozeduren herangezogen werden, doch scheint es uns ethisch und rechtlich angemessen, die Einwilligung der nächsten Anverwandten einzuholen. Dies zeigt, dass wir den besonderen Status einer gerade verstorbenen Person anerkennen und respektieren. Das Umgehen einer Einwilligung stellt einen Vertrauensbruch dar. Viele Familien haben religiöse oder kulturelle Überzeugungen, die respektiert werden sollten, zudem sind nicht offen gelegte heimliche Aktivitäten für viele Vertreter der Gesundheits- und Heilberufe beleidigend, so für Medizinstudenten, Pflegepersonal und die Gesellschaft im Allgemeinen. Schließlich hat eine Reihe von Studien gezeigt, dass Angehörige die Einwilligung in Prozeduren wie die endotracheale Intubation häufig dann erteilen, wenn sie auf sensible und respektvolle Weise darauf angesprochen werden.

4.9 Arbeitsmedizin

Arbeitsmediziner, bei den Streitkräften, in Justizvollzugsanstalten und bei der Polizei arbeitende Ärzte können mit Interessenkonflikten konfrontiert werden. Als Mediziner sind sie verpflichtet, denen zu Diensten zu stehen, die sich als Patienten an sie wenden, als Beschäftigte haben sie bestimmte Verpflichtungen gegenüber ihrem Arbeitgeber. Dadurch können häufig auch ethische Probleme entstehen, vor allem in Zusammenhang mit der Schweigepflicht, dem Gebot der Vertraulichkeit und der umfassenden Aufklärung von Patienten.

Fallbeispiel I: Die Dialysekrankenschwester, von der in Kapitel 4.2.3 die Rede war, wird vom Belegschaftsarzt des Krankenhauses untersucht. Das Reglement des Krankenhauses schreibt diese Untersuchung vor. Als die Krankenschwester vom Arzt erfährt, dass sie Hepatitis-B-Antigen-positiv ist, drängt sie darauf, dies nicht dem Leiter der Dialyseabteilung zu melden.

Kommentar: Der Arzt hat in diesem Fall eine Verantwortung gegenüber der Einrichtung und gegenüber den Patienten übernommen. Diese duale Beziehung sollte dem Patienten in dieser Situation bewusst sein. Der Arzt sollte die Patientin melden. Die duale Beziehung mag den Arbeitnehmern, die sich an Betriebsärzte wenden, in manchen Situationen nicht klar sein. Es ist deshalb dringend erforderlich, dass diese duale Beziehung in jeder relevanten Situation klar gestellt wird. Außerdem ist dem Patienten und Beschäftigten deutlich zu machen, welche Folgen diese duale Beziehung haben kann.

Fallbeispiel II: Ein Arbeiter in einem Industriebetrieb, der das Insektizid Kepone einsetzt, sucht den Betriebsarzt wegen anhaltenden Hustens auf. Der Arzt verschreibt nach einer flüchtigen Untersuchung ein Hustenmedikament. Es gehört zur erklärten Praxis des Unternehmens, Symptome dieser Art so lange nicht genauer zu untersuchen, bis sich diese nachweislich verschlechtern. Es ist ebenfalls Unternehmenspraxis, die Arbeitnehmer nicht auf potenzielle Lungenerkrankungen hinzuweisen und Statistiken zur Gesundheit der Beschäftigten nicht offen zu legen.

Kommentar: Die Unternehmenspraxis ist ethisch eindeutig nicht vertretbar, da sie ihren Beschäftigten Maßnahmen zur Früherkennung und eine entsprechende Behandlung trotz des eindeutigen Nutzens vorenthält und sie auch nicht über die bedingten Gefahren aufklärt. Ein Arzt, der eine solche Praxis akzeptiert, handelt eindeutig unethisch, weil er seine Pflichten gegenüber den Patienten verletzt, ohne dass sich die Patienten dieser dualen Rolle des Arztes bewusst sind. Der Ethikkodex der Amerikanischen Gesellschaft für Arbeitsmedizin (American Society of Occupational Medicine) fordert, dass Ärzte, die in einem solchen Umfeld beschäftigt sind, „nicht zulassen, dass das ärztliche Urteil von einem Interessenkonflikt beeinflusst wird", und dass sie „der Gesundheit und Sicherheit von Beschäftigten am Arbeitsplatz die höchste Priorität einräumen". Dies impliziert, dass Konflikte zu Gunsten einzelner Patienten gelöst werden sollten, selbst dann, wenn dies zum Nachteil des Unternehmens und des Arztes geschieht. Ärzte, die Arbeitsverhältnisse mit dualen Verantwortlichkeiten eingehen, sollten sich Gewissheit verschaffen, dass ihr Arbeitgeber ihnen gestattet, den Ethikkodex zu befolgen.

The Code Of Ethics Of the American Society for Occupational Medicine. *Occup Med* 1976;8:Titelblatt.

4.10 Öffentliche Gesundheit

Öffentliche Gesundheit ist die Wissenschaft und Praxis, Krankheiten vorzubeugen und die Gesundheit von bestimmten Bevölkerungsgruppen zu fördern. Als Wissenschaft hängt sie in hohem Maße von der Epidemiologie ab, in der Praxis wird sie überwiegend von Regierungsbehörden abgewickelt, z.B. von den Zentren für Gesundheitsvorsorge und von den örtlichen Gesundheitsbehörden. Die traditionellen Ziele sind die Kontrolle übertragbarer Krankheiten, sichere Wasser- und Lebensmittelversorgung sowie die Reaktion auf Naturkatastrophen. In den vergangenen Jahren wurden ausgedehnte Aufklärungskampagnen zur Förderung der öffentlichen Gesundheit durchgeführt. Diese warnen vor Gesundheitsrisiken, informieren über einen gesunden Lebensstil und fördern die Präventivmaßnahmen, unter anderem Schwangerschaftsvorsorge. Seit dem 11. September 2001 sind die öffentlichen Gesundheitsbehörden aufgerufen, sich mit dem Problem biologischer terroristischer Angriffe auseinander zu setzen, und zu ihren Aufgabenbereichen gehören auch die Planung und Entwicklung von Programmen zur Bekämpfung einer möglichen biologischen, chemischen und nuklearen Bedrohung. Viele ethische Fragestellungen der öffentlichen Gesundheit betreffen politische Ansätze und gehen über den eigentlichen Zweck des vorliegenden Buches hinaus. Doch in einigen Punkten überschneiden sich die öffentliche Gesundheit und die klinische Versorgung, z.B. gerät der Schutz der Öffentlichkeit vor übertragbaren Krankheiten gelegentlich mit der ärztlichen Schweigepflicht in Konflikt (vgl. Kap. 4.2.3). Ein spezieller Aspekt der öffentlichen Gesundheit, die Impfmaßnahmen für Kinder, ist dagegen ein Thema für die pädiatrische Ethik.

4.10.1 Immunisierung

Impfprogramme sind eine wichtige Maßnahme der öffentlichen Gesundheit und für die Gesundheit eines jeden Kindes von großer Bedeutung. Die langjährigen Bemühungen von Kinderärzten um die Einführung von Pflichtimpfungen und um die weltweite

Immunisierung werden durch Veränderungen im öffentlichen Gesundheitsrecht in Frage gestellt. Bestimmte Regelungen erlauben Personen, aufgrund ihrer religiösen Überzeugungen eine Impfung zu verweigern. Außerdem sind Eltern heute zunehmend der Überzeugung, dass Impfungen Risiken bergen, und dass ihre Kinder ernsthaft geschädigt werden könnten, ohne dass dafür Schadensersatz geleistet würde. Solche Ausnahmen sind zwar bedauernswert, dennoch sollte das Grundprinzip betont werden, dass das geringe Risiko, durch eine Impfung ernsthaften gesundheitlichen Schaden zu erleiden, dem Nutzen entgegen steht, das Kind selbst und andere Kinder in der Zukunft vor einer Erkrankung zu schützen.

Kommentar: Wenn das Gesetz die Immunisierung zwingend vorschreibt, holt der Arzt keinen IC der Eltern ein. Stattdessen werden umfassende Informationen über die Notwendigkeit der Immunisierung und deren Risiken gegeben. Wenn es sich bei der Immunisierung nicht um eine Pflichtimpfung handelt, muss der Arzt die Wünsche der Eltern respektieren, wenngleich es dennoch angebracht ist, die Betroffenen umfassend aufzuklären und von der Notwendigkeit eines Impfschutzes zu überzeugen. Wenn Eltern die Immunisierung gegen eine schwere Erkrankung von epidemischem Ausmaß verweigern, sollte eine gesetzliche Genehmigung eingeholt werden. Viele US-Bundesstaaten sehen eine Freistellung von der Immunisierung aus religiösen Gründen vor, nur die Bundesstaaten Mississippi und West Virginia gestatten keine Ausnahmen vom allgemeinen Impfzwang, auch nicht aus religiösen Gründen. Das Problem des Schadensersatzes für die durch die Immunisierung verursachten gesundheitlichen Schäden ist ein Thema der Sozialpolitik. Die Kinderheilkunde sollte sich für die Einrichtung eines gerechten Systems zur Entschädigung derer einsetzen, die im Sinne des Gemeinwohls unfreiwillig Risiken ausgesetzt werden.

4.11 Ethikkomitees

In der gängigen medizinischen Praxis werden wichtige Entscheidungen von Patient und Arzt gemeinsam getroffen, und das ist auch richtig so. Dritte beteiligen sich nicht an diesen Entscheidungen, es sei denn, sie werden von Patient und Arzt darum gebeten. Die Tatsache, dass die ethischen Fragestellungen in der klinischen Versorgung immer komplexer werden, hat dazu geführt, dass Ethikkomitees und die Beratung in ethischen Fragen mehr und mehr Fuß fassen. Ethikkomitees beraten in Einrichtungen der Gesundheitsversorgung zu grundsätzlichen Fragen im Hinblick auf ethische Leit- und Richtlinien, vor allem wenn ethische Probleme zu lösen sind. In der Ethikberatung tätige Mitarbeiter müssen mit der bioethischen Fachliteratur und ihren Methoden vertraut sein und die Rat Suchenden dabei unterstützen, in spezifischen Fragen sachkundige und fundierte Entscheidungen zu treffen. Auch von Seiten der Gerichte und der Gesetzgebung werden Ethikkomitees als wichtiges Mittel zur außergerichtlichen Schlichtung von Streitigkeiten angesehen.

Ethikausschüsse unterscheiden sich von institutionellen Prüfungsausschüssen (IRBs). Schwerpunkt der IRBs ist die medizinische Forschung mit menschlichen Probanden, ihre Funktion wird von der US-Bundesgesetzgebung geregelt. Ethikausschüsse befassen sich dagegen mit grundsätzlichen ethischen Fragestellungen und Leitbildern sowie mit ethischen Problemen, die bei der medizinischen Versorgung von Patienten auftreten. Die Gemeinsame Kommission für die Akkreditierung von Institutionen der Gesundheitsversorgung (Joint Commission for Accreditation of Health Care Organizations, JCAHO) fordert, dass Krankenhäuser ein Gremium einrichten, das sich mit den ethischen Fragen der Patientenversorgung befasst.

Joint Commission on American Hospital Organizations. *Accreditation Manual for Hospitals*. 1992.

Die vom amerikanischen Präsidenten eingerichtete Kommission für die Prüfung ethischer Probleme in der Medizin (The President's Commission for the Study of Ethical Problems in Medicine) hat die Empfehlung ausgesprochen, Ethikkomitees mit den Funktionen der Aufklärung, Entwicklung von Leitbildern und Fallberatung zu betrauen. Das US-Bundesgesetz zum Schutz des Selbstbestimmungsrecht der Patienten (Federal Patient Self-Determination Act) aus dem Jahre 1991 verpflichtet Krankenhäuser, neu aufgenommene Patienten nach eventuell vorhandenen Patientenverfügungen zu fragen und über deren Verwendung aufzuklären. Diese gesetzliche Verpflichtung hat die öffentlichen Aufklärungsaktivitäten zum Nutzen der Gemeinschaft belebt. Die Aufklärung wird vielfach von Ethikausschüssen und Berufsverbänden durchgeführt.

Ethikausschüsse entwickeln institutionelle Leitbilder zu Themen wie DNR-Anweisungen von Patienten, die keine Wiederbelebung wünschen, oder zum Umgang mit Patienten mit apallischem Syndrom. Eine weitere neuere Entwicklung ist der Einsatz von Techniken zur Schlichtung von Streitfällen wie informelle, nicht offizielle Verhandlung oder Mediation. Diese können als Alternative zum Rechtsstreit bei Konflikten zwischen Patienten bzw. deren Angehörigen und Ärzten eingesetzt werden. Obwohl die Zahl der Ethikausschüsse, die inzwischen in nahezu allen US-Krankenhäusern eingerichtet wurden, in den vergangenen Jahren stark angestiegen ist, liegen keine exakten Studien vor, die deren Effizienz beurteilen.

Evaluation of case consultation in clinical ethics. *J Clin Ethics* 1996;7(2).

Ein effizienter Ethikausschuss besitzt folgende Merkmale:

- Billigung und Unterstützung durch Krankenhausverwaltung, Ärzte und Pflegepersonal. Diese Unterstützung sollte auch ausreichende Ressourcen umfassen, damit der Ausschuss effizient arbeiten kann. Der Ethikausschuss sollte einen festen Platz im Organigramm der Einrichtung erhalten, darüber hinaus sollte die Nachvollziehbarkeit des internen Berichts- und Dokumentationswesens gewährleistet werden.

- Dem Ethikausschuss sollten Personen angehören, die Achtung und Ansehen bei ihren Fachkollegen genießen. Dem Ausschuss sollten ebenfalls Mitglieder angehören, die nicht in der Gesundheitsversorgung tätig sind und somit einen nicht fachlich gebundenen Blickwinkel vertreten und als Sprachrohr der innerhalb der Einrichtung versorgten Patienten fungieren. Die Mitglieder sollten regelmäßig tagen und ihre Beschlüsse und Fallberatungen dokumentieren. Diese Protokolle sind im Einklang mit den geltenden Gesetzen vertraulich zu behandeln.
- Der Ethikausschuss sollte das in der Einrichtung tätige Personal von seiner Existenz unterrichten und über die eigene Rolle sowie die verschieden Verfahren seiner Arbeit informieren, auch darüber, wie und wann der Ausschuss zur Problemlösung eingeschalten werden sollte. Diese Aufklärungsarbeit sollte gefördert werden, z.B. im Rahmen regelmäßiger Besprechungsrunden und Stationskonferenzen.
- Berufenen und potenziellen Mitgliedern sollte Gelegenheit zur Fortbildung in medizinischer Ethik gegeben werden, die mit den entsprechenden Ressourcen zu unterstützen ist. Schon heute ist überall in den Vereinigten Staaten umfassendes Informationsmaterial verfügbar.

4.12 Ethikberatung

Viele Krankenhäuser und andere Institutionen der Gesundheitsversorgung haben Ethikberater angestellt oder veranlasst, dass speziell ernannte Mitglieder des Ethikausschusses Beratungsarbeit bei spezifischen ethischen Problemen leisten. Die Ethikberatung folgt dem Modell der bekannten Praxis der Berufsberatung; Personen, die über eine spezielle Ausbildung in Bioethik verfügen, können von Ärzten und in bestimmten Fällen von Patienten eingeschaltet werden, um die vorliegenden Fakten zu prüfen und sachkundige, auf den jeweiligen Fall abgestimmte Empfehlungen zu geben. Häufig werden solche Beratungsdienste von dem ansässigen Ethikkomitee eingerichtet.

Das zentrale Ziel der Ethikberatung ist die Verbesserung der medizinischen Versorgung und die Vermehrung der Behandlungserfolge durch die Identifizierung und Analyse von ethischen Problemen und die Erarbeitung von Lösungsvorschlägen in spezifischen Fällen. Dieses Ziel wird durch die Identifizierung und Analyse der dem spezifischen Fall zugrunde liegenden Fakten erreicht, wobei eine Lösung erleichtert wird, wenn Patienten und Personal umfassend aufgeklärt und informiert werden und ihnen Gelegenheit gegeben wird, das Problem in einem sachkundigen, einfühlsamen und die Positionen aller Beteiligten respektierenden Gespräch zu erörtern.

Ein kompetenter Ethikberater muss über ein profundes bioethisches Wissen und eine umfassende Kenntnis der relevanten beruflichen Ethikkodizes und des einschlägigen Gesundheitsrechts verfügen. Ein Ethikberater sollte darüber hinaus ausreichende medizinische Kenntnisse besitzen, um auch die klinischen Fakten beurteilen zu können. Zudem sollte er mit den Techniken einer moralisch argumentativen Gesprächführung vertraut sein und die Fähigkeit besitzen, eine Gruppe zu einem für alle Beteiligten ethisch vertretbaren Konsens zu führen. Zahlreiche Studien- und Zertifizierungsprogramme bieten Fortbildungsveranstaltungen in Bioethik an. Mehrere retrospektive Studien, die die Problematik der Ethikberatung zum Gegenstand hatten, ergaben, dass Patienten und Ärzte mit der Arbeit der von ihnen konsultierten Ethikberatung sehr zufrieden waren.

Kommentar: Die von Ethikkomitees und Ethikberatungen erarbeiten Ergebnisse und Empfehlungen werden gewöhnlich an den behandelnden Arzt weitergeleitet. Ethikberater, Ethikausschüsse, Risikomanager und Rechtsberater können mit dem behandelnden Arzt sowie mit Patienten und deren Angehörigen zusammen arbeiten, um informelle Lösungen für ethische Konflikte zu finden. Wenn Ärzte und Eltern hinsichtlich des Behandlungsplans für ein schwer und möglicherweise terminal krankes Kind verschiedener Meinung sind, kann vermittelt werden, indem die Meinung eines externen Experten eingeholt wird, der sowohl von den Ärzten als auch von den Eltern akzeptiert wird. Selbst wenn Ärzte und Eltern nicht in jedem Punkt übereinstimmen, können auf diese Weise Kompromisse erzielt werden. Andernfalls haben die Eltern die Möglichkeit, das Kind in eine andere Institution überweisen zu lassen. Ein allgemeines Ziel der Arbeit von Ethikausschüssen und Ethikberatungen besteht darin, ethische Konflikte zu identifizieren und zu bewältigen und dabei von allen Beteiligten getragene Lösungen zu suchen, ohne dass diese auf das Mittel eines Rechtsstreits zurückgreifen müssen. Probleme, die durch solche informelle Verfahren nicht zu lösen sind, bedürfen in jedem Fall einer formalen rechtlichen Lösung.

Empfehlung: Wir empfehlen Ethikausschüssen und Ethikberatern eine Vorgehensweise nach der Analysemethode, die in diesem Buch vorgestellt wird.

Stichwortverzeichnis

Dieses Sachverzeichnis soll dem Leser einen raschen Zugriff auf die Argumente der ethischen Diskussion oder klinisch-ethischen Lehre verschaffen. Die Einträge verweisen auf die Abschnitte und Kapitel, in denen die Begriffe abgehandelt werden. Wenn auf mehrere Stellen verwiesen wird, so ist die bedeutendste Stelle **fett** markiert. Wenn es zum Beispiel in einer Diskussion um die besten Interessen eines entscheidungsunfähigen Patienten geht, schaut der Leser unter „Bestes Interesse" nach und findet das Kapitel **3.0.3**. Die Fragestellungen der Entscheidungsfähigkeit finden sich in gleicher Weise in den Kapiteln **2.2.–2.2.3**. Innerhalb des Buches finden sich auch viele Querverweise, die den Leser auf weitere Aspekte eines Themas verweisen.